肿瘤专科护理系列

GU ZHONGLIU
WAIKE HULI

骨肿瘤
外科护理

主编　张　婷　刘东英　高嵩涛

河南科学技术出版社
·郑州·

图书在版编目（CIP）数据

骨肿瘤外科护理/张婷，刘东英，高嵩涛主编 . — 郑州：河南
科学技术出版社，2015.12（2023.3重印）

ISBN 978 – 7 – 5349 – 8055 – 8

Ⅰ.①骨… Ⅱ.①张… ②刘… ③高… Ⅲ.①骨肿瘤 – 外科手术 –
护理学 Ⅳ.①R473.73

中国版本图书馆 CIP 数据核字（2015）第 306234 号

出版发行：河南科学技术出版社
　　　　　地址：郑州市经五路 66 号　　邮编：450002
　　　　　电话：（0371）65788629　　65788613
　　　　　网址：www. hnstp. cn
策划编辑：马艳茹　范广红
责任编辑：赵振华
责任校对：董静云
封面设计：张　伟
责任印制：张艳芳
印　　刷：三河市同力彩印有限公司
经　　销：全国新华书店
幅面尺寸：170 mm×240 mm　　印张：17　　字数：278 千字
版　　次：2023 年 3 月第 2 次印刷
定　　价：158.00元

编写人员名单

主　　审　　王成增　罗素霞

名誉主编　　蔡启卿

主　　编　　张　婷　刘东英　高嵩涛

副 主 编　　卫　莉　霍　霞　丁　亚　刘　新　刘　洁
　　　　　　李红杰

编　　者　　（按姓氏笔画排序）

　　　　　　丁　亚　卫　莉　王慧中　田继红　刘　洁

　　　　　　刘　新　刘东英　刘晓丽　李红杰　张　晶

　　　　　　张　婷　高嵩涛　郭柏茹　葛　岩　霍　霞

编写秘书　　李惠平　王林林　荆　晶　秦娟娟

序

　　恶性肿瘤作为严重危害人类健康的多发病、常见病，给患者造成了巨大的身心伤害。骨肿瘤专业作为骨科的一个新兴分支，经过不断地创新和探索，近年来在临床诊疗和护理方面都取得了很大进展。

　　"三分治疗，七分护理"，科学有效的护理对于骨肿瘤患者术后康复的重要性不言而喻，因此，对骨肿瘤外科护理的深入广泛研究越来越受到人们的重视。但目前，业界尚缺乏系统规范的骨肿瘤科护理专业书籍，不利于骨肿瘤专业化、规范化发展。

　　河南省肿瘤医院骨与软组织科的医护人员在百忙之中搜集资料、查阅国内外文献及相关专业书籍，结合多年骨肿瘤治疗及护理的临床经验，加以充分分析、归纳、总结，编写了这本《骨肿瘤外科护理》。本书最大的特点是专业实用，针对肿瘤专科医院中最常见的骨肉瘤、骨巨细胞瘤、尤文肉瘤、脊索瘤等疾病，对同种异体骨移植、肿瘤型关节置换、骨骺牵开、截肢术等一系列手术前后专业护理做了详细的介绍；对术后康复、营养、功能锻炼和健康教育也进行了阐述。全书条理清晰、内容翔实，既有科学的理论支撑，又有丰富的实践总结，代表了当今国内骨肿瘤外科护理的先进水平，是从事骨肿瘤临床专科护理及康复工作人员的基础参考书。

　　希望通过此书，能够普及骨肿瘤外科护理的基本知识，提高临床护理人员的认知，使他们能够进一步熟练掌握、规范运用这些知识。也希望本书可以成为骨肿瘤专业护理人员进行业务学习和培训的良师益友，为临床专科护士的成长、快速高效完成护理工作提供帮助，更好地造福患者。

郑州大学附属肿瘤医院（河南省肿瘤医院）

2015 年 6 月

前　言

　　近年来，随着医学科学的迅速发展，医疗亚专业的划分日趋细化，骨肿瘤学科的医疗技术飞速发展。骨科本身专业性就很强，而骨肿瘤的治疗及护理又更加专业化。随着现代医疗技术的发展，也势必带动护理技术的提高，同时对我们临床的护理工作要求也越来越高。一名合格的专科护理人员，不仅要有扎实的专科及护理基础知识，更要具备丰富的临床实践经验。目前，国内较完整、系统的骨肿瘤专科护理方面的著作较少，为了提高骨肿瘤专科护理人员的综合技能，我们特编写了《骨肿瘤外科护理》。本书从临床实用角度出发，目的是为临床护理人员提供一套清晰明了的护理指导，使其能更好地掌握专科疾病的护理知识，提高专业技能。尤其对年轻护理人员专业理论知识的提高提供一定的帮助。本书编写是在完成大量临床工作的同时，利用业余时间完成的，由于编者时间仓促，经验和能力有限，书中可能存在不足之处，欢迎读者批评指正，以便为下一步修改再版打下基础。

张　婷

2015 年 6 月

目 录

第一章 概 论

第一节 骨与关节的组织学、解剖与生理

一、组织学

(一) 骨组织

骨组织由细胞、纤维和基质构成（图1－1）。其中纤维为胶原纤维，基质内含有大量的无机盐。骨分为密质骨和松质骨。密质骨由骨板紧密排列而成，在骨表面排列的骨板为外环骨板，围绕骨髓腔排列的为内环骨板，在内、外环骨板之间同心圆排列的为哈氏骨板，其中心管为哈氏管（haversian canal），该管和骨的长轴平行并有分支连成网状，在管内有血管神经通过（图1－2）。

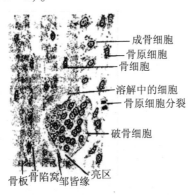

图1－1 骨组织和各种细胞

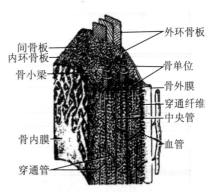

图1－2 骨结构模式

1. 细胞成分

(1) 成骨细胞：成骨细胞分泌骨基质，然后自身埋于其中，即变为骨

细胞。

（2）骨细胞：骨细胞是骨组织的主要细胞。

（3）破骨细胞：破骨细胞具有特殊的吸收功能，参与骨吸收的过程。

2. 骨基质　成人骨中无机成分约占2/3，有机成分仅占1/3，胶原占有机物的90%，非胶原占10%。

（1）胶原：是一种结晶纤维蛋白原，被包埋在含有钙盐的基质中。骨质的胶原为Ⅰ型胶原。胶原细纤维普遍呈平行排列，但也分支，交互连接成错综的网状结构。

（2）非胶原蛋白：非胶原蛋白通常约占有机物的20%。随着骨的成熟和钙化，比例逐渐下降，约为6%。

（3）蛋白多糖类：占骨有机物的4%～5%，蛋白多糖类可能抑制骨羟基磷灰石晶体的沉积，因此，在正钙化的组织中，蛋白多糖的变化有可能加快组织的矿化。

（4）脂质：脂质占骨有机基质的7%～14%，主要参与骨的钙化过程。

（5）无机物：骨基质中的无机物通常称为骨盐，其排列方向显示出很强的抗压力效能。无机物占干重量骨的65%～75%，其中95%是羟基磷灰石晶体形式的固体钙和磷。骨质中次要的矿物质是镁、钠、钾和一些微量元素，包括锌、锰、氟化物和钼。

（二）软骨组织

软骨为一种略带弹性的坚韧组织，在机体内起支持和保护作用。软骨由软骨细胞、纤维和基质构成。在胎儿和年幼期，软骨组织分布较广，后来逐渐被骨组织代替。成年人软骨存在于骨的关节面、肋软骨、气管、耳郭、椎间盘等处。

1. 软骨的组成结构　软骨由软骨组织及其周围的软骨膜构成，软骨组织由软骨细胞、基质及纤维构成。

（1）软骨细胞：软骨细胞位于软骨基质内的软骨陷窝中。软骨细胞不断产生新的软骨基质，主要以糖酵解的方式获得能量。

（2）基质：透明软骨基质的化学组成主要为大分子的软骨黏蛋白，其主要成分是酸性糖胺多糖。软骨内无血管，但由于软骨基质内富含水分

（约占软骨基质的75%），营养物质易于渗透，故软骨深层的软骨细胞仍能获得必需的营养。

（3）纤维：软骨中含有纤维，不同软骨所含纤维成分不同。

2. 软骨的分类　根据软骨组织内所含纤维成分的不同，可将软骨分为透明软骨、弹性软骨和纤维软骨三种，其中以透明软骨的分布较广，结构也较典型。

（1）透明软骨：透明软骨间质内仅含少量胶原纤维，基质较丰富，新鲜时呈半透明状。主要分布于关节软骨、肋软骨等。

（2）纤维软骨：纤维软骨分布于椎间盘、关节盘及耻骨联合等处。基质内富含胶原纤维束，呈平行或交错排列。软骨细胞较小而少，成行排列于胶原纤维束之间。

（3）弹性软骨：弹性软骨分布于耳郭及会厌等处。结构类似透明软骨，仅在间质中含有大量交织成网的弹性纤维，纤维在软骨中部较密集，周边部较稀少。这种软骨具有良好的弹性。

除关节面的软骨表面以外，软骨的周围均覆有一层较致密的结缔组织，即软骨膜。软骨膜能保护及营养软骨，同时对软骨的生长有重要作用。

3. 软骨的生长方式

（1）内积生长：内积生长又称膨胀式生长，是通过软骨内软骨细胞的长大和分裂增殖，进而持续不断地产生基质和胶原，使软骨从内部生长增大。

（2）外加生长：外加生长又称软骨膜附加生长，是通过软骨膜内层的间充质细胞向软骨表面不断添加新的软骨细胞，产生基质和纤维，使软骨从表面向外扩大。

（三）骨的发生

骨的发生有两种方式：膜内成骨与软骨内成骨。

1. 膜内成骨　这种方式是先由间充质分化成为胚性结缔组织膜，然后在膜内成骨。人体的顶骨、额骨和锁骨等即以此种方式发生。膜内成骨的具体过程是：在将要形成骨的部位间充质细胞渐密集并分裂分化为骨原细胞，其中部分骨原细胞增大，成为成骨细胞；成骨细胞分泌类骨质，并被包埋其中，成为骨细胞；继而类骨质钙化成骨基质，形成最早出现的骨组织。最早形成骨组织的部位称为骨化中心。新形成的骨组织表面始终有成骨细胞或骨原细胞附着，它们向周围成骨，逐渐形成初级骨小梁（图1-3），构成初级骨松质。随后，初级骨松质周围的间充质分化为骨膜，此后即进入生长与改建阶段。

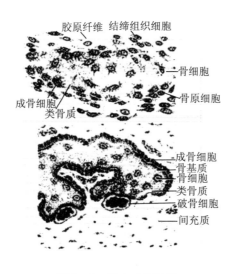

胶原纤维　结缔组织细胞

骨细胞

骨原细胞

成骨细胞

类骨质

成骨细胞

骨基质

骨细胞

类骨质

破骨细胞

间充质

图1-3　膜内成骨过程

2. 软骨内成骨　胎儿的大多数骨，如四肢骨、躯干骨及颅底骨等，均主要以软骨内成骨的方式发生。这种骨发生既包括与膜内成骨相似的发生过程，又包括软骨的持续生长与退化，以及软骨组织不断被骨组织取代的特有发生过程。

（四）影响骨生长的因素

影响骨生长的因素很多，内因如遗传基因的表达和激素的作用等，外因如营养及维生素供应等。生长激素和甲状腺素可明显促进骺板软骨生长，若成年前这两种激素分泌过少，可致骺板软骨生长缓慢，肢体短小而成侏儒；若生长激素分泌过多，则骺板生长加速，可导致巨人症。

降钙素能抑制骨盐溶解，并刺激骨原细胞分化为成骨细胞，增强成骨活动，使血钙入骨形成骨盐。

雌激素可与成骨细胞膜上的雌激素受体结合，使其成骨活跃，产生足量的钙结合蛋白，促进类骨质的钙化。雌激素不足往往出现骨盐分解吸收过多，骨基质形成减少，绝经期妇女的骨质疏松症即起因于雌激素的不足。甲状旁腺素通过反馈机制调节血钙水平，其调节方式是激活骨细胞和破骨细胞，通过溶骨作用分解骨盐，释放 Ca^{2+} 入血，从而提高血钙水平。甲状旁腺素过多，有可能因骨盐大量分解而导致纤维性骨炎。

维生素 A 可影响骨的生长速度，严重缺乏时骺板生长缓慢，以致骨生长迟缓甚至停止，维生素 A 过多则使破骨细胞过度活跃而易发生骨折。

维生素 C 与成骨细胞合成胶原纤维有关，严重缺乏时，因骨的胶原纤维过少而易发生骨折，且骨折愈合极为缓慢。

维生素 D 能影响骨钙的沉积，与类骨质能否及时钙化有关。儿童期缺乏维生素 D 可导致佝偻病，成人缺乏可导致骨软化症。成骨细胞表面有 1，25 - 羟维生素 D_3（简称 D_3）受体，维生素 D_3 既可刺激成骨细胞分泌较多的钙结合蛋白，又能提高碱性磷酸酶的活性而促进骨的钙化，临床疗效较好。

二、解剖与生理

运动系统由骨、关节和骨骼肌组成，约占成人体重的 60%。其中骨和关节是运动系统的被动部分，骨骼肌则是其主动部分。骨在运动中起着杠杆作用，关节是运动产生的枢纽，骨骼肌收缩时以关节为支点牵动骨，产生运动或维持人体的各种姿势。

（一）骨的解剖

骨具有一定形态和构造，外为骨膜，内为骨髓，含有丰富的血管、淋巴管及神经，不断进行新陈代谢和生长发育，并有修复、再生和改建能力。

1. 骨的形态　成人有 206 块骨，分为颅骨、躯干骨和四肢骨（图 1 - 4）。按骨的形态可分类为以下几种。

（1）长骨：呈长管状，分一体两端，多分布于四肢，如上肢的肱骨和下肢的股骨。骨的两端膨大称骺，其表面有光滑的关节面，面上附有一层关节软骨。中部细长称骨干或骨体，其中有较大的空腔称骨髓腔，长骨多起支持和杠杆作用。

（2）短骨：形似立方体，分布于手腕和足的后部，如手的腕骨和足的跗骨。

（3）扁骨：呈板状，主要构成颅腔、胸腔和盆腔的壁，起保护作用，如颅盖骨和肋骨。

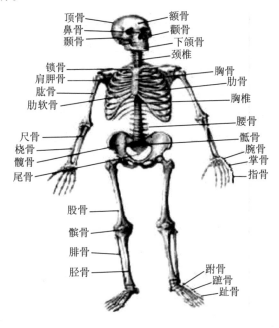

顶骨　额骨
鼻骨　颧骨
颞骨　下颌骨
　　　颈椎
锁骨　　　胸骨
肩胛骨　　肋骨
肱骨　　　胸椎
肋软骨
尺骨　　　腰骨
桡骨　　　骶骨
髋骨　　　腕骨
尾骨　　　掌骨
　　　　　指骨
股骨
髌骨
腓骨
胫骨　　　跗骨
　　　　　蹠骨
　　　　　趾骨

图 1-4　人体骨骼结构

（4）不规则骨：形状不规则，主要分布于躯干、颅底和面部，如椎骨、颞骨、上颌骨。有些不规则骨内有腔洞，称含气骨，如上颌骨。

2. 骨的构造

（1）骨质：由骨组织构成，分为密质骨与松质骨。骨密质质地致密，耐压性较大，分布于骨的表面。骨松质呈海绵状，由相互交织的骨小梁排列而成，分布于骨的内部。骨小梁的排列与骨所承受的压力和张力的方向一致，因而能承受较大的重力。运动可使骨小梁增粗，而长期不活动可使其变细。

（2）骨膜：除关节面部分外，骨的表面都覆有骨膜。骨膜由纤维结缔组织构成，含有丰富的神经和血管，对骨的营养、再生和感觉有重要作用，其内面有大量的成骨细胞，骨折时脱落的碎骨片可再生。

（3）骨髓：充填于骨髓腔和松质骨间隙内。胎儿和幼儿的骨髓呈红色，因此被称为红骨髓，具有造血功能。5 岁以后，长骨骨干内的红骨髓逐渐被脂肪组织代替，呈黄色，称为黄骨髓，并失去造血功能。但在慢性失血过多或重度贫血时，黄骨髓可转化为红骨髓，恢复造血功能。而在椎骨、髂骨、肋骨、胸骨及肱骨和股骨的近侧端松质内，终生都是红骨髓。因此，临床常选髂后上棘等处进行骨髓穿刺。

（4）骨的血管、淋巴管和神经。

1）血管：长骨的动脉包括滋养动脉、干骺端动脉、骺动脉及骨膜动脉。滋养动脉是长骨的主要动脉，一般有 1～2 支，经骨干的滋养孔进入骨髓腔，分升支和降支到达骨端，分支分布到骨干皮质的内层、骨髓和干骺端。干骺端动脉和骺动脉均发自邻近动脉，从骺软骨附近穿入骨质。不规则骨、扁骨和短骨的动脉，来自骨膜动脉或滋养动脉。

2）淋巴管：骨膜的淋巴管很丰富。

3）神经：伴滋养血管进入骨内，分布到哈佛氏管的血管周隙中，以内脏传出纤维较多，分布到血管壁；躯体传入纤维则多分布于骨膜。骨膜对张力或撕扯的刺激较为敏感，故骨脓肿和骨折常引起剧痛。

3. 骨的理化特性　骨组织是一种特殊的结缔组织，含有有机成分和无机成分。有机成分指细胞、纤维和基质，它们使骨具有一定的柔韧性。骨组织还含有大量的无机盐，特别是钙和磷酸盐，沉着于呈胶状的基质中，使骨坚硬而结实，具有一定的强度和硬度。在正常情况下，成人骨由 35% 有机质和 65% 无机质构成。

（二）关节的解剖

关节是骨连结的一种。骨与骨之间的连接装置称骨连结，骨连结按连结形式及连结组织不同，可分为直接连结和间接连结。直接连结有纤维连结、软骨连结、骨性结合三种。间接连结即指关节。

1. 关节的基本结构

通常所说的关节，即滑膜关节，骨与骨的相对面之间无直接的连结，而是通过关节囊、周围韧带等特殊结构相连，具有较大的活动度。

（1）关节的主要结构：包括关节面、关节囊和关节腔。

1）关节面：构成关节的各骨的相对面，关节面无骨膜，比较光滑，表面都覆盖一薄层透明软骨称关节软骨，局部有弹性，可减少运动时的摩擦，并有缓冲作用。

2）关节囊：由致密结缔组织所形成的包囊，附于关节面周围的骨面并与骨膜融合，把构成关节的各骨连结起来。关节囊分两层：外层为致密的纤维层，内层为滑膜层。

3）关节腔：是位于关节囊滑膜层以内的潜在间隙，即由关节囊滑膜层与关节软骨共同构成的腔隙。内有少量滑液，有润滑关节、减少摩擦的作用。腔内为负压，对维持关节的稳定起一定的作用。

（2）关节的辅助结构。

1）关节韧带：由致密结缔组织构成，呈扁带状、圆束状或膜状，一般多与关节囊相连。韧带的主要功能是限制关节的运动幅度，增强关节的稳固性，其次是为肌肉或肌腱提供附着点。此外尚有一些韧带位于关节内，叫关节（囊）内韧带，如股骨头圆韧带、膝交叉韧带等，它们的周围都围以滑膜层。

2）关节唇：是由纤维软骨构成的环，围在关节窝的周缘，以加深关节窝，增强关节的稳固性。

3）关节盘：垫于两骨关节之间的纤维软骨板，叫作关节盘，盘的周缘附着于关节囊，关节盘将关节腔分隔为上、下两部。它的作用是使关节头和关节窝更加适应，关节运动可分别在上、下关节腔进行，从而增加了运动的灵活性和多样化。此外，它也具有缓冲振荡的作用，膝关节内的关节盘不完整，是两片半月形的软骨片，叫作半月板，其功能与关节盘相似。

2. 关节的运动　滑膜关节的运动基本上是沿三个互相垂直的轴所做的运动。

（1）移动：是最简单的一个骨关节面在另一骨关节面上的滑动，如跗跖关节、腕骨间关节等。

（2）屈和伸：通常是指关节沿冠状轴进行的运动。运动时，相关节的两骨之间的角度变小称为屈，反之，角度增大称为伸。一般关节的屈是指向腹侧面成角，而膝关节则相反，小腿向后贴近大腿的运动称为膝关节的屈，反之称为伸。拇指与手掌面的角度减小称为屈，反之称为伸。足尖上抬，足背向小腿前面靠拢为踝关节的伸，习惯上称之为背屈，足尖下垂为踝关节的屈，习惯上称为跖屈。

（3）收和展：是关节沿矢状轴进行的运动。运动时，骨向正中矢状面靠拢称为收，反之，远离正中矢状面称为展。对于手指和足趾的收展，则人为地规定以中指和第二趾为中轴的靠拢或散开的运动。而拇指的收展是围绕冠状轴进行，拇指向示指靠拢称为收，远离示指称为展。

（4）旋转：是关节沿垂直轴进行的运动。如肱骨围绕骨中心轴向前内侧旋转，称旋内，而向后外侧旋转，则称旋外。在前臂桡骨对尺骨的旋转运动，则是围绕桡骨头中心到尺骨茎突基底部的轴线旋转，将手背转向前方的运动称旋前，将手掌恢复到向前而手背转向后方的运动称旋后。

（5）环转：能沿两轴以上运动的关节均可做环转运动，如肩关节、髋关节和桡腕关节等，环转运动实际上是屈、展、伸、收依次结合的连续动作。

3. 关节的分类　常用的关节按关节运动轴的数目和关节面的形态分为以下三类。

（1）单轴关节：关节只能绕一个运动轴做一组运动，包括两种关节形式。

1）屈戌关节：又名滑车关节，即一侧骨关节头呈滑车状，另一侧骨有相应的关节窝。通常只能绕冠状轴做屈伸运动，如指骨间关节。

2）车轴关节：由圆柱状的关节头与凹面状的关节窝构成，关节窝常由骨和韧带连接环组成。可沿垂直轴做旋转运动，如寰枢正中关节和桡尺近侧关节等。

（2）双轴关节：关节能绕两个互相垂直的运动轴进行两组运动，也可进行环转运动，包括两种关节形式。

1）椭圆关节：关节头呈椭圆形凸面，关节窝呈相应椭圆形凹面，可沿冠状轴做屈伸运动，沿矢状轴做收展运动，并可做环转运动，如桡腕关节和寰枕关节等。

2）鞍状关节：两骨的关节面均呈鞍状，互为关节头和关节窝。鞍状关节有两个运动轴，可沿两轴做屈、伸、收、展和环转运动，如拇指腕掌关节。

（3）多轴关节：关节具有两个以上的运动轴，可做多方向的运动。通常也有两种关节形式。

1）球窝关节：关节头较大，呈球形，关节窝浅而小，与关节头的接触面积不到1/3，如肩关节。可做屈、伸、收、展、旋内、旋外和环转运动。也有的关节窝特别深，包绕关节头的大部分，虽然也属于球窝关节，但运动范围受到一定限制，如髋关节。掌指关节亦属球窝关节，因其侧副韧带较强，旋转运动受限。

2）平面关节：两骨的关节面均较平坦而光滑，但仍有一定的弯曲或弧度，也可列入多轴关节，可做多轴性的滑动或转动，如腕骨间关节和跗跖关节等。

4. 影响关节的灵活性和稳固性的因素　关节的结构既具有灵活性因素又具有稳固性因素，二者在保证关节运动功能中统一起来。关节内结构，如关节盘、半月板和滑液均可增加关节的灵活性，而关节内韧带则对运动有明显的制约，从而增加关节的稳固性。

（三）骨骼肌的解剖

运动系统的肌肉属于横纹肌，由于绝大部分附着于骨，故又名骨骼肌。每块肌都是具有一定形态、结构和功能的器官，有丰富的血管、淋巴分布，在躯体神经支配下收缩或舒张，进行随意运动。肌的弹性可以减缓外力对人体的冲击。肌内还有感受本身体位和状态的感受器，不断将冲动传向中枢，反射性地保持肌的紧张度，以维持体姿和保障运动时的协调。

1. 肌的构造和形态　人体肌肉众多，但基本结构相似。一块典型的肌，可分为中间部的肌腹和两端的肌腱。阔肌的肌腹和肌腱都呈膜状，其肌腱叫作腱膜。肌腹的表面包以结缔组织性外膜，向两端则与肌腱组织融合在一起。

肌的形态各异，有长肌、短肌、阔肌、轮匝肌等基本类型。长肌多见于四肢，短肌多见于手、足和椎间。阔肌多位于躯干，组成体腔的壁。轮匝肌则围绕于眼、口等开口部位（图1-5）。

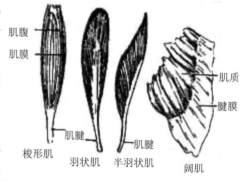

图 1-5　肌的形态

2. 肌的命名原则　肌可根据其形状、大小、位置、起止点、纤维方向和作用等命名。按形态命名的如斜方肌、菱形肌、三角肌、梨状肌等；按位置命名的如肩胛下肌、冈上肌、冈下肌、肱肌等；按位置和大小综合命名的有胸大肌、胸小肌、臀大肌等；按起止点命名的如胸锁乳突肌、肩胛舌骨肌等；按纤维方向和部位综合命名的有腹外斜肌、肋间外肌等；按作用命名的如旋后肌、咬肌等；按作用结合其他因素综合命名的如旋前圆肌、内收长肌、指浅屈肌等。

3. 肌的配布规律和运动时的相互关系　人体肌中，除部分止于皮肤的皮肌和止于关节囊的关节肌外，绝大部分肌均起于一骨而止于另一骨，中间跨过一个或几个关节。它们的排列规律以所跨越关节的运动轴为准，形成与该轴线相交叉的两群互相对抗的肌。围绕着某一个运动轴作用相反的两组肌叫作对抗肌，但在进行某一运动时，一组肌收缩的同时，与其对抗的肌群则适度放松并维持一定的紧张度，二者对立统一，相辅相成。

4. 肌的辅助装置

（1）筋膜：筋膜可分为浅、深两层。浅筋膜为分布于全身皮下层深部的纤维层，它由疏松结缔组织构成。内含浅动、静脉、浅淋巴结和淋巴管、皮神经。

深筋膜又叫固有筋膜，由致密结缔组织构成，遍布全身，包裹肌、血管神经束和内脏器官。筋膜除对肌和其他器官具有保护作用外，还对肌起约束作用，保证肌群或单块肌的独立活动。在筋膜分层的部位，筋膜之间的间隙充以疏松结缔组织，叫作筋膜间隙，正常情况下这种疏松的联系保证肌的运动。炎症时，筋膜间隙往往成为脓液的蓄积处，一方面限制了炎症的扩散，一方面脓液可顺筋膜间隙蔓延（图1－6）。

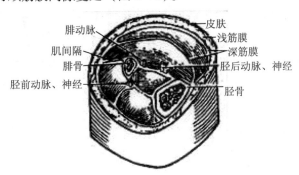

图1－6　小腿筋膜及肌间隔

（2）腱鞘：一些运动剧烈的部位如手和足部，长肌腱通过骨面时，其表面的深筋膜增厚，并伸向深部与骨膜连接，形成筒状的纤维鞘；其内含由滑膜构成的双层圆筒状套管，套管的内层紧包在肌腱的表面，外层则与纤维鞘相贴，两层之间含有少量滑液。

（3）滑液囊：在一些肌肉抵止腱和骨面之间，伴有结缔组织小囊，壁薄，内含滑液，叫作滑液囊，其功能是减缓肌腱与骨面的摩擦。

5. 肌的功能　肌的功能就是产生收缩。肌收缩时机体产生运动的动力，其形式可分为以下三种。

（1）等长收缩：这是一种静态收缩，不产生关节的运动。肌在收缩时其长度不变而只有张力增加，这种收缩称为等长收缩。肌等长收缩时由于长度不变，因而不能克服阻力做机械功。等长收缩可以使某些关节保持一定的位置，为其他关节的运动创造条件。

（2）等张收缩：等张收缩时，肌的收缩只是长度的缩短而张力保持不变，这是在肌收缩时所承受的负荷小于肌收缩力的情况下产生的。可使物体产生位移，因此可以做功。

1）向心性收缩：即肌收缩时，其起点和止点相靠近，如屈肘时肱二头肌的收缩。

2）离心性收缩：肌收缩时，其起点和止点远离，此时阻力大于肌张力，预先缩短的肌被动地延长，如下蹲时股四头肌的收缩。

（3）等速收缩：肌的收缩保持一定的速度。

6. 制动与运动对肌的影响

（1）制动与"失用"：由于各种原因，如神经肌肉骨骼系统疾病、骨折后外置夹板、石膏托外固定、危重患者长期卧床等，身体或身体的一部分长时间不活动或活动减少会引起肌肉的失用性萎缩。当存在关节内损伤或炎症时，关节内感受器刺激可反射性地抑制周围肌活动，加速其萎缩，成为关节源性肌萎缩，这是在骨科临床康复中经常遇到的问题。先天性萎缩发生很快，可经训练而复原，但恢复则需要较长时间。

（2）预防和处理"失用"：通过系统的运动训练，可有效地预防和改善由于失用导致的失用性肌萎缩。但解决"失用"最根本的方法是伤后在身体或肢体可活动时，根据实际情况尽可能地早活动。

第二节　骨肿瘤的病理组织学分类

骨肿瘤是发生于骨骼或其附属组织（血管、神经、骨髓等）的肿瘤，其确切病因不明；骨肿瘤有良性与恶性之分，良性骨肿瘤易根治，预后良好，恶性骨肿瘤发展迅速，预后不佳，死亡率高，至今尚无满意的治疗方法。还有一类病损称肿瘤样病变，肿瘤样病变的组织不具有肿瘤细胞形态的特点，但其生态和行为都具有肿瘤的破坏性，一般较局限，易根治。

世界卫生组织（WHO）单纯依据组织学的标准，即依据肿瘤细胞的分化类型及其产生的细胞间物质的类型进行分类。分类的目的在于有效地预测该肿瘤的生物学行为，为临床处理提供依据。现介绍如下：

一、原发性骨肿瘤的组织学分类

（1）成骨性肿瘤：

1）良性：①骨瘤（osteoma）。②骨样骨瘤和骨母细胞瘤（osteoid osteoma and osteoblastoma）。

2）恶性：①成骨肉瘤（osteosarcoma）。②皮质旁成骨肉瘤（juxtacortical osteosarcoma）。

（2）成软骨性肿瘤：

1）良性：①软骨瘤（chondroma）。②骨软骨瘤（osteochondroma）。③软骨母细胞瘤（chondroblastoma）。④软骨黏液样纤维瘤（chondromyxoidfibroma）。

2）恶性：①软骨肉瘤（chondrosarcoma）。②近皮质软骨肉瘤（juxtacortical chondrosarcoma）。③间叶性软骨肉瘤（mesenchimal chondrosarcoma）。

（3）骨巨细胞瘤（ciant cell tumor of bone）。

（4）骨髓肿瘤：①尤文氏肉瘤（ewings sarcoma）。②骨网织细胞肉瘤（reticulo sarcoma of bone）。③骨淋巴肉瘤（limpho sarcoma of bone）。④骨髓瘤（myeloma）。

（5）脉管肿瘤：

1）良性：①血管瘤（hemangioma）。②淋巴管瘤（limphoangioma）。③血管球瘤（glomangioma）。

2）中间型或未定型：①血管内皮瘤（hemangio endothelioma）。②血管外皮瘤（hemangio pericytoma）。

3）恶性：血管肉瘤（angiosarcoma）。

（6）其他结缔组织肿瘤：

1）良性：①成纤维性纤维瘤（desmoplastic fibroma）。②脂肪瘤（lipoma）。

2）恶性：①纤维肉瘤（fibrosarcoma）。②脂肪肉瘤（liposarcoma）。

③恶性间叶瘤（malignant mesenchymoma）。④未分化肉瘤（undifferentiated sarcoma）。

（7）其他肿瘤：①脊索瘤（chordoma）。②长管骨"牙釉质瘤"（adamantinoma of lone bone）。③神经鞘瘤（nearilemnoma）。④神经纤维瘤（neurofibroma）。

（8）未分化类肿瘤。

二、瘤样病变的组织学分类

（1）孤立性骨囊肿（solitary bone cyst）。

（2）动脉瘤样骨囊肿（aneurysmal bone cyst）。

（3）近关节性囊肿（juxtaarticular bone cyst）。

（4）干骺端纤维缺损（metaphysealfibrous defect）。

（5）嗜伊红肉芽肿（eosinophilicgranuoma）。

（6）纤维结构不良（fibrous dysplasia）。

（7）骨化性肌炎（myositis ossificans）。

（8）甲状旁腺功能亢进性"棕色瘤"（"brown tumor"）。

第三节　骨肿瘤的流行病学

骨肿瘤在人群中发病率约为0.01%，其中良性占50%，恶性占40%，肿瘤样病变占10%左右。良性骨肿瘤以骨巨细胞瘤、骨软骨瘤、软骨瘤较为多见；恶性骨肿瘤以骨肉瘤、软骨肉瘤、纤维肉瘤为多见。由于骨组织来源于中胚层组织，发生在骨组织的恶性肿瘤称之为"肉瘤"，骨肿瘤以四肢骨发生最多，如骨肉瘤、骨巨细胞瘤、骨软骨瘤等。躯体肿瘤发生较少，如转移瘤、多发性骨髓瘤及软骨肉瘤等。脊索瘤以脊椎为特发部位，尤以骶椎最多，软骨瘤多发生于手、足骨。

骨肿瘤多发生于男性，尤其是多发性骨髓瘤、脊索瘤等。男女之比约为1.5:1。从发病的年龄上看，有两个高峰阶段，第一个高峰是在10～20岁，第二个高峰是壮年以后，后者主要是转移性骨肿瘤。1/2的原发性恶性肿瘤患者发生在10～20岁，尤其是骨肉瘤患者，2/3发生在这个年龄组内，说明恶性骨肿瘤多发生于青少年，危害较大。一般来讲年龄越小，恶性骨肿瘤的恶性程度越高。

骨肿瘤有原发性及继发性两大类。从发病率来看，后者比前者多见。

根据肿瘤的分化程度和生物学特性的不同，可将每类骨肿瘤区分为良性和恶性两大类。骨的瘤样病变本质上不是真性肿瘤，但因其在临床 X 线或病理形态上均与骨肿瘤相似，易与骨肿瘤混淆，故常在骨肿瘤中予以叙述。

某些骨肿瘤有比较特定的好发部位，不同组织来源的肿瘤好发部位如图 1-7 所示。

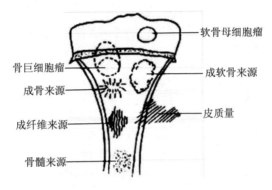

图 1-7　骨肿瘤的好发部位

第四节　骨肿瘤的诊断

一般来说，骨肿瘤的诊断必须强调临床、影像学及病理学三结合，综合分析；生化测定也是必要的辅助检查。在诊断过程中，应注意区分几个问题：①骨肿瘤与非骨肿瘤病性变。②良性骨肿瘤与恶性骨肿瘤（表 1-1）。③原发性骨肿瘤与转移性骨肿瘤。

一、临床表现

1. 疼痛和压痛　疼痛是恶性骨肿瘤最常见且主要的症状。良性肿瘤疼痛及压痛不明显，局部发现肿块时无疼痛和压痛，边界清楚。恶性肿瘤疼痛开始为轻度"间歇性"，后来逐渐发展为持续性剧痛，且多数患者在夜间疼痛加剧以致影响睡眠，局部可有皮温增高和静脉怒张。

2. 肿块和肿胀　良性骨肿瘤局部肿块，质硬，肿胀不明显。恶性骨肿瘤不仅出现肿块，尤其是长管状骨干骺端肿胀明显，恶性肿瘤的局部浸润或良性肿瘤的压迫均可影响体液回流而发生肿胀，一般呈渐进性。

表 1 - 1　　良性骨肿瘤与恶性骨肿瘤的区别

	良性骨肿瘤	恶性骨肿瘤（原发性）
症状	先有肿块 生长缓慢 疼痛轻或无 无全身症状	先有疼痛 生长迅速 疼痛重，夜间重 发热、贫血，晚期有恶病质
局部体征	边界清楚 表面无改变 无压痛、轻压痛 无转移、少复发	边界不清楚，周围组织有浸润粘连 皮肤发热、静脉扩张 压痛明显 可转移，复发率高
X 线表现	膨胀性生长 边界清楚 骨皮质完全或变薄 无骨膜反应	浸润性生长 边界不清楚 早期有破坏 骨膜反应明显
细胞形态	分化成熟，近乎正常排列可紊乱	异形明显，大小不等，排列紊乱，核大深染，有核分裂
化检	多无异常	贫血、血沉增快，碱性磷酸酶可增高
预后	预后好	死亡率高

3. 功能障碍和压迫症状　近关节的骨肿瘤易引起相关关节功能障碍。邻近大血管神经的骨肿瘤可压迫血管神经引起相应的表现。脊柱肿瘤可压迫脊髓，可出现截瘫。

4. 病理性骨折和脱位　肿瘤的生长引起骨质的破坏，骨密质变薄，轻微的外力作用即可发生病理性骨折。骨端的骨肿瘤，关节骨遭到破坏，可发生病理性关节脱位。

5. 转移和复发　恶性骨肿瘤可通过淋巴或经血行转移至附近淋巴结、脑、肺和肝脏等。晚期恶性骨肿瘤可出现贫血、消瘦、食欲差、体重下降、低热等全身症状。其中部分良性肿瘤可发生恶变，如骨软骨瘤有 1% 恶变为软骨肉瘤的可能。

二、影像学检查

1. X 线检查　可以反映骨与软组织的基本病变。骨内的肿瘤性破坏表现为成骨性、溶骨性和混合性。有些骨肿瘤的反应骨可表现为骨的沉积。临床上将肿瘤细胞产生的类骨，称为肿瘤骨。良性骨肿瘤具有界线清楚、密度均匀的特点，多为膨胀性或外生性生长。恶性骨肿瘤的病灶多不规则，呈虫蚀样或筛孔样，密度不均，边界不清，若骨膜被肿瘤顶起，骨膜下产生新骨，呈现出三角形的骨膜反应影，称 Codman 三角，多见于骨肉瘤。若骨膜的掀起为阶段性的，可形成同心圆或板层排列的骨沉积，X 线平片表现为"葱皮"现象。若恶性肿瘤迅速生长，超出骨皮质范围，同时血管随之长入，肿瘤骨与反应骨沿放射状血管方向沉积，表现为"日光射线"形态。

2. CT 和 MRI 检查　为骨肿瘤的存在和确定肿瘤的性质提供依据，还可更加清楚地显示肿瘤的范围、肿瘤侵袭的程度，以及与邻近组织的关系。

3. ECT 检查　可以明确病损范围，早期发现可疑的骨转移灶，防止漏诊。也可帮助了解异体骨、灭活骨的骨愈合情况。

4. DSA 检查　可以显示肿瘤血供情况，以利选择性血管栓塞，也可对比化疗前后新生血管的改变，评估化疗效果。

5. 其他　超声检查可以了解突出骨外的肿瘤情况，对转移性骨肿瘤寻找原发灶有很大帮助。

三、组织学检查

骨肿瘤最终确诊有赖于病理组织学检查，按照标本采集方法分为穿刺活检和切开活检两种。穿刺活检多用于脊柱及四肢的溶骨性病损。骨肿瘤活检首选穿刺活检。但病理检查也有其局限性，如疲劳骨折、骨化性肌炎容易误诊为骨肉瘤；甲状旁腺功能亢进时的棕色瘤易误诊为巨细胞瘤；软骨来源的肿瘤难以区分良恶性等。

四、实验室检查

实验室检查也是必要的辅助检查，大多数骨肿瘤患者的化验检查是正常的。①当骨质有迅速破坏时，如广泛溶骨性病变，血钙常升高；②血清碱性磷酸酶反映成骨活动，故成骨性肿瘤如骨肉瘤，有明显升高；③男性酸性磷酸酶升高，提示骨肿瘤来自前列腺癌的转移；Bence - Jones 蛋白浓度升高常提示为浆细胞骨髓瘤。

第五节　骨肿瘤的治疗原则

骨肿瘤病外科分期是将外科分级（grade G）、肿瘤区域（territory T）、有无转移（metastasis M）结合起来，制订手术方案。

G 表示肿瘤性质：G0 属良性，G1 属低度恶性，G2 为高度恶性。

T 指肿瘤侵袭范围：以肿瘤囊和间室为分界。T0 为囊内，T1 为间室内，T2 为间室外。

M 表示转移：M0 为无转移，M1 为转移。

按 G、T、M 所组成的外科分期系统，可大致判断肿瘤的良恶性程度，并指导治疗。

一、良性肿瘤

多以局部刮除植骨或外生性骨肿瘤的切除为主，如能彻底去除，一般不复发，预后良好。

二、恶性肿瘤

（一）多学科综合治疗

目前治疗上尚存在不少困难，尽管近年来采用所谓的综合方法，疗效有所提高，但仍不能令人满意。

1. 手术切除　是治疗的主要手段。截肢、关节离断是最常用的方法。随着化疗方法的进步，近年来开始做瘤段切除（enbolc resetion）或全股骨切除，配合人工假体置换，虽然近期效果较好，但远期效果仍很差。对于恶性程度偏低的肿瘤，如纤维肉瘤，采取保留肢体的局部广泛切除加功能重建辅以化疗等措施，是一种可取的方法。

2. 化学治疗　化疗的开展，特别是新辅助化疗概念的形成及其法则的应用，大大提高了恶性骨肿瘤患者的生存率和保肢率。对于骨肉瘤等恶性肿瘤，围手术期的新辅助化疗已经是标准的治疗程式。病检时评估术前化疗疗效，可指导术后化疗和判断预后。化疗敏感者表现为：临床疼痛症状减轻或消失，肿物体积变小，关节活动改善或恢复正常，升高的碱性磷酸酶下降或降至正常；影像学上瘤体变小，肿瘤轮廓边界变清晰，病灶钙化或骨化增加，肿瘤性新生血管减少或消失。

3. 局部化疗　包括动脉内持续化疗及区域灌注化疗，其中以区域灌注效果较好，五年生存率得到提高，但达不到完全"化学截除"的作用。

4. 免疫疗法　目前仍停留在非特异性免疫治疗阶段，因肿瘤抗原是一个复杂的问题，还没有理想的特异性免疫疗法。

5. 放射治疗　对骨肿瘤的治疗只能作为一种辅助治疗。

（二）保肢治疗

日趋成熟的化疗促进和发展了保肢技术。实践证明保肢治疗与截肢治疗的生存率和复发率相同。手术的关键是采用合理外科边界完整切除肿瘤，广泛切除的范围应包括瘤体、包膜、反应区及其周围的部分正常组织，即在正常组织中完整切除肿瘤，截骨平面应在肿瘤边缘 3～5 cm，软组织切除范围为反应区外 1～5 cm。

进行保肢治疗需要具备一定的条件：①肿瘤未侵犯重要的血管和神经；②能够在肿瘤外将肿瘤完整切除，获得良好的外科边界；③进行保肢手术后的局部复发率不比截肢术高；④局部的软组织条件尚可，预计保留下的肢体功能比假肢好。进行骨肿瘤保肢手术前需要对病情进行全面评估，通过临床表现、影像学、病理检查三结合对肿瘤有明确诊断，包括肿瘤的种类、分期、侵袭范围等，制订严密的手术方案和术后功能锻炼方案。

骨肿瘤的保肢手术是专业性极强的手术，首先应遵循骨肿瘤手术边界原则，对肿瘤进行广泛切除，以避免和减少术后的局部复发，达到满意的局部控制。然后对切除后的骨缺损和软组织缺损进行重建，软组织的重建主要依靠肌瓣、皮瓣转移和植皮。

保肢手术的骨缺损重建主要有以下几种方法。

1. 肿瘤型人工关节置换术　肿瘤型人工关节也叫肿瘤型人工假体，材料为合金，专门针对骨肿瘤患者设计，可选用跟患者缺损长度一致的假体型号，也可以完全按患者肿瘤情况定制假体。肿瘤型人工关节置换术后为患者保留了关节功能，辅以术后功能锻炼能为患者保留良好的肢体功能。对于儿童的肢体恶性骨肿瘤，必须考虑到其骨骺的发育生长，故应选用可延长的肿瘤假体，便于以后进行肢体延长。

2. 同种异体骨移植术　选用深低温冷藏的同种异体骨，按患者的骨缺损截取合适的长度，移植到缺损的部位，辅以钢板或者髓内针固定。该方法可用于同种异体半关节移植和骨干瘤段截除后的缺损重建。

3. 自体骨移植术　主要是取患者自体的腓骨用于肱骨、桡骨肿瘤切除后的重建。

4. 瘤段骨灭活再植术　将截下的标本去除瘤组织，经灭活处理再植回原位，恢复骨与关节的连续性，由于灭活后蛋白引起机体较强免疫排斥反应，并发症高。

其他用于保肢的手术还有关节融合术、旋转成形术等。

保肢手术是骨肿瘤综合治疗的一部分，必须有很好的化疗支持才能达到满意的效果。通过综合治疗，在很好的控制疾病的同时，又给患者保留了有良好功能的肢体，使患者的存活率和生存质量大大提高。

第六节　骨肿瘤的一般护理常规

骨肿瘤是指骨组织及骨附属组织所发生的肿瘤。骨肿瘤的发生率为所有肿瘤的 2% ~ 3%。按骨肿瘤的细胞来源可分为骨性、软骨性、纤维性、骨髓性、脉管性、神经性等。根据肿瘤组织的形态、细胞的分化程度及细胞间质的类型，可分为良性、中间性和恶性三大类。恶性以骨肉瘤占首位。骨肿瘤对患者的身心健康危害很大，尤其是恶性肿瘤，病情发展快，组织破坏力强，易转移，病死率高。此外，肿瘤治疗过程持续时间长，对患者全身及局部的损害较大，常常造成患者躯体外观上的改变和遗留残疾。恶性肿瘤转移早，病死率高，晚期疼痛剧烈，绝大多数患者在明确诊断后会产生恐惧、忧郁、焦虑不安等心理，故对骨肿瘤患者的护理是非常重要的。

一、护理评估

（一）术前评估

1. 询问健康史

（1）一般资料：年龄、性别、文化层次等。

（2）既往健康状况：有无肿瘤病史或手术治疗史；有无其他系统疾病。

（3）家庭成员中是否有恶性肿瘤病史。

2. 身体状况

（1）评估局部情况：患侧肢体近关节处是否有肿块，皮肤是否紧张发亮，局部有无红、肿、热、痛及静脉曲张及恶病质表现。肿胀的范围、硬度，是否有压痛，局部温度是否增高，是否可触及搏动。是否有肢体纵向叩击痛，从而排除是否有病理性骨折。

（2）全身情况：估计可能采取的手术及患者对手术治疗的耐受力，重要脏器功能状态及全身营养状况等。

（3）辅助检查：X线、CT、MRI、实验室检查等。

3. 心理、社会反应　患者及其家属对疾病的认识程度及其对治疗的态度。

（二）术后评估

1. 手术情况　手术的方式、术后伤口引流管是否通畅。

2. 康复状况　肢体残端的愈合情况，局部血循环及肢体功能状态。

3. 心理认知状况　患者及其家属对术后健康教育内容的掌握程度和出院前的心理状况。

4. 预后判断　根据患者的临床症状、特殊检查、手术情况和术后病理学检查结果，评估骨肿瘤的分期及预后。

二、护理诊断

1. 焦虑、恐惧　与病情严重，担心疾病预后及肢体伤残有关。

2. 疼痛　与肿瘤浸润或压迫神经有关。

3. 躯体移动障碍　与疼痛、病理性骨折、脱位有关。

4. 营养失调　与低于机体需要量、机体消耗有关。

5. 潜在并发症　病理性骨折、骨髓抑制、压疮、肺部感染、便秘、泌尿系感染、下肢深静脉血栓等。

6. 知识缺乏　对肿瘤的诊疗措施及预后缺乏了解。

三、预期目标

（1）患者调整心态，接受现实，积极配合治疗，树立战胜疾病的信心。

（2）患者疼痛得到缓解或消除，身心舒适。

（3）预防病理性骨折，防止意外的发生。

（4）维持机体营养平衡。

（5）患者无潜在的并发症发生。

（6）患者对所患疾病的相关知识有一定的了解。

四、护理措施

1. 心理护理　肿瘤患者心理问题较严重，尊重患者的个性和人格，深刻理解患者心理变化。从确诊到正确接受治疗需要一个过程，应及时与患者沟通。根据患者的年龄、性别、文化程度、知识水平、对肿瘤的认识和治疗态度，多与患者交谈，使其对骨肿瘤有一个新的认识，以乐观、积极的态度配合治疗。

2. 加强营养　鼓励患者多选择高蛋白、高热量、富含维生素、易消化饮食，多食新鲜水果及蔬菜，多饮水。对化疗患者食欲低下的，更要加强营养，必要时行营养支持疗法。

3. 疼痛护理　疼痛可影响机体正常生理活动，恶性骨肿瘤患者的疼痛剧烈持久，应及时有效地控制疼痛。首先应为患者创造舒适安全的氛围，轻度疼痛可保持舒适体位，与患者交流转移注意力等。药物镇痛可采用 WHO 癌症处推荐的三阶梯止痛疗法：①轻度疼痛给予非阿片类（非甾类抗炎药）加减辅助止痛药。非甾类止痛药存在最大有效剂量（天花板效应）的问题。常用药物包括对乙酰氨基酚、阿司匹林、双氯芬酸盐、加合百服宁、布洛芬（芬必得）、吲哚美辛、意施丁（吲哚美辛控释片）等。②中度疼痛给予弱阿片类加减非甾类抗炎药和辅助止痛药。弱阿片类药物也存在天花板效应。常用药物有可待因、布桂嗪、曲马多、奇曼丁（曲马多缓释片）、双克因（可待因控释片）等。③重度疼痛给予阿片类加减非甾类抗炎药和辅助止痛药。强阿片类药物无天花板效应，但可产生耐受，需适当增加剂量以克服耐受现象。此阶梯常用药物有吗啡片、美施康定（吗啡控释片，可直肠给药）等。但是，哌替啶由于其代谢产物毒性大等因素，未被推荐用于控制慢性疼痛。

4. 体位　嘱咐患者下地活动时，患肢不要负重，预防病理性骨折和关节脱位意外损伤；脊柱肿瘤的患者应绝对卧床休息，指导患者做松弛活动，不要坐起或行走，以防止脊柱骨折造成截瘫。对于允许下床活动而不能走动的患者，利用轮椅帮助患者每天有一定的室外活动时间。对无法休息和睡眠不佳的患者，应注意改善环境，必要时睡前给予适量的镇静止痛药物，以保证患者休息。

5. **肿瘤局部护理** 对于肿瘤局部不能用力按摩挤压、不能热敷和理疗、不能涂药油和刺激性药膏、不能随便使用中药外敷，以免刺激肿瘤使病情向不利于患者的方向发展；胸腰椎肿瘤患者应卧床休息，减少活动防止病理性骨折，造成脊柱损伤；颈椎肿瘤患者佩戴颈围制动，减少患者颈部活动；骶骨肿瘤患者由于有骶髂关节的支撑一般不易发生病理性骨折，但还是以卧床休息为主。

6. **化疗患者护理** 了解和掌握化疗药物的作用和毒性反应，掌握药物的浓度。密切观察患者反应，定时检查血常规、肝肾功能，了解抗癌药物对骨髓功能的抑制程度。贫血重者应给予输新鲜全血，白细胞减少时，要预防感染，必要时采取隔离措施；血小板减少时注意观察出血情况，必要时给予成分输血。加强患者营养等。

7. **放疗患者的护理** 指导患者放疗期间注意休息，加强营养，预防感冒。注意保护放射野局部皮肤，不挠抓，注意用温水轻轻清洁。不用肥皂、沐浴露等擦拭皮肤。穿棉质衣服。

8. **术前准备** 纠正患者营养状况，提高对手术的耐受力，争取早日手术。根据手术部位进行必要的准备，脊柱、下肢手术患者在术前两周时开始行股四头肌收缩锻炼，练习床上排便；教会患者正确的咳嗽和咳痰的方法；术前晚清洁灌肠，防止术后长时间卧床而腹胀；骶尾部手术术前晚和术晨给予清洁灌肠。

9. **术后护理**

（1）观察病情：严密观察生命体征；观察手术部位有无出血和感染；引流管是否通畅；石膏固定患者加强基础及专科护理。

（2）体位及活动：根据麻醉方式选择术后卧位。保持肢体功能位，预防关节畸形。患肢抬高，膝部术后膝关节屈曲15°，踝关节屈90°，髋关节外展中立或内旋位。用石膏外固定时，注意肢端血运情况，鼓励患者适当做肌肉收缩活动，石膏解除后，加强锻炼，促进功能恢复。观察残肢端创口情况，注意有无出血、水肿、水疱、皮肤坏死及感染。防止关节屈曲、挛缩，指导患者进行残肢锻炼，以增强肌力，保持关节活动的正常功能，鼓励患者使用辅助工具，早期下床活动，为安装假肢做准备。恶性肿瘤者术后 3 周可进行患处远侧和近侧关节的活动；术后 6 周，进行重点关节的活动，加大活动范围。对于截肢或关节离断术后，患者往往出现某些精神失常症状，称为"创伤性精神病"，所以要有专人护理，防止患者发生意外。术后出现幻肢痛应解释原因，对症处理。

（3）术后疼痛护理：重视患者主诉，良好止痛措施有利于患者休息及疾病的恢复。

（4）预防压疮：骨科手术患者长期卧床且处于制动状态要注意预防压疮。每隔 2 h 翻身一次，定时变换体位。对易发生压疮的骨凸处，包括后枕部，给予按摩，保持皮肤清洁干燥。必要时给予气垫床等。

（5）预防深静脉血栓：循序渐进地指导患者进行肢体功能锻炼，术后清醒即可指导患者进行四肢指趾的活动。术后第 1 天在病情允许情况下进行股四头肌等长收缩和踝关节屈伸训练。逐渐过渡到使用 CPM 进行膝关节被动运动，以增强关节功能，同时使用间歇式充气压力泵进行下肢局部按摩促进血液循环，预防深静脉血栓形成。

（6）预防便秘和大小便失禁：脊椎手术患者由于术后产生脊髓压迫症状使肠道及膀胱神经功能受到破坏而发生失调，出现大小便失禁、便秘或腹胀。小便失禁的患者术前术后均需保留导尿管，每天给予会阴擦洗 2 次，膀胱冲洗 2 次。手术后从第 2 天开始尿管定时开放加强膀胱功能锻炼并配合针灸治疗。对于大便失禁的患者用指压肛门法帮助患者建立反射性排便，定时排便保持肛周清洁，涂凡士林软膏保护肛周黏膜。对于便秘和腹胀患者可以采用口服缓泻剂、灌肠、热敷或肛管排气等方法。

（7）预防感染：保持各种引流管通畅，无扭曲折叠受压，导管口衔接紧密，妥善固定。注意观察引流液的颜色准确记录引流量，每日引流量在 20 mL以下才能拔管。观察伤口渗血渗液量，保持伤口敷料清洁干燥防止伤口感染。定期协助患者咳嗽、排痰，防止肺部感染。

10. 功能锻炼指导　根据病情和手术方式为患者制订个性化康复锻炼计划。督促指导患者按计划进行功能锻炼，循序渐进，持之以恒，以调节肢体的适应能力，最大程度地恢复患者的生活自理能力，助其及早回归社会和家庭。坚持按计划接受综合治疗，定期复诊，出现异常状况如局部肿胀、疼痛等应及时就诊。

第七节　骨肿瘤患者的心理护理

恶性肿瘤发病率的不断提高，逐渐影响着人类的身体健康。医护人员应根据患者的文化与认知程度的不同，进行不同的心理疏导工作，对患者进行心理上的教育和治疗，达到稳定情绪、改善症状、适应环境，促进全面康复为目的的治疗方法，使其树立战胜肿瘤的信心，积极配合治疗，提高生活质量。

1. 疾病早期的心理变化和护理

（1）恐惧、抑郁、否定的心理护理：恐惧是恶性肿瘤普遍存在的心理反应。恶性肿瘤常见的恐惧，包括对疾病的恐惧、对疼痛的恐惧、与亲人分离的恐惧，这些常使患者产生消极的情绪。多数患者会有一个震惊期，此期患者会极力否认癌的诊断，如怀疑诊断错误等，此时对待患者不必过早让他面对现实，对于失去理智的患者，要多给予理解和照顾，并注意保护患者，当患者逐渐接受这个现实时，往往会陷入极度的痛苦、绝望之中，这时需要护士的体贴和关心，与患者进行思想交流，让治愈好转的患者谈亲身的经历，现身说法开导患者，使患者树立与疾病做斗争的信心和勇气。

（2）愤怒期的心理护理：患者在确认自己患上肿瘤后，出现愤怒的反应，认为"我为什么这么倒霉""为什么会偏偏选择我"，而后会将其愤怒的情绪转向医务人员或其家属。此时我们对患者要采取宽容的忍让态度，耐心地与患者进行交流，在精神上给予支持，使其能正确地对待疾病，同时和家属沟通。做好家属的工作，是扭转患者悲观情绪的关键步骤。

2. 疾病治疗阶段的心理变化和护理

（1）手术前后的护理：恶性肿瘤患者在治疗阶段，遭受着癌症的诊断和治疗的双重精神压力，且外科手术切除范围广，常影响机体和肿瘤所在器官的正常功能。要理解患者的心理变化，术前向患者耐心解释手术的必要性，认真做好术前准备，明确回答患者提出的问题，用自己娴熟的技术取得患者的信任与配合。术后帮助患者重建机体功能，做好饮食指导，嘱其多吃富含蛋白质、易消化的食物，并定期复诊。

（2）化疗、放疗患者的心理护理：由于化疗、放疗药物的细胞毒作用，常伴有不同程度的不良反应及组织脏器的损伤。如恶心、呕吐、头晕、乏力等，加上治疗费用较高、疗程长，常使患者的焦虑加重，因此在进行各项治疗前，认真做好解释工作，使患者理解治疗的作用、可能出现的副作用和需配合的注意事项等，在治疗结束后，适时恢复部分工作，使患者体会到自身的价值及在社会中的作用，更积极地面对生活。

3. 疾病晚期阶段的心理变化和护理

恶性肿瘤晚期患者随着机体功能的逐渐衰退，表现为疼痛加剧、贫血、乏力、消瘦、厌食等，患者会放弃原来的活动，从而形成恶性循环。此时应鼓励患者在病情许可的条件下尽可能下床活动，使患者从自理中增强信心，同时要主动解决患者的需求，与患者家属沟通，因家属是患者最亲近的人，他们的鼓励和支持能使患者的心灵得到很大的安慰，对终末期的患者要尽量满足他们的需求，解除患者的痛苦，保持患者尊严，让他们平静地面对死亡。

心理因素对患者生活质量有显著的影响，在治疗过程中会产生各种各样的心理。护理人员要用娴熟的技术、热情的态度、良好的服务，给患者以安慰，建立良好的护患关系。为患者创造温馨、舒适、安静的生活环境，保持室内空气流通、光线充足，使患者在轻松、愉快的气氛中积极配合治疗，达到治疗目的。医护人员在任何条件下都不应放弃对患者的支持，精心的护理和精湛的技术可消除患者精神上的痛苦，增加患者对医务人员的信任感，这是做好肿瘤患者心理护理的基础。

第八节　骨肿瘤患者的营养支持

研究报道约20%的恶性肿瘤患者的直接死亡原因是营养不良。营养不良是恶性肿瘤患者的常见并发症，40%～80%的肿瘤患者存在营养不良。营养不良引起患者对手术、化疗、放疗的耐受性和有效性下降，毒副作用增加，机体体力状态下降，器官功能损害，生活质量低下，生存时间缩短。在手术、化疗、放疗的同时，应对患者的营养状态进行筛选和评估，及时发现营养不良的患者。

常见的方法：

客观检查：免疫功能、血淋巴细胞计数，如机体组成测量、血浆蛋白和血生化等。主观指标如体重的变化、食欲、功能状态、不良症状的问询。

2006 年的欧洲肠外肠内营养学会指南（ESPEN GUIDELINES）中曾明确指出，处于放疗、化疗期间的患者，可通过饮食建议和口服营养补充剂增加摄入量，以防止与治疗相关体质下降和治疗中断；不提倡放疗期间常规应用肠内营养；对营养摄入不足致体质下降者，更主张采用肠内营养等做到科学的营养支持。

1. 定期营养测评，做到早期干预　如果通过营养评估发现需要手术的癌症患者已经存在营养不良，那么手术之前务必要进行营养支持来改善营养状态，即使因此而推迟手术，也需优先给予营养与能量支持，否则会存在较大的手术风险，不利于术后的刀口愈合和体能恢复。

2. 营养支持的选择　营养补充途径包括口服、管喂、胃造瘘和静脉营养支持。以手术患者为例，术前应鼓励患者多进食高热量、高蛋白及富含维生素的食物，如谷类、瘦肉、鱼、虾、蛋、奶、豆制品、新鲜蔬菜、水果等。不能进食的患者采用管喂，通过鼻饲管将营养液直接注入胃肠道。

目前临床常用的肠内营养制剂的种类分为以下 5 种。

（1）要素制剂：其特点是营养全面，无须消化即可直接吸收，营养成分明确，不含残渣和乳糖；缺点是气味和口感较差，由于渗透压偏高，易引起腹泻。适用于胰腺炎、炎性肠道疾病、肠漏、短肠综合征、放射性肠炎等。

（2）标准聚合物制剂：以整蛋白为氮源，有含牛奶配方、无乳糖配方、含膳食纤维配方、匀浆膳等不同种类；口感好，适应于胃肠功能较好的患者。

（3）组件制剂：是以某类营养素为主的肠内营养剂，使用目的是对完全膳食进行补充和强化，以弥补完全膳食在适应个体差异方面的不足。组件制剂包括蛋白质组件、脂肪组件、糖类组件、维生素组件、矿物质组件等，可以某种或多种组件组合应用，以满足患者的特殊需要。

（4）匀浆制剂：有商品匀浆、自制匀浆，口感很好，既能满足营养需求又能唤起食欲，适合肠胃功能较好的患者。

（5）特殊配方膳：为满足某些疾病专门设计，可以满足特殊情况下代谢异常、代谢障碍和营养素需求量的改变，包括肝病、肾病、胃肠功能不全、应激和免疫调节功能紊乱、肺病和糖尿病配方等。

3. 不同治疗阶段的饮食指导　接受化疗的患者宜在化疗开始前就适当多补充一些营养，增加对化疗的耐受性；化疗反应明显时选择开胃、助消化的食物，如山楂、山药等；胃纳差的患者可以选择少量多餐的进食方式，如果仍然饮食摄入不足则应考虑从其他途径补充；对于出现消化不良的患者可以适当补充消化酶、益生菌制剂等，以帮助消化功能的恢复。

放疗期间要注意膳食营养以平衡为宜，在此基础上要适当增加高蛋白、高维生素食物，可以少量多餐；当饮食摄入不足时，应及时补充营养制剂；如果出现严重的口腔炎、食管炎造成吞咽困难时应给予流食或半流食。做到饮食的合理、平衡和全面。

为了增加进食量，应该注意以下几点：

（1）餐前半小时进行小运动量的锻炼，缓解厌食患者一想到进食就会发生的精神紧张。

（2）非进食时间，不要将食物摆放在患者面前。

（3）少吃多餐，每次进食量不要太多，可以每天吃 5～6 次，以清淡易消化的食物为主。

（4）提高食欲。每餐在食物的色泽、味道、外形及构成上应变换花样，并根据患者的喜好制作。在餐前喝一小杯酸性饮料开胃。

（5）改善味觉。接受化疗的患者，有时味觉会发生奇特的变化，本来是美味食物，闻起来却是怪味，从而导致厌食。

（6）大剂量化疗导致口腔、咽喉部的黏膜受损，吞咽食物，甚至喝水时都会疼痛。指导患者进温凉流质饮食，每次用餐后注意漱口。

合理的营养干预是癌症治疗和康复的有力支持。获得有效的营养支持，不仅可以提高手术的成功率，减少术后并发症，还可增强机体对放、化疗的耐受性，协助患者顺利度过放疗、化疗期，可以改善癌症患者的生活质量。

第二章 骨肿瘤患者的常见症状及护理

第一节 疼 痛

疼痛是恶性骨肿瘤最常见、最主要的症状。是机体对有害刺激的一种保护性防御反应。是指伴随着现存的、潜在的组织损伤而产生的一种令人不快的感觉和情绪上的感受，伴有表情痛苦、烦躁不安、活动受限、保护性体位等。

癌性疼痛是指与癌症相关的疼痛，是由于癌症本身或其诊断和治疗所引发的疼痛。

癌痛或癌症相关性疼痛与非恶性肿瘤相关性疼痛对患者的影响有所不同。约 1/4 新诊断恶性肿瘤的患者、1/3 正在接受治疗的患者，以及 3/4 晚期肿瘤患者合并疼痛。

相关的因素有 ①化学刺激：如炎症，创伤；②缺血、缺氧：创伤，局部受压；③机械性损伤：体位不当，组织受到牵拉、收缩；④ 心理因素：紧张、焦虑，幻觉痛等。

骨科患者的围手术期疼痛尤为常见，使患者异常痛苦，患者往往因疼痛导致肢体活动不足，引起关节肌肉功能失用、软组织萎缩、骨质疏松、关节僵硬，导致生活质量丧失的永久性损害。因此，加强骨科患者围手术期的疼痛管理对患者术后患肢的功能恢复至关重要。

【疼痛对骨科患者的影响】

疼痛对患者的影响程度与疼痛的程度密切相关，疼痛越剧烈，对患者的影响越明显。

1. 生理方面 表现在躯体运动和自主神经系统等方面。

（1）生命体征：如患者血压升高、面色苍白、瞳孔增大、心率增快、呼吸浅促、骨骼肌收缩等。

（2）功能锻炼：患者因惧怕疼痛而减少或拒绝功能锻炼进而导致肌肉萎缩。

（3）并发症：因疼痛患者活动减少，使关节僵硬、肌肉萎缩、便秘、压疮、肺部感染等并发症的发生率增加。

（4）自主神经系统：引起内分泌功能紊乱、胃肠道反应、睡眠质量下降等。

2. 心理方面　引起患者恐惧、焦虑、紧张等不良情绪。

3. 社会经济方面　延长了患者的住院天数，增加了医疗费用，影响患者的正常生活和活动。

【骨科患者疼痛原因】

引起骨科患者疼痛的原因很多，疼痛的原因不同，表现也不同。

1. 创伤/手术　创伤/手术引起的疼痛属于急性疼痛，其特点为：

（1）损伤部位的疼痛较明显。

（2）活动时局部及邻近部位的疼痛加剧，制动后疼痛缓解。

（3）创伤初期疼痛程度较重，随着致伤因素的解除，疼痛会逐步减轻。

（4）手术不同，术后疼痛的程度也不相同。

2. 骨科常见手术的术后疼痛程度

（1）轻度：如关节清洗术、局部软组织、内固定取出术等。

（2）中度：如脊柱融合术、椎板切除术、关节韧带重建术等。

（3）重度：如关节置换术、骨折内固定术、骨肿瘤手术、截肢术等。

3. 炎症　不同的致病菌引起的炎症，其疼痛特点也不相同。

（1）化脓性感染：炎症程度加重，疼痛的程度也加重。并且伴有红、肿、热、压痛、局部功能障碍，严重的甚至引起全身中毒症状。

（2）骨与关节结核：开始疼痛较轻，但随着骨与关节破坏程度的加剧而增加。当形成全关节结核时，引起患者剧烈疼痛，骨质破坏后出现局部压痛与肢体功能障碍。

（3）气性坏疽：患者自觉患肢沉重或疼痛，随着感染的加重，疼痛加剧。患者患肢有束缚感，像包扎过紧，严重者出现患肢撕裂感、割裂感和离体感的剧痛，一般镇痛药无效，并常伴有局部剧烈肿胀、压痛、全身中毒症状。

4. 急性缺血　急性缺血引起的疼痛常见于骨筋膜室综合征、动脉血管痉挛。其疼痛特点为：

（1）疼痛发生较急，并且迅速进行性加重。

（2）常伴有肢体肿胀、苍白、发绀、麻木、被动牵拉指（趾）时引起剧烈的疼痛。

（3）皮温降低，局部动脉搏动减弱或消失，毛细血管充盈时间延长等。

（4）一旦血液循环得以改善，疼痛可迅速缓解，如未及时处理血液循环障碍，局部可由于缺血导致组织变性、坏死。

5. 癌症浸润和压迫

（1）癌组织直接压迫神经和邻近组织，引起周围组织的缺血、坏死。

（2）癌细胞浸润到淋巴组织，产生炎症和化学致痛物质如组胺 5 - 羟色胺、缓激肽和前列腺素等。

（3）癌细胞转移到骨组织可导致骨痛。

（4）侵入内脏和血管引起血管闭塞和组织水肿。

（5）刺激和牵拉胸膜壁、血管壁引起疼痛。

6. 神经性疼痛　神经性疼痛的特点为：

（1）局限于某一确切神经分布区域，且常呈放射性。

（2）疼痛最初是间歇性，后逐渐变为持续性疼痛。

（3）疼痛时轻时重，但总体趋势进行性加重。

（4）疼痛的发作和轻重常与肢体、位置及运动有关。

7. 截肢后疼痛

（1）常与患者的精神心理因素有关。

（2）常为持续性钝痛，但随着时间的推移，疼痛会逐步缓解。

【护理措施】

1. 首先要尽量减少或去除引起疼痛的原因　如外伤引起的疼痛，应立即根据伤情采取止血、包扎、固定等措施；胸腹部手术后因为咳嗽、深呼吸等引起伤口疼痛，应及时给患者佩戴胸腹带，咳痰和深呼吸时，应先协助患者按压伤口，再鼓励进行。

2. 药物止痛

药物治疗乃是癌症疼痛治疗的主要手段，药物止痛是疗效佳、危险性较低，且经济和便利的癌性疼痛控制措施。

（1）评估疼痛的程度：根据患者主诉将疼痛分为 4 级。

0 级：无痛。

Ⅰ级（轻度疼痛）：虽有疼痛，但可以忍受，并能正常生活，睡眠不受影响。

Ⅱ级（中度疼痛）：疼痛明显，不能忍受，要求服用镇静药，睡眠受干扰。

Ⅲ级（重度疼痛）：疼痛剧烈，不能忍受，需要镇痛药，睡眠受到严重干扰。

（2）掌握止痛药物的应用原则：按 WHO 的三阶梯镇痛疗法的基本原则：包括口服给药、按时给药、按阶梯给药、个体化给药，密切观察药物不良反应及宣教。①将止痛药物按三阶梯止痛原则分三类：第 1 阶梯为非吗啡类止痛药，如布洛芬（芬必得）、双氯芬酸二乙胺盐（扶他林）、吲哚美辛（消炎痛）等，用于治疗轻度疼痛；第 2 阶梯为弱吗啡类止痛药，如可待因、双氯芬酸钠等，加一般止痛药物用于治疗中度疼痛；治疗重度病痛的第 3 阶梯药物主要是强吗啡类，如盐酸吗啡、芬太尼（多瑞吉）等，加一般止痛药物。②"按时"用药而非必要时给药。③给药途径多按口服、直肠或舌下含化→皮下注射（包括可控微量注射泵、灌注泵、药物泵等）→肌内注射法→静脉注射→患者自控（需用自控止痛装置）的顺序。④注重个性化给药。随着透皮剂研究的进展和新药的开发，还会出现更方便于患者的止痛药物，如近年临床上使用的芬太尼透皮贴剂，属一种新型经皮缓慢给药的强度麻醉性镇痛药，每贴大约持续作用 72 h。⑤要注意对患者监护，密切观察其反应。目的是使患者获得最佳疗效而发生的副作用最小，提高患者的生活质量。

3. 心理护理

（1）尊重理解关心患者，做好心理护理，建立良好的护患关系。护士不能以自己的体验来评判患者的感受，以患者主诉为准。

（2）向患者解释疼痛的原因、机制，介绍减轻疼痛的方法，有助于减轻患者紧张、焦虑等负面情绪，从而缓解疼痛压力。

（3）鼓励患者参加感兴趣的活动，如读书、看报、听音乐、与朋友家人交谈、深呼吸、放松、按摩等以分散患者对疼痛的注意力，从而减轻疼痛。

（4）尽可能地满足患者对舒适的需要，如协助其变换体位，减少压迫；做好各项基础护理及清洁卫生护理；保持室内环境舒适等。

（5）做好家属及陪护的工作，争取家属和陪护的支持和配合。

4. 中医疗法　如针灸、按摩等方法，可活血化瘀，疏通经络，达到止痛效果。

5. 物理止痛　应用冷、热疗法可以减轻局部疼痛，如采用热水袋、热水浴、局部冷敷等方法。

第二节　发　热

发热是某些肿瘤患者常伴有的症状。临床测量体温常采用三种方法：正常情况下，口腔温度不超过 37.2 ℃，直肠温度不超过 37.6 ℃，腋窝温度不超过 37 ℃，若超过以上界限即为发热。癌性发热是指癌症患者在排除感染、抗生素治疗无效的情况下出现的，直接与癌症有关的非感染性发热。患者在肿瘤发展过程中因治疗而引起的发热，不包括肿瘤患者继发感染或应用药物治疗引起的继发性发热。

【护理措施】

1. 积极查明原因，以便针对性地处理

（1）体温调节中枢功能失调：如脊髓损伤或病变。

（2）机体对手术创伤的反应：术后外科热。

（3）感染：感染性疾病（如结核、骨髓炎等）、切口感染，化疗后骨髓抑制引起感染。

（4）恶性肿瘤。

（5）变态反应：输血、输液反应、排斥反应等。

2. 减少体热的产生及增加体热的散失

（1）将患者安置在通风透气的空调房间，室温保持在 18～22 ℃，湿度 50%～70%。

（2）给予温水或乙醇擦浴、冰敷、冰盐水灌肠、洗温水澡等物理降温。

（3）遵医嘱给予退热药物。

3. 减少对机体造成的影响

（1）卧床休息，给予低流量吸氧。

（2）给予清淡易消化的高热量、高维生素的流质或半流质饮食，保证机体水分及营养的摄入。

（3）保持口腔清洁。在晨起、餐后、睡前协助患者漱口。

（4）保持皮肤清洁。及时更换衣服和床单，防止受凉。

4. 心理疏导

（1）患者发热时常伴有紧张不安，如害怕肿瘤进展等心理反应，特别是长期发热的患者。

（2）医护人员在条件允许的情况下，允许家属陪伴患者，给予家庭支持，并积极进行相关知识宣教，以缓解其心理压力。

【常见原因】

（1）可能与恶性肿瘤细胞浸润造成血浆中游离原胆烷醇酮增高而激活白细胞释放致热源，或因肿瘤生长迅速而缺血、缺氧引起自身组织坏死，导致机体发热。

（2）有效治疗后肿瘤细胞迅速破坏溶解，释放出大量炎症介质或毒性产物等引起。

（3）肿瘤侵犯或影响体温调节中枢引起中枢性发热。

（4）肿瘤细胞自身产生内源性致热源。

（5）肿瘤细胞释放的抗原物质可引起免疫反应：部分肿瘤产生异位激素，引起机体各种炎性反应。

【临床表现】

常为不规则热或弛张热，少数呈稽留热，体温多数为 37.5～38.5 ℃，以下午或夜间发热为主，发热时全身症状可不明显，不伴有畏寒或寒战，热程或短或长，有的可达数日，抗感染治疗无效，对解热镇痛药物反应较好。

第三节　躯体移动障碍

躯体移动障碍是指个体独立移动躯体的能力受限，即不能有目的地移动躯体，强制性约束，包括机械性原因和治疗性限制，如牵引、石膏固定。相关因素有骨折、神经受损、医源性限制、体力和耐力下降、意识障碍（骨折合并有脑外伤时）。

【护理措施】

（1）协助患者移动肢体时，动作要轻稳、准确。

（2）向患者讲解疾病康复的过程，如成年骨折一般需 2～3 个月愈合，使患者做到心中有数，稳定情绪，增强信心，并逐渐锻炼其自理能力。

（3）指导并鼓励患者做力所能及的自理活动，如床上洗漱、进食、排泄及保持个人卫生等。

（4）指导患者进行功能锻炼，预防关节僵硬或强直。

1）协助制动肢体关节肌肉做功能锻炼，防止肌肉失用性萎缩。

2）健侧肢体也要经常进行功能锻炼，每日至少 2～3 次，以防关节僵硬。

（5）保持肢体功能位，预防肢体畸形：人体各关节的功能位。肩关节：外展45°，前屈30°，外旋15°。肘关节：屈曲90°左右。腕关节：背屈20°～30°。髋关节：外展10°～20°，前屈15°～20°，外旋5°～10°。膝关节：屈曲5°或伸直180°。踝关节：背屈90°。

第四节　肢体血液循环障碍

肢体血液循环障碍是指肢体组织细胞无法获得足够的血液供应，造成明显的或潜在的功能损害。主要表现为：患肢肿胀，持续性剧烈疼痛，皮肤颜色改变，皮温改变，肢体远端动脉搏动减弱或消失，感觉、活动障碍。相关因素有外伤、治疗方法不当等。

【护理措施】

（1）严格进行床头交接班。严密观察肢体温度、色泽、感觉、运动，以及脉搏、毛细血管回流反应、疼痛性质及有无被动牵引指（趾）痛等，发现异常及时报告医生处理。

（2）采用预防性措施，避免血液循环障碍。

1）受伤或手术肢体局部制动，避免继发出血或加重损伤。

2）抬高患肢、术肢15°～30°，以利于静脉血及淋巴回流，减轻肿胀和疼痛。

3）主动定时询问患者患肢的感受，并仔细检查有无血液循环障碍等迹象，及时调整外固定或伤口敷料、绷带的松紧度。切忌未检查肢体血液循环情况给予止痛剂而掩盖病情。

4）对于术后使用自控镇痛装置的患者，应观察肢体的运动功能，尤其是脊柱术后患者应严密观察四肢活动情况。严防术后并发症对患者造成不可逆的损害。

（3）严密观察，及时纠正肢体血液循环障碍。

1）迅速解除外固定及敷料。

2）必要时协助医生做好紧急手术探查准备。

3）缺血肢体，禁止做按摩、热敷，以防局部代谢增加而使组织缺血加重。

第五节　休　克

休克是各种强烈致病因子作用于机体引起的急性循环衰竭。其特点是微循环障碍、重要脏器灌注不足和细胞功能代谢障碍，由此引起的全身性危重的病理过程。

根据病因可以分为：感染性休克、低血容量性休克、心源性休克、神经性休克和过敏性休克。低血容量性休克又包括创伤性休克和失血性休克两类。

按照休克的发病过程，分为休克代偿期和休克抑制期，或称休克早期和休克期。休克代偿期的表现为：兴奋或烦躁不安、精神紧张、皮肤苍白、四肢厥冷、心率加快、呼吸加快、脉压变小、尿量减少等。休克抑制期则表现为：神情淡漠、反应迟钝，甚至意识模糊或昏迷，出冷汗，口唇肢端发绀，脉搏细速、血压进行性下降；严重时，全身皮肤、黏膜明显发绀，脉搏极微弱、血压测不出，尿少甚至无尿。

骨科患者以创伤和失血导致的低血容量休克多见。

【护理措施】

1. 估计失血量　成人前臂骨折：50～400 mL；肱骨骨折：100～800 mL；小腿骨折：100～1 000 mL；股骨干骨折：300～2 000 mL；骨盆骨折：500～5 000 mL。

2. 妥善固定骨折部位　尽量避免搬动，以免引起进一步损伤而加重出血和疼痛，继而导致休克或休克加重。

3. 了解手术情况　尤其是术中失血量；严密观察伤口渗血及引流情况。

4. 病情观察　严密监测患者生命体征及神志、面色、尿量，并进行血红蛋白、红细胞及其压积的追踪检测，以便及早发现休克代偿期并进行处理。

5. 休克时的处理

（1）立即去枕平卧，有利于呼吸循环功能恢复，改善脑灌流。

（2）迅速扩充血容量，迅速建立有效的静脉输液通路，选择大静脉，如上肢的正中静脉，下肢的大隐静脉；快速输血、补液。在紧急情况下应加压输入，同时留置导尿。在输液过程中要严密观察血压、脉搏、呼吸、尿量的变化，如血压升高大于90/60 mmHg，心率减慢到100次/min以下时，可减慢输液速度。因严重创伤者不但丢失全血，而且使血液浓缩，此时先输晶体液比输全血或胶体液更为适宜。扩容的同时果断采取止血措施，如表浅伤口使用敷料等加压包扎；四肢动脉出血则使用止血带；并遵医嘱使用止血药物。

（3）保持呼吸道通畅，吸氧，纠正缺氧对机体造成的危害。同时在吸氧过程中加强呼吸道管理，及时清除口腔及咽喉部分泌物、呕吐物，以免引起窒息。

（4）纠正酸中毒：由于组织缺氧，体内的乳酸、丙酮酸蓄积，所以常伴有不同程度的酸中毒，视病情而定，选择5%碳酸氢钠或11.2%的乳酸钠等碱性溶液输入。

（5）改善心功能：由于大量失血，使心脏排血量减少，动脉压下降、脉搏快而弱、心率加快、心音无力，可适当应用洋地黄制剂如毛花苷C等，增加心肌收缩力。

（6）应用血管活性药物：主要包括血管扩张剂、血管收缩剂和强心类药物等。

（7）祛除休克病因：如由于内脏出血、消化道出血引起的出血，应在抗休克的同时做好紧急手术的准备。

（8）一般护理。

1）严密观察病情：监测生命体征，每15~30 min一次，注意观察神志和尿量变化，详细记录。观察瞳孔大小、对光反射情况；观察皮肤的温度、色泽、湿度。若患者从烦躁转为平静，淡漠迟钝转为对答自如；唇色红，肢体转暖，表示休克好转。准确记录出入液量。

2）观察尿量：尿量的变化常反应肾灌流的情况，尿量减少一半是休克的早期表现之一，休克患者需留置尿管，观察尿量。休克时肾血液量减少及血流异常分布。当尿量少于20 mL/h，提示肾血流灌注不足，需加速补液。休克好转时尿量可恢复，如每小时尿量达30 mL以上，表示循环状态良好。

3）注意观察微循环的改变：患者出现面色苍白、皮肤湿冷、出冷汗、脉压小，是休克加重的表现，如果患者皮肤黏膜有瘀斑或骨折开放部位渗血不止，提示DIC的可能。及时做好抢救准备工作。

4）严格执行无菌技术操作，预防感染。并确保输液、输血、导管等各种管路的通畅。

5）其他护理：在观察治疗抢救的同时，应及时做好基础护理处理，防止口腔及肺部感染；做好皮肤护理，勤翻身，按摩受压部位皮肤，防止压疮的发生。保护好患者，预防坠床，并注意保暖。

第六节　腹　泻

腹泻是指正常的排便形态发生改变，频繁排出不成形或稀薄的粪便甚至水样便，或带有黏液、脓血便或未消化的食物。

腹泻可为疾病本身所致，也可由各种治疗引起，包括：①放疗、化疗引起肠黏膜的损害，以及放射性肠炎等引起。②肠道感染。患者营养不良、免疫功能低下、侵袭性操作等均影响肠道正常菌群而并发肠道感染。③抗菌药物应用。肿瘤患者由于疾病本身及放、化疗引起的骨髓抑制易发生感染，常需要抗菌药物的应用，但抗菌药物过度使用易导致肠道菌群失调，致病微生物增生而引起腹泻。④肠内营养不当。与营养液浓度过高，温度过低，被细菌或真菌污染，灌注脂肪含量过高等有关。⑤胃肠动力药物应用有关的腹泻。肿瘤患者因胃肠自主神经功能紊乱，应用胃肠动力药，如莫沙比利、多潘立酮等，部分患者还应用酚酞片导致腹泻。⑥肿瘤本身因素。内分泌肿瘤如胃类癌、胰岛素瘤等可促进多肽和 5 - 羟色胺的释放直接引发腹泻，如出现肠腔梗阻、贫血、恶病质等均影响消化吸收功能，出现腹泻。

【护理措施】

1. *腹泻评估*　观察大便的量、颜色、性质、气味、次数，有无脱水症状等情况，并正确留取标本。询问患者饮食、营养情况。

2. *加强心理护理*　心理因素是影响排便的重要因素，情绪紧张、焦虑可导致迷走神经兴奋，肠蠕动增加而引起吸收不良、腹泻。消除对肿瘤的恐惧心理，保持乐观情绪，调动内在因素，增强自身抗病能力，对患者及其家属进行健康教育，使护患及其家属相互协作，密切配合。

3. *肛周护理*　保持肛周皮肤清洁、干燥和舒适。应用赛肤润或皮肤保护膜涂抹肛周皮肤，保护肛周皮肤。注意对腹部的保暖，必要时可使用热水袋。避免腹部按摩、压迫等机械性刺激，以减少肠蠕动。

4. *饮食护理*　指导患者选择低脂肪、易消化、不含纤维素的饮食，症状严重者暂禁饮食。

5. *药物治疗*　遵医嘱给予蒙脱石散或洛哌丁胺，使用时应注意其禁忌证；注意观察用药后的效果和不良反应。

6. *肿瘤相关性腹泻的护理及预防对策*　化疗前护士应对所使用的化疗药物进行评估，对治疗中可能引起腹泻要做好宣教，指导患者予以防护。严格执行各种无菌技术操作。指导患者注意饮食卫生，食具消毒防止肠道感染。合理地选择和应用抗菌药物，尽量避免使用容易引起肠道内菌群失调的抗菌药物。注意避免肠内营养制剂的配制输送过程被污染。输注过程中可通过恒温器加热，并且以小剂量、低浓度、缓慢持续输注的方式减轻胃肠道反应，输注过程中，如出现腹胀、呕吐、腹泻时，适当减量或减少次数，在饮食中加入抗痉挛或收敛药物以控制腹泻。在肠内营养的同时补充适当的白蛋白可防止因低蛋白造成的腹泻。控制好放射治疗的直接照射部位、范围、照射剂量，以减少放射性肠炎的发生次数。应用胃肠动力药时根据病情及个体差异，出现腹泻症状应立即停药，避免过度导泻。

第七节 便 秘

便秘是指排便次数减少，粪便干硬，伴有排便费力。查体左下腹部可触及包块。相关因素有长期卧床、摄取水分不足、谷类或纤维素等摄入不足、某些器质性病变、排便习惯不良、中枢神经系统障碍、心理因素、各类直肠肛门手术等。与药物有关的因素：阿片类药物，具有抗胆碱作用的药物、利尿药、抗痉挛药、铁剂、植物碱类抗癌制剂、抗高血压药物、抗抑郁药物等。

【护理措施】

1. 重建正常排便习惯　指导患者养成定时排便的习惯；注意便意，选择促进排泄的食物，摄取充足水分，进行力所能及的活动等。

（1）可在早餐前饮用较敏感的刺激物，如茶、咖啡、开水或柠檬汁等热饮料，以促进排便；为患者创造合适的环境、充足的时间排便。腹部环状按摩协助排便。左腹部按摩，可促进降结肠上端的粪便向下移动。

（2）使用轻泻剂，还可外用开塞露纳肛，刺激肠壁引起排便反应并起局部润滑作用。

（3）指导患者在排便时适当用力，以促进排便。协助进行增强腹部肌肉力量的锻炼。

（4）合理饮食：①多食植物油，起润肠作用。②选择富含植物纤维的食物，如粗粮、豆类、新鲜蔬菜及水果等食物。③多食果汁、果酱等食物；蜂蜜、凉拌黄瓜、萝卜、白薯等食物也有助于排便。④多饮水和多喝饮料，每日量饮水保证在 3 000 mL 以上，防止大便干燥。⑤少量多餐，利于消化吸收。⑥多食酸奶，以促进胃肠蠕动。⑦避免使用刺激性食物，如辣椒、生姜等。

（5）协助医生积极为患者消除引起便秘的直接因素，如妥善处理骨盆骨折、治疗痔疮等。

2. 解除不良症状　便秘伴有肠胀气者可给予肛管排气。

3. 维持身体清洁和舒适　大便后清洁肛门周围并洗手，更换污染床单，开窗通风等。

第八节　尿潴留

尿潴留是指尿液大量存留在膀胱内而不能自主排出的状态。其表现为：下腹部有胀满感，伴焦虑不安、出汗；瘫痪患者下腹部饱满，膀胱的容积可以增至 3 000 ~ 4 000 mL，高达脐部水平，腹部呈膨隆状。相关因素有：脊柱骨折、骨盆骨折、硬脊膜外腔麻醉等动力性梗阻导致的排尿反射功能障碍；前列腺增生、尿道损伤等致机械性梗阻；不习惯床上排尿，焦虑、窘迫等心理因素。

【护理措施】

（1）对心理因素所导致的尿潴留可给患者以暗示，使其肌肉放松，创造排尿环境，消除紧张、焦虑情绪。

（2）对麻醉术后或不习惯床上排便等功能性尿潴留患者，可采用甘油灌肠剂 10 ~ 20 mL 肛门塞入法助排尿。其机制是肛门括约肌和膀胱括约肌有内在的协同作用。责任护士也应在术前做好宣教，指导患者术前即练习床上排便。

（3）按摩：具体方法是操作者手置于患者下腹部膀胱膨隆处，向左右轻轻按摩 10 ~ 20 次，促进腹肌松弛。然后一手掌自膀胱底部向下推移按压，另一手以全掌压关元、中极两穴位，以促排尿。注意用力均匀，由轻而重，逐渐增加压力，切忌用力过猛而损伤膀胱。持续 1 ~ 3 min 后，尿液即可排出，但仍不能松手，直到尿液排空。对膀胱高度膨胀且又极度虚弱的患者，第一次放尿量不可超过1 000 mL，以防腹内压突然降低，大量血液滞留于腹腔血管内，造成血压下降，产生虚脱；亦可因膀胱突然减压，导致膀胱黏膜急剧充血，引起血尿。年老体弱及有高血压的患者慎用按摩法排尿。

（4）针刺中极、曲骨、三阴交等穴位或艾灸关元、中极穴等，以刺激排尿。

（5）上述措施无效或尿潴留系梗阻引起，则选用导尿术，必要时留置导尿管。

第九节　压　疮

压疮是由于身体局部组织长期受压、血流动力学改变，导致组织细胞缺血、缺氧、营养代谢障碍而发生变性、坏死的病理过程。其主要表现为：局部组织红斑、水疱、溃疡。相关因素有外在因素：皮肤潮湿、摩擦等；内在因素：丧失感觉、制动、大小便失禁、体液刺激、营养不良、贫血、低蛋白、高龄、发热、感染、恶病质等。其中最主要的原因是局部长时间受压，血液循环障碍。另外，体温每升高1 ℃，组织代谢的氧需要量增加13%。持续的压力引起组织缺血时，温度升高将增加压疮的易发性。心脏疾患、低血压、肺部疾患低血氧浓度者、糖尿病等也可增加压疮的危险性。

【护理措施】

1. 预防压疮　原则是防止组织长时间受压，立足整体治疗；改善营养及血液循环状况；重视局部护理；加强观察，对发生压疮危险度高的患者不但要查看受压皮肤的颜色，而且要触摸其质地。具体措施为：

（1）采用Norton评分法来评估压疮的危险程度，评分值越小，说明器官功能越差，发生压疮的危险性越高。

Norton压疮风险评估量表（表2－1）评估5个方面的压疮危险因素：身体状况、精神状态、活动能力、灵活程度和失禁情况。总分值为5～20分，分值越少，表明发生压疮的危险性越高。评分≤14分，提示易发生压疮。由于此评估表缺乏营养状态的评估，故临床使用时需补充相关内容。

表 2 - 1　Norton 压疮风险评估量表

身体状况		精神状态		活动能力		灵活程度		失禁情况	
良好	4	思维敏捷	4	可以走动	4	行动自如	4	无失禁	4
一般	3	无动于衷	3	需协助	3	轻微受限	3	偶有失禁	3
不好	2	不合逻辑	2	坐轮椅	2	非常受限	2	经常失禁	2
极差	1	昏迷	1	卧床	1	不能活动	1	二便失禁	1

（2）间歇性解除压迫：这是预防压疮的关键。① 卧床患者每 2 ~ 3 h 要翻身 1 次，有条件者可使用特制的翻身床、气垫床等。② 对长期卧床或坐轮椅的患者，应在骨隆突处使用衬垫、棉垫，有条件者还可使用减压贴膜等，以减轻局部组织长期受压。③对于使用夹板的患者需经常调整夹板位置、松紧度、衬垫等。④减少摩擦力和剪切力。

（3）保持皮肤清洁和完整：①每日用温水擦浴 2 次，以保持皮肤清洁；对瘫痪肢体及部位勿用刺激性强的清洁剂且勿用力擦拭，以防损伤皮肤。②对于易出汗部位随时擦拭出汗多的部位，不宜用痱子粉等粉剂，以免堵塞毛孔。③及时用温水擦拭被大小便、伤口渗出液污染的皮肤。

（4）正确实施按摩：①变换患者体位后，对受压部位辅以按摩，尤其是骶尾部、肩胛区、髂嵴、股骨大转子、内踝、外踝、足跟、耳后及肘部等。②按摩手法：用大、小鱼际肌，力量由轻—重—轻的顺序进行。③按摩师可使用药物，如10%樟脑乙醇或50%红花乙醇，以促进局部血液循环。④若受压软组织变红，不易进行按摩。因软组织受压变红是保护性反应，解除压力后一般30 ~ 40 min 可褪色；若持续发红，则提示软组织已损伤，按摩必将加重损伤。

（5）加强营养：补充高蛋白质、高热量、富含维生素 C 和维生素 A 及矿物质等饮食。

2. 压疮的处理

（1）红斑期：局部瘀血、组织呈轻度硬结。应立即解除压迫，并用红外线照射，冷光紫外线照射，避免局部摩擦而致皮肤破溃。

（2）水疱期：表皮水疱形成或脱落，皮下组织肿胀、硬结明显。应在无菌条件下，用注射器抽出疱内渗液后，涂2% 碘酊或 0.5% 碘伏。破溃处也可用红外线、烤灯配合理疗。

（3）溃疡期：溃疡可局限于皮肤全层或深入筋膜、肌肉，甚至侵犯骨膜、关节、骨组织。必须进行创面换药，范围大者需采用外科手术（如肌瓣移植术）进行治疗。换药可清除坏死组织，取分泌物做培养和药敏试验，局部使用抗生素和营养药。高压氧也是一种有效的治疗方法。

第十节　下肢深静脉栓塞

下肢深静脉栓塞是指血液在下肢深静脉腔内不正常地凝结，阻塞静脉管腔，导致静脉回流障碍。表现为：下肢不对称和一侧肢体突然发生的肿胀，伴有胀痛，特别是在腓肠肌区的钝痛，行走时加重，浅静脉怒张。

【病因】

19 世纪中期，Virchow 提出的深静脉血栓形成的三大因素被各国学者所公认。

1. 静脉血流滞缓　由于术中麻醉导致周围静脉扩张，血流减慢；术中麻醉又使肌肉完全麻痹，失去了收缩功能；术后因卧床休息、刀口疼痛、患者惧怕活动等原因，使血流缓慢，诱发深静脉血栓形成。

2. 静脉壁的损伤　包括化学性损伤，如化疗、静脉输入各种刺激性药物导致静脉管壁损伤；机械性损伤，手术对血管的损伤，静脉局部撕裂伤、由骨折碎片所致的创伤等，均可诱发深静脉血栓。感染性损伤，如血栓性静脉炎。

3. 血液高凝状态　这是引起静脉血栓的基本原因之一。各种大手术后可引起机体高凝状态和血小板黏附聚集能力增强。术后血清前纤维蛋白溶酶活化剂和纤维蛋白溶酶两者的抑制水平均升高，导致纤维蛋白溶解减少。其次还有创伤患者应用的止血药物等，致使血呈高凝状态。

【病理】

静脉血栓形成的病理生理改变，主要是静脉回流障碍所发生的各种影响。静脉血液回流障碍的程度取决于受累血管的大小和部位，以及血栓形成的范围和性质。静脉血栓形成后，在血栓远侧静脉压力升高所引起的一系列病理生理变化，如小静脉甚至毛细静脉处于明显的瘀血状态，毛细血管的渗透压因静脉压力改变而升高，血管内皮细胞内缺氧而渗透性增加，以致血管内液体成分向外渗出，移向组织间隙，往往造成肢体肿胀。如有红细胞渗出于血管外，其代谢产物含铁血黄素，形成皮肤色素沉着。

【临床表现】

1. 体征

（1）患肢肿胀：栓塞程度的不同，肢体肿胀的程度不同。

（2）压痛：静脉血栓部位常有压痛。因此，下肢应检查小腿肌肉、腘窝、内收肌管及腹股沟下方股静脉分布区。

（3）浅静脉曲张：深静脉阻塞可引起浅静脉压升高，发病1～2周后可见浅静脉曲张。

2. 临床表现　根据静脉血栓的部位不同，临床表现不同。

（1）小腿深静脉血栓形成（周围型）：虽然小腿深静脉是术后最易发生血栓的部位，但有时常被漏诊。常见的症状有小腿部疼痛及压痛，小腿部轻度肿胀或肿胀不明显，Homans征阳性，浅静脉压常属正常。

（2）股静脉血栓形成（混合型）：绝大多数股静脉血栓继发于小腿深静脉血栓。但少数股静脉血栓也可单独存在。体征为在内收肌管部位、腘窝部和小腿深部均有压痛。患侧小腿及踝部常出现轻度水肿，患肢静脉压较健侧升高2～3倍。Homans征阳性或阴性。

（3）髂股静脉血栓形成（中央型）：绝大多数髂股静脉血栓形成继发于小腿深静脉血栓，但有时原发于髂股静脉或髂静脉。产后妇女、骨盆骨折、盆腔手术和晚期癌肿患者易发生。病变发生在左侧下肢深静脉较右侧多2～3倍。这可能是由于左侧髂总静脉的行径较长，部分左髂部总静脉腔受右髂总动脉压迫的缘故。偶尔也可能由于左髂总静脉与下腔静脉交界处存在先天性网状畸形。

【辅助检查】

（1）彩色多普勒超声检查，是最为简便的检查手段，可迅速做出诊断。

（2）下肢深静脉顺行造影，可以了解血栓的具体位置和范围。

（3）电阻抗体积描记法，可以测出小腿容量的改变，下肢深静脉血栓形成的患者，深吸气时，小腿容量无明显改变。

（4）放射性核素静脉造影。

【护理措施】

1. 评估危险因素，以便有效地采取预防措施

（1）手术：术中血管的损伤、静脉血流停滞、术后的血液高凝状态，都易形成血栓。

（2）年龄：随着年龄增加，发病率明显升高。

（3）制动：长时间卧床、固定姿势状态下发病机会增加。

（4）既往史：既往有静脉血栓形成史者的发病率为无既往史者的 5 倍。

（5）恶性肿瘤：肿瘤患者机体为高凝状态，肿瘤细胞表达的各种促凝物质是引起高凝状态的主要原因。

（6）其他：肥胖、血管内插管等。

2. 预防

（1）活动：卧床患者要勤翻身，每 2～3 h 翻身一次，被动锻炼每 4 h 一次。

（2）穿弹力长袜。

（3）间歇外部加压。

（4）静脉穿刺时应注意：尽量避开下肢尤其是左下肢的血管，保证一次性穿刺成功，减少不必要的股静脉穿刺。

（5）遵医嘱使用药物：小剂量低分子肝素钙、血小板抑制剂（阿司匹林、右旋糖酐）等。

3. 深静脉血栓出现后的处理

（1）缓解疼痛：

1）观察和记录：密切观察患者患肢疼痛的部位、程度、性质，以及肢端动脉搏动和皮肤的温度、色泽、弹性和感觉，每日测量患肢不同平面的周径，并记录。

2）抬高患肢：高于心脏平面 20～30 cm，以促进静脉回流并降低静脉压，减轻水肿与疼痛。

3）有效止痛：疼痛剧烈或术后切口疼痛的患者，可遵医嘱采取有效的止痛措施，如口服镇痛药物、间断肌内注射哌替啶或术后应用镇痛泵等。

4）非药物性措施：分散患者的注意力，如听音乐、阅读、聊天等。

（2）加强基础护理和生活护理，保持床单位清洁、平整、干燥，加强皮肤护理，预防压疮。

（3）预防出血：

1）观察抗凝状况：根据抗凝药物的作用时间观察抗凝状况。低分子肝素钙，2 500～5 000 u 皮下注射，每日一次。

2）观察出血倾向：应用抗凝药物最严重的并发症是出血。因此，在抗凝治疗时要严密观察有无全身性出血倾向和切口渗血情况。

3）紧急处理出血：若因肝素、香豆素类药物用量过多引起凝血时间延长或出血，应及时报告医师并及时给予处理，包括立即停用抗凝药，遵医嘱给予硫酸鱼精蛋白作为拮抗剂或静脉注射维生素 K_1，必要时输血。

（4）预防栓塞：

1）卧床休息：急性期患者应绝对卧床休息 10～14 d，床上活动时避免动作幅度过大；禁止按摩患肢，以防血栓脱落和导致其他部位的栓塞。

2）肺动脉栓塞：如患者突然出现胸痛、呼吸困难、血压下降等异常情况，提示可能发生肺动脉栓塞，应嘱患者立即平卧、高浓度氧气吸入，避免做深呼吸、咳嗽、剧烈翻动，同时立即报告医生，进一步抢救。

（5）其他：

1）饮食：嘱患者选择低脂肪、富含纤维素的食物，多食新鲜蔬菜及水果，以保持大便通畅，尽量避免因排便困难引起腹内压增高而影响下肢静脉回流及栓子脱落。

2）术后抬高患肢30°，鼓励患者尽早活动，以免再次形成血栓。恢复期患者可逐渐增加活动量，如增加行走距离和锻炼下肢肌，以促进下肢静脉再通和侧肢循环的建立。

【健康教育】

1. 戒烟　告诫患者要绝对禁烟，防止烟草中尼古丁刺激引起血管收缩。

2. 饮食　饮食宜清淡，进食低脂、高纤维素、新鲜蔬菜及水果、黑木耳等可降低血液黏滞度的食物；保持大便通畅。

3. 适当运动，促进静脉回流　血流缓慢是引起深静脉血栓形成的重要因素，鼓励患者每日加强锻炼，促进静脉回流，预防静脉血栓形成。长期卧床和制动者应指导患者及其家属，加强患者床上运动，如，定时翻身、协助患者做四肢的主动或被动锻炼。给予抗栓压力泵治疗，每日2次，每次30～60 min。避免在膝下垫硬枕、过度屈髋、用过紧的腰带和紧身衣物而影响静脉回流。

4. 保护静脉　静脉壁损伤也是引发深静脉血栓形成的因素，长期静脉输液者，应尽量保护静脉，避免在同一部位反复穿刺。

5. 及时就诊　若患者突然出现下肢剧烈胀痛、浅静脉曲张伴有发热等，应警惕下肢深静脉血栓形成的可能，及时就诊。

第十一节　坠积性肺炎

坠积性肺炎多见于严重消耗性疾病，长期卧床患者，尤其是临终前患者由于心功能减弱，引起肺底部长期处于充血、瘀血、水肿而形成的常见呼吸道并发症。由于肺部感染长期不愈，反复发作，成为重症老年患者直接或间接死亡的原因，严重影响患者的预后，据国外相关报道，其病死率达33%～71%。其致病菌多为条件致病菌，具有对常用抗生素不敏感、治疗效果欠佳的特点，并且在临床上抗生素的耐药性日渐突出。因而需要引起患者和医务人员高度重视，以降低坠积性肺炎的发病率和病死率。

【病因】

1. 年龄因素　老年人易患坠积性肺炎，这与年老体弱、呼吸道纤毛运动功能下降、咳嗽反射减弱、呼吸道分泌物不易清出呼吸道、随重力流向肺底有关。长期卧床：患者长期卧床，不能自主改变体位，胸廓活动度小，双肺野后部易蓄积分泌物。

2. 呼吸肌麻痹　T4以上的脊髓损伤可导致肋间瘫痪，呼吸肌麻痹，影响胸式呼吸，造成呼吸困难、呼吸变浅、肺不张、肺萎缩等情况，这些因素会加重肺底分泌物蓄积。

3. 呼吸道清除功能减弱或消失　由于各种原因引起的呼吸道清除无效。气管及双肺小气道的纤毛运动障碍，咳嗽、喷嚏反射等保护性反射减弱，患者不能将痰液、分泌物有效地排出。

4. 侵袭性操作　部分患者需气管切开、全麻气管插管等，破坏了呼吸道原有的屏障功能,增加细菌感染的机会,造成肺部感染。严重者炎性充血、水肿渗出,并发坠积性肺炎。

5. 全身性因素 如昏迷等。有研究表明:格拉斯哥昏迷分级法评分值越低越易导致坠积性肺炎。与昏迷后口咽、消化道分泌物误吸有关。

【诊断】

坠积性肺炎属于细菌感染性疾病,多为混合感染,以革兰氏染色阴性菌为主。临床症状以发热、咳嗽和咳痰为主,尤以咳痰不利、痰液黏稠而致呛咳发生为其主要特点。实验室检查一般为白细胞增多,中性粒细胞比例增高;痰菌检查和痰培养阳性;肺部 X 线检查双肺下部或单侧肺下部不规则小片状密度增高影,边缘模糊,密度不均匀。依据长期卧床史和上述临床特点,坠积性肺炎的诊断并不困难,关键在于早发现、早诊断、早治疗,以改善预后,防止更严重的并发症发生。

【护理措施】

1. 定时协助患者翻身拍背 长期卧床的患者,应积极协助患者翻身叩背,每 2 h 一次。将患者床头抬高 30°~45°,经常变换体位,以利于排痰及呼吸道分泌物的引流。通过拍背,使支气管、细支气管内痰液因振动而产生咳嗽反射。同时鼓励患者进行咳嗽及深呼吸,痰液由小气管到大气管,痰液随即咳出,拍背时患者取侧卧位或坐位,由外向内,由下向上,有节奏地轻轻拍打背部或胸前壁,拍打时力度应均匀一致,每次 3~5 min。

2. 压缩雾化吸入 压缩雾化吸入是治疗呼吸系统疾病的有效手段之一,可以将药物直接输送到支气管及肺泡,达到抗感染、解痉平喘、稀释痰液及扩张支气管等目的。在雾化吸入过程中,护士须注意患者的病情变化,严密观察其反应、面色、心率、呼吸。对于年老体弱的患者,雾量不宜过大,以免发生窒息。雾化吸入后必须协助患者叩背,帮助排痰,因为患者痰呈胶状,雾化后使痰液松动,叩背能使气管振动,可有效地使分泌物向大气管移动,有利于排痰。

3. 体位引流 采用体位引流,使呼吸系统分泌物或痰液在重力作用下流入大气道排出。早期使用体位引流使肺内分泌物及时排出体外,减少了深部吸痰的次数,减少将细菌带入肺内的机会,同时降低了深部感染率。体位引流操作简便易行，节省费用，临床效果较好。

4. 吸痰　对于昏迷患者，吸痰是预防并发肺部感染的关键。吸痰时动作要轻柔，插管深度不宜过长，吸引时负压渐增，并左右旋转，上下提拉。每次吸痰时间以不超过 15 s 为宜。另外吸痰管应每日更换 2 ~ 3 次，气管切开患者吸痰时应严格执行无菌操作原则，切口处应定期更换敷料，气管套管进行高压灭菌处理，并注意观察切口有无渗血或管道堵塞、脱落情况，从而减少坠积性肺炎的发生。

5. 口腔护理　对长期卧床患者应加强口腔护理，做好意识障碍患者的口腔护理是预防下呼吸道感染的前提和基础。通常选用生理盐水，也可以根据 pH 值选用漱口液，以达到改变口腔酸碱环境、抑制细菌生长的作用。进行口腔护理时棉球不可过湿，并注意棉球不可遗留在口腔内，防止误吸。

【健康教育】

坠积性肺炎的防治，有效控制感染和促进排痰、保持呼吸道畅通是关键。应告知患者及其家属勤翻身、拍背的重要性，取得患者及其家属的理解和配合。对于意识清醒的患者，尽量鼓励其自行翻身、床上活动；上肢肌力正常的患者，可以让其用上肢支撑坐起，做力所能及的活动，如日常的吃饭、洗漱、穿衣服、功能锻炼等。上肢肌力稍差的患者，可以利用吸管吸水或漱口。所以，对长期卧床患者来说，要注意原发病的治疗，并注意保持良好的营养状况。寒冷可使患者气管血管收缩，黏膜上皮抵抗力下降，细菌容易侵入呼吸器官。因此，应告知患者注意保暖，病室温度保持在 20 ~ 24 ℃，尽量减少病室人员进出。

第十二节　泌尿系感染

泌尿系感染又称尿路感染，是肾脏、输尿管、膀胱和尿道等泌尿系统各个部位感染的总称。尿路上皮对细菌侵入的炎症反应，通常伴随有细菌尿和脓尿。正常尿液是无菌的，如尿中有细菌出现，称为细菌尿。患者无尿路感染症状，但中段尿培养连续两次（同一菌株），尿细菌数 >105 菌落形成单位（colony – forming units，CFU）/mL，称为无症状菌尿。脓尿是尿中存在白细胞，通常表示感染和尿路上皮对细菌入侵的炎症应答。

尿路感染按感染部位可分为上尿路感染和下尿路感染。临床常见感染性疾病的致病病原微生物包括病毒、细菌、真菌和寄生虫四种，其中细菌为原核细胞微生物，按革兰染色分为革兰氏阳性细菌和革兰氏阴性细菌，按细菌的球状和杆状形态分为革兰氏阳性球菌、革兰氏阳性杆菌、革兰氏阴性球菌和革兰氏阴性杆菌四大类。

【临床表现】

下尿路感染相关症状包括尿频、尿急、尿痛、耻骨上区不适和腰骶部疼痛。上尿路感染患者除了排尿症状外，多以全身症状就诊，包括寒战、发热、腰痛、恶心、呕吐等。但约1/3仅有膀胱炎症状的患者经进一步检查发现同时存在上尿路病变。

对尿路感染有诊断意义的症状和体征为尿痛、尿频、血尿、背部疼痛和肋脊角压痛，如果女性患者同时存在尿痛和尿频，则尿路感染的可能性为90%。

【护理措施】

1. 心理护理　因病程较长，且易复发，患者易产生焦虑、急躁等心理，应理解、尊重、关心患者，指导患者保持良好心态，树立信心，积极配合各种检查和治疗。指导患者从事感兴趣的活动，以分散其注意力，减轻焦虑，缓解膀胱刺激征。

2. 饮食护理　鼓励患者多饮水，每日保证饮水量在2 000 mL以上。勤排尿，勿憋尿，保持尿量 >1 500 mL/d，以促进细菌和炎性物质的排出。进食清淡、富含水分的食物。

3. 用药护理　根据药敏试验结果选用敏感的抗菌药物，尽可能在用药前先行清洁中段尿细菌培养 + 药敏试验，并注意观察药物的副作用。嘱患者按时、按量、按疗程服药。

4. 病情观察　监测体温变化，观察有无乏力、食欲减退等不适症状，注意腰痛程度，有无尿频、尿痛、尿急，观察尿液变化。

5. 导尿管护理　留置尿管引起的泌尿系感染是临床上的常见问题。研究表明，导尿管留置时间越长，感染发生率越高。因此应及时解除术后排尿不畅，保持尿路畅通。使用抗反流集尿袋，保持尿袋在膀胱水平以下，防止尿液逆流，密切注意保持集尿系统密闭，避免开放。集尿袋每周更换 1 次。频繁更换集尿袋可造成密闭系统的开放，增加感染机会。留取尿标本时应在消毒后抽取。外尿道黏膜之间的潜在腔隙是逆行感染的重要途径，因此护理导尿管部位前后应认真洗手，膀胱冲洗 2 次/d，尿道口消毒 2 次/d。

6. 功能锻炼　鼓励并指导患者进行功能锻炼，每晚睡前在床上做抬腿运动和肛门会阴收缩运动（腹部、会阴、肛门同时在吸气时收缩），可促进松弛的尿道括约肌张力增加，收缩力加强，防止尿失禁，降低泌尿系感染的发生率。指导患者注意个人卫生，每日清洗会阴部，勤换内裤，加强锻炼，提高机体抵抗力。

第十三节　病理性骨折

病理性骨折是机体有病变的骨骼因轻微外力或在正常活动中所发生骨结构及其连续性的中断。

【病因】

1. 骨的原发性或转移性肿瘤　是病理性骨折最常见的原因，特别是溶骨性的原发或转移性骨肿瘤。原发性骨肿瘤如骨巨细胞瘤、多发性骨髓瘤、骨肉瘤的溶骨性破坏等。转移性骨肿瘤多见于转移性肺癌、甲状腺癌、乳腺癌、前列腺癌等。不少原发性和转移性骨肿瘤往往因病理性骨折后才被发现。

2. 骨质疏松　年老、各种营养不良和内分泌等因素可引起全身性骨质疏松，表现为骨皮质萎缩变薄，骨小梁变细、数量减少。主要影响脊柱、股骨颈、腕骨等。肢体瘫痪、长期固定或久病卧床等可引起局部失用性骨质疏松而造成骨折。

3. 内分泌紊乱　由甲状旁腺腺瘤或增生引起的甲状旁腺功能亢进，可导致骨的脱钙及大量破骨细胞堆积，骨小梁为纤维组织所取代。此时虽有新骨形成，但只能形成纤细的编织骨或非钙化的类骨组织，而极易发生多发性病理性骨折。

4. 骨的发育障碍　有多种属于这类的先天性骨疾患可以引起病理性骨折。例如，先天性成骨不全，为一种常染色体显性遗传性疾病，在胎儿或儿童时期发病，乃由于先天性间充质发育缺陷，不易分化为骨母细胞，同时骨母细胞合成骨基质中Ⅰ型胶原纤维障碍，因此长骨骨皮质很薄，骨细而脆，极易发生多发性病理性骨折，故又称为脆性骨综合征。而骨折后新形成的骨痂为软骨性，或为纤维性，难以发生骨化。

【临床表现】

出血、骨折、休克、软组织损伤。

【诊断检查】

1. 询问伤情　包括受伤原因、时间、地点、受伤时身体姿势及哪个部位先着地，如有创口或出血，还应询问创口的处理经过、是否使用止血带及使用时间。

2. 全面体检　注意有无休克、软组织伤、出血，检查创口大小、形状、深度及污染情况。有无骨端外露，有无神经、血管、颅脑、内脏损伤及其他部位的骨折。对严重伤员必须快速进行。

3. X线检查　除正、侧位 X 线摄片外，尚应根据伤情拍摄特殊体位相，如开口位（上颈椎损伤）、动力性侧位（颈椎）、轴位（舟状骨、跟骨等）和切线位（髌骨）等。复杂的骨盆骨折或疑有椎管内骨折者，尚应酌情行体层片或 CT 检查。

【并发症】

1. 休克　严重创伤，病理性骨折引起大出血或重要器官损伤所致。

2. 脂肪栓塞综合征（FES）　发生于成人，是由于病理性骨折处髓腔内血肿张力过大，骨髓被破坏，脂肪滴进入破裂的静脉窦内，可引起肺、脑脂肪栓塞，亦有人认为是由于创伤的应激作用，使正常血液中的乳糜微粒失去乳化稳定性，结合成直径达 $10 \sim 20 \ \mu m$ 的脂肪球而成为栓子，阻塞肺毛细血管。同时，在肺灌注不良时，肺泡膜细胞产生脂肪酶，使脂肪栓子中的整形脂肪小滴水解成甘油与游离脂肪酸，释放儿茶酚胺，损伤毛细血管壁，使富于蛋白质的液体漏至肺间质和肺泡内，发生肺出血、肺不张和低血氧，临床上出现呼吸功能不全、发绀，胸部拍片有广泛性肺实变。动脉低血氧可致烦躁不安、嗜睡，甚至昏迷和死亡。

3. 重要内脏器官损伤

（1）肝、脾破裂：如严重的肋骨病理性骨折可能引起左侧的脾或右侧的肝破裂出血，导致休克。

（2）肺损伤：肋骨病理性骨折时，病理性骨折端可使肋间血管及肺组织损伤，而出现气胸、血胸或血气胸，引起严重的呼吸困难。

（3）膀胱和尿道损伤：由骨盆病理性骨折所致，引起尿外渗所致的下腹部、会阴疼痛、肿胀及血尿、排尿困难。

（4）直肠损伤：可由骶尾骨病理性骨折所致。

4. 重要周围组织损伤

（1）重要血管损伤：常见的有股骨髁上病理性骨折，远侧病理性骨折端可致腘动脉损伤。胫骨上段病理性骨折的胫前或胫后动脉损伤，伸直型肱骨髁上病理性骨折，近侧病理性骨折端易造成肱动脉损伤。

（2）周围神经损伤：特别是在神经与其骨紧密相邻的部位如骨中、下1/3 交界处极易损伤紧贴肱骨行走的桡神经。腓骨颈病理性骨折易致腓总神经损伤。

（3）脊髓损伤：为脊柱病理性骨折和脱位的严重并发症，多见于脊椎颈段和胸腰段，出现损伤平面以下的截瘫，虽有不少关于脊髓损伤再生的研究，但尚未取得突破性进展，脊髓损伤所致的截瘫可导致终身残疾。

5. 骨筋膜室综合征　即由骨、骨间膜、肌间隔和深筋膜形成的骨筋膜室内肌肉和神经因急性缺血而产生的一系列早期症候群。最多见于前臂掌侧和小腿，常由创伤病理性骨折的血肿和组织水肿使其室内内容物体积增加或外包扎过紧、局部压迫使骨筋膜室容积减小而导致骨筋膜室内压力增高所致，当压力达到一定程度［前臂 8.7 kPa（65 mmHg），小腿 7.3 kPa（55 mmHg）］，可使供应肌肉的动脉关闭，形成缺血—水肿—缺血的恶性循环，根据缺血的不同程度而导致：

（1）濒临缺血性肌挛缩：缺血早期，及时处理恢复血液供应后，可不发生或仅发生极小量肌肉坏死，可不影响肢体功能。

（2）缺血性肌挛缩：较短时间或程度较重的不完全缺血，恢复血液供应后大部分肌肉坏死。形成挛缩畸形，严重影响患肢功能。

（3）坏疽：广泛、长时间完全缺血，大量肌肉坏疽，常需截肢，如有大量毒素进入血液循环，还可致休克、心律不齐和急性肾衰竭。

【治疗】

（1）明确病因。对有明确病因如甲状旁腺功能亢进、骨质疏松症等且可治疗者，应针对原发病因进行治疗。

（2）对局部良性肿瘤所致者，可行肿瘤切除（或刮除）加植骨术，肿瘤范围广泛者则需行截除术，并酌情考虑修补性手术。

（3）因恶性肿瘤所致者，如全身无转移，可根据肿瘤的性质、病程、分期及全身与局部情况酌情行广泛性或根治性手术。对已有全身转移者，可考虑选用药物或放射疗法，局部予以适当固定，以减少患者痛苦。

（4）因成骨不全、畸形性骨炎等疾病所致者，局部以非手术疗法为主。如施行手术治疗，则应充分考虑由于骨质本身结构异常和整个肢体畸形所带来的困难。

【注意事项】

（1）优先处理危及生命的并发症（休克、大出血、脂肪栓塞等）及内脏损伤（颅脑、胸、腹、骨盆等），待病情稳定后再处理骨折，但骨折局部应予以临时固定。

（2）开放性骨折应及时彻底清创，并酌情选用抗生素防止感染，同时给予破伤风抗毒血清注射。

（3）骨折后力争早期复位固定。

【护理措施】

1. 病理性骨折的护理

（1）密切观察，观察患肢末端血液循环情况，局部的皮肤颜色、温度和知觉，以及手指和足趾的运动变化。患肢固定后，应注意观察患者全身情况，是否有呼吸困难、局部肿胀和固定过紧的情况，及时纠正。

（2）体位护理，固定后，要抬高患肢。搬动患肢时，要多加小心，妥善扶托，避免脱位和骨折端移位。

（3）加强功能锻炼，根据"动静结合"的原则，在患肢固定的情况下，及时进行适当的功能锻炼，防止肌肉失用性萎缩，预防血栓的形成。

（4）加强基础护理，预防护理并发症。

（5）疼痛的护理，给予药物镇痛，也可采用针灸止痛。上肢痛，针刺合谷、外关穴；下肢痛，针刺足三里、阳陵泉、解溪、内庭等穴。

2. 病理性骨折的预防

（1）对病理性骨折的危害要加强重视，了解相关病理性骨折的预防知识。

（2）对骨质破坏严重，或术中骨质损伤严重者，用小夹板或石膏托固定患肢，防止骨折发生，对股骨上端骨质破坏严重的，除固定外，还应同时牵引，以免关节脱位，造成畸形。

（3）对于术后患者骨质破坏较甚者，要注意适当活动。对卧床患者，变换体位时，动作一定要轻柔，防止发生二次骨折。

第三章　骨肿瘤常用护理技术

第一节　移动和搬运患者

骨科患者定时翻身更换体位非常重要，通过体位的变换使身体的各部分肌肉轮流承受身体的重力，维持肌肉的弹性，并减少压疮等并发症的发生。骨科患者需要进行各种检查、治疗及到户外活动时，常需使用轮椅、平车、担架等协助患者移动，进行搬运。护士必须掌握移动和搬运患者的方法，以避免和减轻患者的不适，预防损伤。

一、协助患者更换体位法

（一）翻身侧卧法

本法可使卧床患者身体各部肌肉轮换承受身体的重量，减少压疮、坠积性肺炎及关节畸形等并发症，使患者舒适，便于治疗和护理。

【操作前准备】

（1）评估患者的病情及治疗需求。

（2）评估患者的体重、肢体活动及皮肤情况。

【操作步骤】

1. 一人协助患者翻身侧卧法（图3－1）

（1）向患者解释翻身目的，以取得配合。

（2）患者仰卧，两手置于胸腹部，先将患者肩部和臀部移近操作者侧床缘，协助患者屈膝，再将患者双下肢移进操作者侧床缘。

（3）操作者一手扶其肩，一手扶其臀部，将患者轻轻推向对侧，使其背向操作者，然后用软枕将患者的背部和肢体垫好。注意不可拖拉，以免损伤患者皮肤。

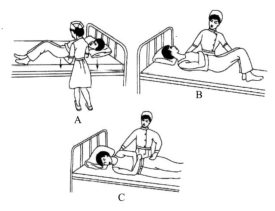

图 3 - 1　一人协助患者翻身侧卧法

2. 两人协助患者翻身侧卧法

（1）向患者解释翻身目的，以取得配合。

（2）患者仰卧，两手置于胸腹部，两膝屈曲。

（3）操作者甲、乙两人站立于同一侧床缘，甲将双手分别伸入患者肩、胸后面，托住肩和胸背部；乙用同法托住患者腰和臀部。两人同时将患者平抬移近至操作者，然后轻推，使患者翻转向对侧，背向操作者，最后按侧卧位操作（图 3 - 2）。

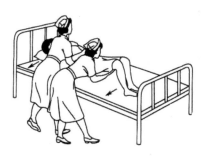

图 3 - 2　两人协助患者翻身侧卧法

【护理注意事项】

（1）患者身上带有各种导管时，应先将导管妥善固定并托住一起翻身，翻身后应检查导管是否扭曲、折叠。

（2）伤口敷料已脱落或已被分泌物浸润，应先换药后翻身。若伤口较大，翻身时应将伤口置于适当位置，以防受压。

（3）翻身间隔的时间，视病情及局部皮肤受压情况而定。皮肤有红肿或破损时，应增加翻身次数，并做好床头交班。

（4）牵引患者翻身时，不可放松牵引，需用手托住牵引装置。

（5）翻身后保持患者于舒适卧位；必要时，拉起床挡，以确保安全。

（二）轴线翻身法

轴线翻身是协助颅骨牵引、脊椎损伤、脊椎手术、髋关节术后的患者在床上翻身。预防脊椎再损伤及关节脱位。预防压疮，增加患者舒适感。

【操作前准备】

（1）了解患者病情、意识状态及配合能力。

（2）观察患者损伤部位、伤口情况和管路情况。

【操作步骤】

（1）核对患者，帮助患者移去枕头，松开被尾。

（2）操作者站于患者同侧，将患者平移至操作者同侧床旁。

（3）患者有颈椎损伤时，一操作者固定患者头部，沿纵轴向上略加牵引，使头、颈随躯干一起缓慢移动，第二操作者将双手分别置于肩部、腰部，第三操作者将双手分别置于臀部、膝部，使头、颈、肩、腰、髋保持在同一水平线上，翻转至侧卧位。患者无颈椎损伤时，可由两位操作者完成轴线翻身。

（4）将一软枕放于患者背部支撑身体，另一软枕放于两膝之间并使双膝呈自然弯曲状。

【护理注意事项】

（1）翻转患者时，应注意保持脊椎平直，以维持脊柱的正确生理弯度，避免由于躯干扭曲，加重脊柱骨折、脊髓损伤和关节脱位。翻身角度不可超过60°，避免由于脊柱负重增大而引起关节突骨折。

（2）患者有颈椎损伤时，勿扭曲或者旋转患者的头部，以免加重神经损伤引起呼吸肌麻痹而死亡。

（3）翻身时注意为患者保暖并防止坠床。

（4）准确记录翻身时间。

（三）移向床头法

此法是指协助已滑向床尾不能自行移动的患者移向床头，使患者卧位舒适的一种护理方法。

【操作前准备】

（1）评估患者身体下移的原因及需向床头移动的距离。

（2）患者躯体活动的情况，有无石膏或夹板固定，是否能协助完成上移。

【操作步骤】

1. 一人协助患者移向床头法

（1）向患者解释移动的目的，以取得配合。

（2）放平患者床头、床尾支架，取仰卧屈膝位，将软枕横立于床头。

（3）操作者一手伸入患者肩下，另一手伸入其臀下，在托起的同时嘱患者双手握住床头栏杆，两足蹬床面，同时向上移动。然后放回软枕，按需要摇起床头、床尾支架。

（4）整理好床单位，保持床单平整、无皱褶。

（5）对于不能用手和足协助完成上移的患者，可采用下述方法：上移时，首先移动其腿部（如果患者往下移，首先应移动头部和肩部）。① 将患者的腿斜移向床头。② 将患者的臀部斜移向床头。③ 操作者将近床头侧的手臂支持住患者的头，并将手伸至患者对侧的肩膀下，抱住患者的肩膀，

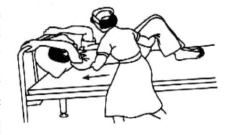

图 3-3　一人协助患者移向床头法

将其头、肩部及胸部斜移向床头。④ 将患者床边的床挡拉起。⑤ 在床的另一侧重复这种斜移，分段移动患者，直至达到预定的位置。⑥ 整理床单位

（图 3 - 3）。

2. 两人协助患者移向床头法

（1）向患者解释移动的目的，以取得配合。

（2）放平患者床头、床尾支架，取仰卧屈膝位，将软枕横立于床头。

（3）操作者甲、乙两人分别在床的两侧，对称地托住患者的肩部和臀部。两人同时行动，协调地将患者平抬移向床头。亦可甲托住肩及腰部，乙托住背及臀部，同时平抬患者移向床头。

（4）放回软枕，整理床单位，协助患者取得舒适卧位。

【护理注意事项】

（1）对有石膏或夹板固定的患者，应妥善保护患肢。

（2）脊柱受伤或手术患者必须由两人或两人以上协助移动。

（3）有条件者，可充分利用病床上吊架，让患者双手抓住吊架，协助移向床头，以节省人力。

（四）移向床边法

此法是将患者移至床边以便注射或治疗时易于接近患者的方法。

【操作前准备】

评估患者的体重及病情，确定需几人完成移动。

【操作步骤】

1. 一人协助患者移向床边法　此法可采用"一人协助患者移向床头法"中的分段移动患者的身体的方法。

2. 两人协助患者移向床边法

（1）甲、乙两位操作者站在床的同一侧，先将患者双腿移至操作者侧的床边。

（2）操作者的双手呈杯状，靠近患者头侧的甲一手置入患者的颈下抱住头、颈部，另一手置入其腰下；乙一手置入患者的臀下，另一手置入其大腿下。两人同时动作，将患者轻轻平抬，移至床旁（图 3 - 4）。

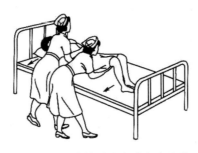

图 3-4 两人协助患者移向床边法

3. 三人协助患者移向床边法

（1）甲、乙、丙三人站在床的同一侧，甲托住患者的头、颈、肩及胸部，乙托住患者的臀部，丙托住患者的大腿及小腿部，三人同时动作，将患者轻轻平抬，移至床旁。

（2）协助患者取舒适体位，整理床单位。

【注意事项】

（1）当患者体重较重，由一位操作者完成较困难时，应由两人协助完成，这样可以比较平稳地移动患者。

（2）当患者的脊柱必须维持平直或移动骨折固定的患者时，应由三人协助完成。

（3）有条件者，可充分利用病床吊架，让患者双手抓住吊架，或利用病床的护栏，让患者抓住一侧护栏，协助移向床边，以节省人力。

二、搬运患者法

（一）搬运患者的基本要求

（1）了解患者体重，以便确定其重心位置，合理分配支托力量和选择着力点。如体重较重的患者可两人或三人同时搬运，搬运时力量应主要分配在躯干、大腿和臀部，着力点应在各部位重心位置。身体各部位的重量是：头、颈和躯干约占体重的 58%，每一上肢各占 5%，每一下肢各占 16%。

（2）了解病损部位和病情，有针对性地采取保护措施，防止病变部位受压和扭曲，以免产生剪切力和旋转力。如有肢体骨折时，患肢局部应妥善支托固定。

（3）操作者双足间距应适当加大，以扩大支撑面。托起患者时，两臂应尽可能向身体两侧靠拢，以减小身体重力线的偏移程度，减小阻力臂。操作者如为两人以上，则应同时动作，以提高平衡的稳定度，减少意外损伤的发生，使患者舒适安全，也使搬运者省力，防止自身损伤。

（二）轮椅运送法

此法是用来运送不能行走的患者做各种检查、治疗或进行室外活动的一种方法。

【护理注意事项】

（1）推动过程中，应随时注意观察患者的面色和脉搏，有无疲劳及头晕等不适症状。推轮椅下坡时速度应减慢，患者的头及背应向后靠并抓紧扶手，以免发生意外。

（2）鼓励患者参与搬运，以维持和增强肌张力。

（三）平车运送法

此法是用于运送不能下床的患者做各种特殊检查、治疗或转运至病室的方法。

【护理注意事项】

（1）搬运时动作一定要轻、稳、准，协调、安全、舒适，两人以上人员搬运时动作要一致。对于烦躁不安或神志不清的患者，需有医护人员在旁守护，以防意外。

（2）搬运过程中观察病情有无变化。

（3）患者在平车上，应卧于平车中央，以防碰撞。推车行走时不可过快，上、下坡时患者的头部应在高处一端，以减少不适。推车进门时，应先将门打开，以免撞门或墙，引起震动，使患者不适或损坏车物。

（4）如患者有输液，应妥善安置输液瓶，并注意观察穿刺部位，防止针头凝血或脱出。

（5）将患者从床上移至平车时，也可利用床上吊架和护栏协助移动，以节省人力。有条件者，还可借助搬运患者过渡板（滑板）协助患者上、下平车,但病床与平车高度需一致。

(四)担架搬运法

此法在运送不能起床特别是在急救过程中的患者做检查、治疗时使用。

【护理注意事项】

(1)根据伤情采用合适的担架搬运法。

1)滚动搬运法适用于胸、腰椎损伤者,严禁一人抬头一人抬脚,或用搂抱方式搬运,以免造成或加重脊髓损伤。

2)平托搬运患者法适用于有颈椎损伤的患者,由四人配合,一人抱住患者头部两侧,并沿纵轴向上略加牵引。另外三人在患者的同一侧,双手平伸到对侧平稳地将患者抬起,搬运后用沙袋或折好的衣服放在颈两侧以固定头颈部。在搬运时应特别注意,如果搬运不当,可能引起患者脊髓损伤而发生高位截瘫,甚至短时间内死亡(图3-5)。

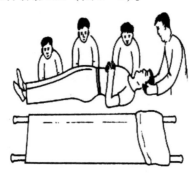

图3-5 平托搬运患者法

(2)在运送过程中,应注意患者的病情变化,如有不适和其他异常,应采取相应的救治措施。

第二节 牵引术的护理

一、牵引术概述

牵引是利用外界的牵引力和对抗牵引力的作用,对肢体或躯干进行牵拉,以达到治疗和辅助治疗的目的。牵引既有复位又有固定作用,在骨科应用广泛,是一种简便有效的治疗方法。尤其是对于不宜手术的患者,也可以通过牵引达到治疗的目的。

在临床牵引时,产生对抗牵引力的方法就是抬高床脚或床头,使身体向着与牵引力相反的方向滑动而构成反牵引力。

1. 牵引的目的和用途

(1) 目的:多用于成年人及需要较长时间或较大重量牵引的骨折复位;成人长骨不稳定骨折;因肌肉强大容易移位的骨折;骨折部位的皮肤损伤、烧伤、擦伤,部分软组织缺损或有伤口者;感染开放性骨折不能手法复位或皮下牵引者;合并胸、腹或骨盆部损伤,需密切观察而肢体不宜做其他固定者,肢体合并循环障碍暂不宜做其他固定者;某些手术的术前准备。牵引可达到复位和固定双重目的。

(2) 用途:

1) 骨折和脱位的复位及复位后固定。

2) 炎症肢体的制动,以减轻疼痛,防止畸形。

3) 解除肌肉痉挛,作为手术治疗或手法治疗前准备。

2. 牵引的种类和使用范围

(1) 皮牵引:是将胶布或特制的牵引带固定于伤肢皮肤上,牵引皮肤和肌肉,通过肌肉在骨骼上的附着点传递到骨骼,起到复位和固定的作用(图 3 - 6)。

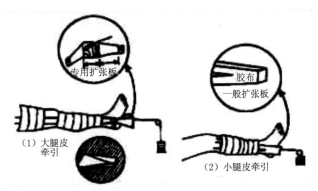

图 3 - 6 皮牵引

(2) 兜带牵引:是利用布带或海绵兜带托住身体突出的部位施加牵引

力的方法。①枕颌带：用于颈椎骨折、脱位及颈椎病等，牵引重量 3 ~ 10 kg。②骨盆带：用于腰椎间盘突出症，牵引重量因人而异，一般 7 ~ 15 kg。③骨盆悬吊带：用于骨盆骨折有分离移位者，牵引重量以臀部抬离床面为宜。

（3）骨牵引：

1）适用于成年人下肢不稳定骨折、石膏固定有困难者，如股骨干骨折、胫腓骨粉碎性骨折、开放性骨折。

2）颈椎骨折合并脱位者应用颅骨牵引，骨盆骨折同时伴有错位，中心性髋关节脱位，需做骨牵引。

3）陈旧性髋关节脱位手术复位前行骨牵引可解除软组织挛缩。

4）骨折部的皮肤损伤、擦伤，软组织缺损有伤口者，开放性骨折感染或战伤骨折，伤员合并胸、腹或骨盆损伤者，需密切观察生命体征而肢体不宜做其他固定者。

5）肢体合并血液循环障碍暂不宜做其他固定者。

3. 病情观察要点　患肢疼痛、肿胀、温度、颜色、感觉、动脉搏动及活动度等情况。患者的体位、牵引的位置是否正确，有效牵引。

二、皮牵引的护理

皮牵引法利用紧贴皮肤的海绵带对肢体施加牵引力，使牵引力通过牵拉皮肤再拉到皮下组织和骨骼或关节，从而缓解肌肉痉挛，克服骨折移位和关节脱位，故又称间接牵引法。此种牵引的优点是操作简便，不需要穿破骨组织，对肢体损伤小。缺点是不能承受太大的重量，一般不超过 5 kg。所以，一般用于小儿或老弱患者的骨折牵引或关节炎症时的矫正与固定。牵引时间为 2 ~ 4 周。

【护理措施】

（1）对皮肤牵引患者，观察末梢循环是否良好，感觉运动有无障碍。在牵引过程中，督促患者定时做肌肉收缩运动，手足关节功能锻炼。

（2）应随时注意观察胶布或绷带有无松散或脱落，并及时整理。

（3）为保持反牵引，床尾应抬高，一般皮肤牵引抬高 10 ~ 15 cm，骨牵引抬高 20 ~ 25 cm，而颅骨牵引则抬高床头。

（4）为保持牵引效能，经常检查有无阻挡牵引的情况，并及时矫正。

1）被服、用物不可压在牵引绳上。如身体过分地向床头、床尾滑动，从而失去身体的反牵引作用，应及时纠正。

2）牵引绳不可脱离滑轮，牵引绳要与患肢在一条轴线上。

3）牵引的重量是根据病情决定，不可随意放松或减轻。经常检查牵引方向是否与患肢纵轴保持一致，绳索有无受阻，患肢与健肢长度是否一样，牵引重量是否合适。

（5）预防并发症：

1）预防压疮：牵引患者由于长期仰卧，骶尾部、足跟等骨突部位易发生压疮，所以应保持床单位的整洁、干燥。

2）调节饮食，增加营养的摄入：由于患者长期卧床，肠蠕动慢，宜多食新鲜水果和蔬菜，增加植物纤维，亦可行腹部按摩防止便秘。

3）预防呼吸、泌尿系统并发症：由于牵引患者经常仰卧，容易引起排痰不畅和排尿不完全，引起坠积性肺炎和泌尿系感染。尤以年老体弱者易发生。应鼓励患者利用牵引架上拉手抬起上身，以加强深呼吸，促进血液循环，并有助于排净膀胱尿液。

4）预防垂足畸形（足下垂）：膝关节外侧腓骨小头下方有腓总神经通过，由于位置比较表浅，容易受压，腓总神经受伤后，可导致足背神经无力，发生垂足畸形。所以牵引患者应防止被褥等物压于足背，保持踝关节至90°。

（6）注意检查皮肤：牵引前清洁患肢的皮肤，必要时剃除汗毛。采用一次性皮肤牵引带，可防止皮肤炎症的发生。

（7）冬天注意保暖，定期做床上沐浴，以促进血液循环，并保持患者全身的清洁。

三、骨牵引的护理

骨牵引又称直接牵引。即将牵引钢针穿入骨内，使牵引力量直接通过骨骼而达损伤部位，牵拉关节或骨骼，使脱位的关节或错位的骨折复位，并维持复位后的位置；牵拉固定关节，以减轻关节面所承受的压力，缓解疼痛，使局部休息。常用于治疗关节炎，矫正畸形、颈椎骨折、脱位，肢体开放性骨折及肌肉丰富部位的骨折。牵引重量，一般颈椎骨折和脱位为3～5kg；胫骨结节牵引为7～8kg；股骨髁上牵引为体重的1/8～1/6，老年人为1/9，维持量为3kg；跟骨牵引为4～6kg。

【护理措施】

（1）防止感染：用75％乙醇每日2次点滴针孔处，直至拔除。如局部渗出、结痂，形成一个保护层，可不必去除。为防止牵引针外露部分损伤皮肤或钩破衣被，将牵引针分别用胶塞小瓶套入。注意牵引针有无偏移，如有偏移，用碘伏消毒后调至对称。

（2）保持牵引绳与被牵引肢体的长轴一致。颅骨牵引时，应抬高床头15°～20°；如证明颈椎骨折、脱位已复位，应立即在颈部和两肩之间下垫薄枕，使头颈稍呈伸展位。同时立即减轻牵引重量，改为维持性牵引。下肢牵引时抬高床尾15°～20°。不可随意改变患者体位，如需纵向移动时，一人拉住牵引绳，取下重锤后方可移动，不可让绳放松（图3－7）。

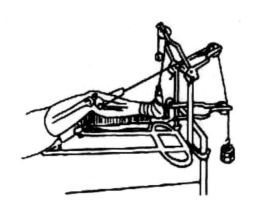

图3－7　骨牵引

（3）检查骨突出部位，以防压疮。

（4）防止神经受损，颅骨牵引时，易伤及舌下神经，出现吞咽困难，伸舌时舌偏向患侧，上肢牵引时易出现臂丛神经受损，表现为一侧上肢麻木，胫骨结节骨牵引时易发生腓总神经受损，表现足趾麻木，足下垂。鼓励患者做肌肉收缩及手指（足趾）运动，防止肌肉萎缩和关节强直。牵引床上设扶手或拉手，以方便患者起坐活动。

（5）注意保暖。冬天不可将盖被压在牵引绳上，以免影响牵引效果。

（6）预防并发症：协助患者适当变换体位，深呼吸，定时叩拍背部，鼓励咳嗽排痰，预防坠积性肺炎发生。多饮水，预防泌尿系感染和结石。

【并发症的预防】

（1）过牵综合征：出现过牵综合征时，应立即报告医生予以减轻牵引重量或去除牵引，并观察症状消失情况。

（2）窒息：颌枕带牵引时颈部两侧放置沙袋制动，避免头颈部无意识地摆动，防止牵引带下滑压迫气管引起窒息。进食不宜太快，食物质地较硬时防止食物呛入气管。如发生异物吸入性窒息，吸引器无法使用时，应立即配合进行气管切开，取出异物，并鼓励患者自行咳嗽排痰，必要时人工吸痰，保持呼吸道通畅。

（3）皮肤水疱、溃疡和压疮：枕颌带牵引患者下颌皮肤易受压，可在下颌处衬柔软毛巾，定时按摩、检查受压部位，协助抬臂，如要帮助患者改变体位，应保持牵引方向正确。尤其是颈椎骨折，不得扭曲头颅，翻身时头部与躯干保持一致。骨盆吊带的压力须作用在髂骨翼上，并保护骨突部位，以防发生压疮。

（4）牵引针眼感染：针眼处有分泌物未清除，或牵引针松动，左右滑动易导致感染。若针眼处有分泌物，则用无菌棉签将其擦去，防止痂下积脓。如有感染局部换药处理，感染难以控制时，去除骨牵引，以防骨髓炎。

（5）失用性萎缩：在整个牵引期间，为防止肌肉萎缩与关节僵硬，除固定关节外，凡不被限制活动的部位都要保持活动，进行锻炼。

（6）足下垂：膝关节外侧腓骨小头下方有腓总神经通过，由于位置比较表浅，容易受压，腓总神经受伤后，可导致足背伸无力，发生垂足畸形。所以牵引患者应避免牵引带直接压迫腓骨小头，并防止被褥等物压于足背，保持踝关节功能位。

（7）坠积性肺炎：指导患者练习深呼吸、咳嗽、咳痰；病情允许应予以半卧位，定时翻身拍背。

（8）便秘：调节饮食，增加营养的摄入，应多进水果、蔬菜，增加植物纤维，保持大便通畅。

【健康指导】

1. 功能锻炼　向患者说明功能锻炼的重要性，取得合作。早期主要进行肌肉的等长收缩，2 周后开始练习关节活动，逐渐增加关节活动范围，增大活动强度，防止肌肉萎缩，以活动后患者未感到疲劳、疼痛为宜。保持踝关节处于功能位，鼓励患者主动伸屈踝关节，或被动做足背伸活动，以防止足下垂和关节僵硬。因神经损伤或瘫痪而引起踝关节不能自主活动，则应做被动足背伸活动，以防关节僵硬和跟腱挛缩。

2. 指导患者及其家属学习维持牵引效能有关知识　不可随意增减或牵引重量。牵引重量过轻，不利于骨折复位或畸形矫正；过重，导致过度牵引，造成骨折不愈合，甚至肢体血液循环障碍。

3. 卧床期间应做全身性活动　如扩胸、深呼吸、用力咳嗽、抬起上身等，以改善呼吸功能，预防肺部并发症。鼓励患者多饮水，每日2 000～3 000 mL。每日尿量应保持在2 500 mL以上，达到生理性冲洗，预防泌尿系统感染和结石。

第三节　绷带包扎与石膏固定的护理

绷带借助物理作用，达到固定与治疗患部的目的。运用绷带包扎机体的各个部位，要求牢固、舒适、整齐、美观并符合节约的原则。

【绷带包扎注意事项】

1. 绷带包扎前的准备　包扎部位必须保持清洁干燥，对皮肤皱襞处，如腋下、乳下、腹股沟等处应用棉垫、折叠纱布遮盖，骨隆突处用棉垫保护。

2. 绷带包扎的体位　在满足治疗目的的前提下，患者位置应尽量舒适。对肢体应保持功能位或所需要的体位。

3. 绷带选用　根据包扎部位选用不同宽度的绷带。手指需用3 cm宽，手、臂、头、足用5 cm宽，上臂、腿用7 cm宽，躯体用10 cm宽的绷带。

4. 包扎操作　一般应自远心端向近心端包扎，开始处做环形两周固定绷带头，以后包扎应使绷带平贴肢体或躯干，并紧握绷带勿使其落地，包扎时每周用力要均匀适度，并遮过前周绷带的1/3～1/2，太松易滑脱，太紧易致血运障碍。一般指、趾端最好暴露在外面，以观察肢体血液循环情况。包扎完毕，要环形包绕两周用胶布固定，或将绷带端撕开结扎，但注意打结处不应在伤处及发炎部、骨突起处、四肢内侧面、患者坐卧受压部位及易受摩擦部位。

5. 绷带拆除　拆除绷带应先自固定端，顺包扎相反方向松解，两手相互传递绕下，在紧急和绷带已被伤口分泌物浸润干涸时，可用绷带剪剪开。

【绷带基本包扎方法】

1. 环形包扎法　用于肢体较小或圆柱形部位，如手、足、腕部及额部，亦用于各种包扎起始时。绷带卷向上，用右手握住，将绷带展开约 8 cm，左手拇指将绷带头端固定需包扎部位，右手连续环形包扎局部，其卷数按需要而定，用胶布固定绷带末端。

2. 螺旋形包扎法　用于周径近似均等的部位，如上臂、手指等。从远端开始先环形包扎两卷，再向近端呈 30°螺旋形缠绕，每卷重叠前一卷2/3，末端胶布固定。在急救缺乏绷带或暂时固定夹板时每周绷带不互相掩盖，称蛇形包扎法。

3. 螺旋反折包扎法　用于周径不等部位，如前臂、小腿、大腿等，开始先做二周环形包扎，再做螺旋包扎，然后以一手拇指按住卷带上面正中处，另一手将卷带自该点反折向下，盖过前周 1/3 或 2/3。每一次反折须整齐排列成一直线，但每次反折不应在伤口与骨隆突处。

4. "8"字形包扎法　用于肩、肘、腕、踝等关节部位的包扎和固定锁骨骨折。以肘关节为例，先在关节中部环形包扎 2 圈，绷带先绕至关节上方，再经屈侧绕到关节下方，过肢体背侧绕至肢体屈侧后再绕到关节上方，如此反复，呈 "8"字连续在关节上下包扎，每圈与前一圈重叠 2/3，最后在关节上方环形包扎 2 圈，胶布固定。

5. 反回包扎法　用于头顶、指端和肢体残端，为一系列左右或前后反回包扎，将被包扎部位全部遮盖后，再做环形包扎两周。

【石膏绷带】

1. 石膏绷带的作用　石膏绷带是常用的外固定材料，含脱水硫酸钙粉末，吸水后具有很强的塑型性，能在短时间内逐渐结晶、变硬，维持住原塑型形状，起到固定作用。

2. 石膏绷带的应用范围及禁忌证

（1）应用范围：

1）骨折和关节损伤的固定。

2）骨与关节结核、化脓性炎症。

3）四肢神经、血管、肌腱、骨病手术后的制动。

4）躯干和肢体矫形手术后的外固定。

（2）禁忌证：

1）确诊或可疑伤口有厌氧细菌感染者。

2）进行性浮肿患者。

3）全身情况恶劣，如休克患者。

4）严重心、肺、肝、肾等疾病患者，孕妇，进行性腹水患者禁用大型石膏。

5）新生儿、婴幼儿不宜长期石膏固定。

3. 石膏固定前的准备

（1）向患者及其家属说明石膏固定的必要性。

（2）皮肤应用肥皂水洗净，若有伤口应换药。

（3）石膏固定术的各种用具，应准备齐全。

（4）参加包扎石膏带人员，应有明确的分工，如浸泡石膏者，扶托肢体维持功能位置者，进行包扎石膏者。

4. 石膏绷带固定类型

（1）石膏夹板：它是将石膏绷带根据需要，定出长短宽窄，在平板上铺开，来回重叠，上肢 8～10 层，下肢 10～12 层，然后从两头叠向中间用水浸泡后，用手推摸压平，放于置衬垫的肢体的伸面与屈面，然后用湿绷带固定于功能位置。优点为发现肢体肿胀可迅速减压，到肿胀消失再换管型石膏。有时仅用一页石膏板做临时固定，叫石膏托。上肢一般在伸面，下肢置于屈面。

（2）管型石膏：必要时先制作石膏托，然后将浸透的石膏绷带由上而下地，围绕着固定肢体上均匀滚动，绷带边相互重叠 1/3，接触肢体的内层石膏绷带平整，不应有皱褶或绷带间遗留空隙，更不要缠绕过紧，其基本手法在于石膏绷带是粘贴上去的，而不是拉紧了再缠上去的。石膏包扎完毕后，应按肢体轮廓进行塑型，以增强石膏绷带对肢体的固定性能。将边缘多余部分修整，充分露出不包括在固定范围内的关节以及指（趾）端以便观察肢体血循、感觉、运动情况，同时有利于它们功能锻炼。用红笔注明诊断、受伤日期和石膏绷带包扎日期，有创口的可将伤口位置标明或将开窗位置划好。

5. 石膏绷带包扎后护理

（1）石膏未干前，潮湿的石膏容易折断、受压变形，应用软枕妥善垫好石膏，冬季注意保温，可用烤灯、烤炉、电吹风等方法烘干石膏。

（2）抬高患肢，有助静脉及淋巴回流。

（3）注意患肢血液循环及感觉情况，经常观察指、趾皮肤的颜色、温度并与健侧比较，如有剧痛、麻木、指、趾肿胀、发冷、苍白或青紫等，提示血液循环障碍或神经受压。

（4）患者诉石膏内局限性持续疼痛，经观察不缓解时，为预防压迫性溃疡发生，应在疼痛处"开窗"减压。

（5）若需检查、拆线、换药行局部石膏"开窗"时，应用棉花纱布将开窗部位填平包扎，以免局部肿胀疼痛，甚至发生边缘压迫性溃疡。

（6）石膏管型固定后，若因肢体肿胀消退或肌肉萎缩而失去固定作用时，应予以重新更换石膏。

（7）加强患肢功能锻炼，防止和减少肌肉萎缩与关节僵直。

（8）石膏内皮肤发痒，禁用木棍、筷子等物伸入抓痒，以免污染手术伤口或将皮肤抓破导致感染。

（9）要保护石膏，防止折裂、被水浸湿及大小便污染。

（10）防止发生压疮，应予以翻身擦背。

6. 石膏固定的并发症

（1）压迫性溃疡：石膏塑性不好、衬垫不当可引起压迫性溃疡，尤以骨隆起部位，如踝、足跟、髂前上棘、骶骨部等处最易发生。故于骨隆起部位必须加以软垫。

（2）缺血性肌挛缩或肢体坏死，石膏过紧可能引起静脉血与淋巴回流受阻，使肢体瘀血、肿胀，而导致血运循环障碍不断加剧。

（3）神经损伤：以腓总神经、尺神经、桡神经较易发生受压损伤，故行石膏固定时，腓骨头、颈部与肘后及后上方均应加以软垫。

（4）过敏性皮炎，极少数患者包石膏后出现过敏性皮炎，痒、水疱或更严重的过敏反应，不宜应用石膏固定。

【健康指导】

（1）饮食指导：指导患者进高蛋白、高热量、易消化、富含维生素的饮食，多饮水、多食蔬菜及水果。

（2）指导患者及其家属观察肢体血运循环障碍的先兆表现，并及时报告医生给予相应的处理。

（3）鼓励患者及时说出自己的不适，以及早发现问题。

（4）向患者及其家属讲解石膏固定肢体功能锻炼的目的、意义和方法。并指导患者进行固定部位肌肉的等长收缩及邻近关节的功能锻炼，防止患肢肌肉失用性萎缩。

（5）教会患者及其家属避免石膏污染的方法和知识，局部皮肤发痒时，可用专用的喷雾剂或冷风吹石膏开口处；石膏上不可覆盖塑料布之类，以免影响透气。

第四节　骨科常用康复仪器的使用与管理

一、下肢关节被动运动器（CPM 机的使用）

（一）目的

CPM（continuous passive movement）是连续被动活动。CPM 机是连续被动活动的关节功能锻炼器。下肢关节 CPM 机是以持续被动运动理论为基础，通过模拟人体自然运动，激发人的自然复原力，发挥组织代偿作用，进行下肢关节功能恢复训练的一种仪器。通过持续被动运动，使髋、膝、踝三大关节同步连续性活动，帮助患者恢复肢体的功能，防止下肢手术后关节僵硬，促进骨折愈合（图 3 - 8）。

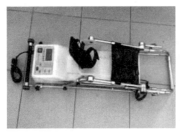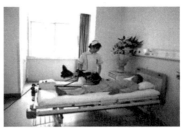

图 3 - 8　CPM 机

（二）适应证

（1）膝关节的韧带修补及外科整形。

（2）骨水泥或非骨水泥的人工膝关节置换术。

（3）屈膝装置的修复手术。

（4）膝关节内骨折的康复。

（5）滑膜切除术。

（6）简单的关节松解术或涉及广泛肌肉切除的手术。

（7）半月板切除或半月板缝合术。

（8）关节僵直；关节脱位，经牵引关节成型后移植修复。

（9）髌骨软化症。

（10）急性化脓性关节炎。

（11）四肢骨肿瘤，尤其是近关节处或干骨后端骨肿瘤术后。

（12）脑血管意外后遗症及截瘫患者的康复。

（三）禁忌证

（1）开放性骨折污染严重的，术后感染没有得到控制的，不可使用CPM 机。

（2）术后必须有坚强的内固定。临床上关节周围骨折严重不能坚强内固定者、软组织损伤重者或骨折合并膝关节韧带损伤修复者等均不宜早期 CPM 锻炼。

（3）术后发现有下肢深静脉血栓形成的，为了防止肺栓塞的发生，不可使用 CPM 机。

（四）操作规程

（1）接通电源：打开电源开关，显示屏显示上次关机时的数据，机器处于参数可设定状态，如不予调整，则保持上次关机时的数据。

（2）调整支撑杆：抽拉大、小腿支撑杆件使患者下肢长度和杆件相符，并使杆件中间关节处于 0°～10°，拧紧各紧钉螺栓。

（3）调整"伸展角度""屈曲角度""运行速度""运行时间"：可按"↑""↓"键做相应调整，调整结束后必须按该键予以确认（注：运行时间以分钟为准）。

（4）调整"控制模式"：选择"正常模式"表示机器按设定数据运行；"角度模式"表示机器按设定数据运行约每 20 min 后，角度自动增加 3°；"速度模式"表示机器按设定数据运行约每 20 min 后，速度自动增加 1 档。

（5）调整"控制方式"：选择"全程"方式，则机器以最大运动距离运动；"膝关节"方式，则机器能以膝关节实际角度运动并控制。

（6）调整"控制力矩"：力矩"大"，表示机器以电机 100% 输出功率控制工作；力矩"中"，表示机器以电机 65% 输出功率控制工作；力矩"小"，表示机器以电机 35% 输出功率控制工作，超过设定的力矩控制，则机器将自动反向运行，以保持患者肢体。

（7）调整"伸展"或"屈曲"：机器向伸展或屈曲方向运行。

（8）手控器主要工作：控制和主机显示屏一样，除模式和力矩控制外，其余均可在手控器上显示和控制。

（9）确认显示屏上各参数设置正确。可按"启动"｜"暂停"键开机，观察机器运行两个来回后，感觉参数设置合适，机器正常后，才可将患者下肢放下并固定，运行两个来回后无异常，操作者方可离开。

（10）为安全起见，建议在患者关节未僵硬时，使用本机。此时，建议不要使用固定绷带固定患肢，以免机器发生故障对患肢造成损伤。对于必须采用固定绷带固定患肢者，建议应有医护人员在旁看护使用。

（五）注意事项

术后应根据患者情况，尽早应用 CPM 机进行功能锻炼。应用前应调试好技术参数，增加角度应循序渐进、速度由慢到快，以患者能接受为宜，不可操作过急，以防局部损伤。

二、间歇式充气压力泵

（一）目的

促进静脉回流，减轻静脉压力，有利于动脉供血，改善微循环，减轻疼痛，协调肌群运动，增加肌力，促进骨折愈合。

（二）适应证

（1）创伤四肢骨折，软组织损伤所致肢体肿胀。

（2）淋巴水肿。

（3）人工关节置换术后的肿胀与疼痛。

（4）血管手术后肿胀。

（5）下肢静脉曲张。

（6）预防长期卧床患者的深静脉血栓形成。

（7）促进偏瘫患者四肢静脉回流，加速康复。

（8）老年人足部保健。

（9）消除疲劳。

（三）操作方法

（1）患者取平卧位，肢体平放，用肢体静脉加压气囊固定足底或掌心。

（2）接通电源，调节压力，每次 30 min，2 次/d。

（四）注意事项

（1）机器工作时应水平放置。

（2）各接头部位连接牢固。

（3）每次使用后，及时消毒处理。

（4）定期检查仪器性能。

三、远红外线照射疗法

（一）目的

利用红外线使生物体产生自热或凝固，在理疗中的热效应、止痛等方面有着重要的作用。红外线治疗可以加热深层组织，对各种疾病进行理疗和治疗。

（二）适应证

（1）骨伤科、外科及手术后的护理和治疗。

（2）风湿性关节炎、神经痛、腰腿痛、运动性肌肉损伤、腕和手部肌腱的扭伤。

（3）皮肤美容。

（三）操作方法

（1）检查机器部件是否齐全，按标准接电源线并插入规定电源。患者取适当体位，裸露照射部位。

（2）检查照射部位对温热感是否正常。调节照射温度一般维持在 28 ~ 32 ℃，以患者自感舒适为宜，根据创面大小选择低、中、高功率。

（3）将灯移至照射部位的上方或侧方，距离一般如下：功率 500 W 以上，灯距应在 50 ~ 60 cm；功率 250 ~ 300 W，灯距在 30 ~ 40 cm；功率 200 W 以下，灯距在 20 cm 左右。

（4）每次照射 15 ~ 30 min，每日 1 ~ 2 次，15 ~ 20 次为一个疗程。

（5）治疗结束时，将照射部位的汗液擦干，患者应在室内休息 10 ~ 15 min后方可外出。

（四）注意事项

（1）治疗时患者不得移动体位，以防止烫伤。连续照射应间断停机 30 min。

（2）照射过程中如有感觉过热、心慌、头晕等反应时，需立即告知工作人员。

（3）照射部位接近眼部或光线可射及眼部时，应用纱布遮盖双眼。

（4）患部有温热感觉障碍或照射新鲜的瘢痕部位、植皮部位时，应用小剂量，并密切观察局部反应，以免发生灼伤。

（5）血运障碍部位，较明显的毛细血管或血管扩张部位一般不用红外线照射。

（6）仪器运转时应保持清洁干燥、性能良好。

第五节　骨科常用辅助检查的护理配合

一、运动系统检查方法及护理

运动系统的检查应按医学、理学诊断要求进行。根据病史结合运动系统区域性和节段性的特点，将一般理学检查与特殊的辅助检查相结合，使诊断明确并制订合理的治疗和护理方案。

（一）检查内容与方法

1. 望诊 又称视诊，即观察患者的局部皮肤色泽，有无肿胀或肿块，有无伤口或窦道，有无肌萎缩或畸形，肢体的活动和下肢的步态。

2. 触诊 对局部疼痛做进一步的检查，根据压痛的部位、范围、程度，往往可提示某部位的病变。对肿块，可明确其大小、形态、质地、活动度及其周围组织的关系。

3. 动诊 两侧对比检查关节的活动和肌肉的收缩力。检查诱发疼痛时的体位和姿势，如网球肘在肘关节伸直，前臂旋前，手握拳腕掌屈时疼痛（Mills 试验）；腰椎间盘突出症在直腿抬高到一定角度时，疼痛加剧（Laseque 征）。

4. 量诊 是骨科临床检查中常用的方法，包括肢体长度和周径的测量、关节活动度、肌力和深浅感觉障碍的测量。

（1）肢体长度：测量时患肢与健肢必须放在同一位置，先在肢体上定出骨性标志，然后测量其距离。

（2）肢体周径：常用以了解肌肉的萎缩程度及患肢的肿胀程度。测量时也应定出相对应的部位测量，并做双侧对比。

（3）关节运动幅度：可用量角器较正确地测量，也可视觉估计。以关节中和位为 0°，测定各方向的活动量。

（4）肌力：根据引力和阻力两个因素进行关节活动，一般用 0~5 级法记录，0 级：无关节活动，无肌收缩；1 级：无关节活动，有轻度肌收缩；2 级：不在抗引力下，有完全关节运动幅度；3 级：抗引力时有完全关节运动幅度；4 级：抗引力抗中度阻力时，有完全关节运动幅度；5 级：抗阻力抗最大阻力时，有完全关节运动幅度。

（5）感觉消失区的测定：仔细检查并区分触、痛、温觉、深感觉和位置觉，并描画出人体异常区域。感觉异常呈带状者，常符合神经根分布区。

（6）反射检查：在患者肌肉和关节放松情况下进行检查。常用的生理反射检查有髌腱反射（L3/L4）、跟腱反射（S1/S2）、肱二头肌反射（C5/C6）、肱三头肌反射（C6/C7）、肱桡肌反射（C7/T1）等，可表现为反射亢进、迟钝或正常。此外，还有病理性反射检查，如 Hoffmann 征：嘱患者放松手及前臂肌肉，检查者用食、中指夹患者中指使之背伸，并用拇指弹刮其中指指甲，若引起拇指屈曲对掌反应者为阳性。Babinski 征：患者平卧，下肢肌肉放松，刺划足底跖面外侧时出现踇趾背伸，其余趾分开时为阳性。阳性者表示上神经元有损伤。

（二）护理配合

1. 患者体位　一般采取卧位，上肢或颈部的检查可采取坐位，特殊检查可采取特殊位置。

2. 局部暴露范围　根据检查需要脱衣服，充分暴露检查部位，包括暴露健侧，以做对比。

3. 检查顺序　按望、触、动、量顺序进行。先查健侧，后查患侧，先查病变远处，后查病变近处。同时观察全身情况，可按病情需要、工作习惯将全身检查安排在局部检查前或后。

4. 自动与被动检查相结合　根据患者自主运动，了解其运动幅度、受限范围、疼痛点等。在此基础上，再做被动检查。

二、骨科影像学检查及护理

（一）X 线

1. X 线的显像原理　是由 X 线通过人体的不同组织衰减信号而形成影像。信号的衰减和组织密度有关。在人体的衰减程度依次是皮质骨、小梁骨、水、软组织、脂肪和空气。

2. X 线检查在骨科的临床应用

（1）创伤：评估创伤的主要方法之一，它可以快速、准确地判断创伤骨折的部位及骨折类型，评估骨折的愈合恢复情况及并发症。

（2）关节炎：如类风湿性关节炎、骨关节炎等。

（3）肿瘤：诊断骨肿瘤最具特征性的检查手段。良性肿瘤的 X 线表现为骨的局部形态学改变及周围硬化骨形成；恶性肿瘤的 X 线表现为骨质破坏、骨膜反应及软组织肿胀等。

（4）代谢及内分泌异常：如骨质疏松、骨软化等。

（5）感染：如骨髓炎、脊柱感染、关节感染等。

3. X 线检查的护理配合

（1）提前登记预约检查。

（2）检查前向患者讲解检查的目的及意义。

（3）讲解检查前注意事项，如取下手表、项链等金属物品。

（4）检查完毕嘱患者多食富含维生素 C 的水果，以促进受损组织的修复。

（二）CT

CT（computer tomography）计算机断层扫描装置，是利用 X 线检查及计算机技术综合成像的诊断技术，因其对组织密度的高度敏感性，已成为骨科疾病诊断与检查的重要手段之一。

1. CT 的原理　CT 是利用 X 线穿透人体的衰减特性作为诊断疾病的参数。人体正常与异常组织结构，不同部位组织结构的 X 线穿透人体的衰减系数不同，利用检测器将不同的信号数模转换为数字化信号存储于计算机，计算机再将数字化信号处理转化为模拟信号，从而重现组织结构。

2. CT 检查在骨科的临床应用

（1）创伤：如骨盆、脊柱、肩胛骨、髋部的外伤损伤等。

（2）肿瘤及感染：肿瘤的早期诊断 CT 不如 X 线显示的直接。在评价骨髓炎和软组织感染方面，CT 不如 MRI 准确，但 CT 在评价皮质骨的微小破坏和死骨方面优于 MRI。

（3）椎管狭窄、椎间盘病变等。

（4）关节造影 CT 增强扫描。

3. CT 检查的护理配合

（1）提前登记预约检查。

（2）向患者介绍检查的目的、方法及意义，消除患者的紧张心理，取得其配合。

（3）检查前取下手表、项链等金属物品。

（4）根据检查部位的不同，认真做好准备，如肝、肾检查、增强 CT 检查应禁食。

（5）做增强 CT 后应嘱患者多饮水，以利造影剂的排出。

（三）MRI

核磁共振成像，简称 MRI（nuclear magnetic resonance imaging），具有良好的软组织对比、多方位成像、多参数扫描等优点，在疾病的诊断方面优于 X 线、CT，广泛应用于骨骼系统、软组织和脊柱的检查。

1. MRI 的原理　人体含有大量氢质子，当人体置于一个强大的静磁场中，这些氢质子在人体内分布最多，最不稳定，分布排列无序。在外来的强大磁场作用下，人体组织内的氢质子重新排列，氢质子吸收一定的能量，产生平行于外部磁场的纵向磁矩，并快速旋转，称为进动。当采用与氢质子进动频率相一致的射频脉冲时，氢质子发生共振，纵向磁矩消失，产生横向磁矩。射频脉冲突然停止时，氢质子又恢复到原来的位置，并且释放吸收的能量，产生无线电信号。每一元素的原子核能量释放的时间是一个常数，具有特异性，称为弛豫时间。不同的组织器官，其弛豫时间不同，这些差异导致产生不同强度的电信号，通过接受线圈输入计算机系统，再由计算机按照信号强弱变为不同灰阶的图像，即 MRI 图像。

2. MRI 在骨科的临床应用

（1）骨肿瘤：协助肿瘤的早期发现、定位，肿瘤的髓内髓外范围；了解肿瘤对周围组织的侵犯程度，以及判定疗效均具有重要的作用。

（2）肩关节的病变：如肩袖损伤。

（3）膝关节的病变：如半月板损伤、交叉韧带损伤、隐匿性骨损伤等。

（4）脊柱的病变：如椎间盘退行性疾病、脊柱感染、脊柱创伤等。

（5）股骨头缺血性坏死：其敏感性、特异性明显高于 X 线、CT 和放射性核素扫描。

3. MRI 检查的护理配合

（1）检查前详细询问患者的病史和既往史。

（2）凡行过脑动脉瘤夹闭术，装有心脏起搏器、电子耳蜗及药物泵，术后体内留有金属物的患者严禁做此项检查，严重驼背、特重特胖及不合作患者不宜做此项检查。

（3）具有精神症状患者及儿童患者请提前给予镇静药。

（4）患者及其家属进入扫描室前须把手机、手表、电子照相机、硬币、信用卡、钥匙、打火机、发卡、头饰、眼镜等物品留在室外。原则上患者身上应去掉所有金属物品，尤其是被检查部位。做头部及颈部检查时应摘掉假牙，带有避孕环的女性患者原则上需取出后再行检查。

（5）腹部检查的患者需禁食水 6 h 以上。行 MRCP 检查患者需禁食 8 h 以上。盆腔检查患者应稍微充盈膀胱。

（6）嘱患者 MRI 检查过程中应平静呼吸，静卧平躺不动，以免影响图像质量。

（四）ECT

ECT（emission computed tomography），发射单光子计算机断层扫描仪。是一种利用放射性核素的检查方法。

1. ECT 成像的基本原理　放射性药物引入人体，经代谢后在脏器内外或病变部位和正常组织之间形成放射性浓度差异，将探测到这些差异，通过计算机处理再成像。ECT 成像是一种具有较高特异性的功能显像和分子显像，除显示结构外，着重提供脏器与病变组织的功能信息。

2. ECT 在骨科的临床应用　主要用于对创伤、原发性或转移性骨肿瘤、骨关节炎、感染等的监测。其最大的优点是能够迅速地进行全身骨骼成像，清楚地显示病变分布范围。

3. ECT 检查的护理配合

（1）ECT 检查不影响正常饮食。

（2）孕妇及哺乳期妇女禁止行 ECT 检查。

（3）嘱患者注射显影剂后 2 h 内要多饮水（500 mL）以上，小便勿污染衣物，按时到候诊室等候检查。检查前排空膀胱，取下身上佩戴物品（如腰带、项链等）。

（五）超声学检查

1. 超声检查的基本原理

超声检查是依据反射、折射、透射、多普勒效应等原理，以实时、准确显示人体各类组织器官的回声及发生病变时的异常回声和心血管系统的血流动力学变化对疾病进行诊断。

2. 超声检查在骨科的临床应用

（1）肩袖和肌腱损伤的评估。

（2）软组织肿瘤的检查。

（3）髋关节检查：超声可以观察髋关节运动和应力变化。

（4）周围血管检查：如静脉血栓和动脉狭窄的检查。

3. 超声检查的护理配合

（1）行腹部超声检查要嘱患者禁食、禁水 8～12 h，检查晨不吃任何食物，不喝任何液体。

（2）小儿患者或者不合作者可在医生指导下服安眠药后在睡眠状态下检查。

（3）盆腔和腹部同时检查的患者，应在检查当日尽量不排晨尿，且不能通过饮水来达到憋尿的目的，否则会影响腹部脏器的检查。

（4）盆腔检查，无论男女，检查时都须保持膀胱充盈，可在检查前饮水至有明显尿意，膀胱不充盈或充盈不佳，盆腔脏器显示不清，不利于正常诊断。

（5）腹部超声检查因会受到多种因素干扰，下列检查项目应安排在超声检查之后进行，如肺功能测定，增强 CT、同位素、胃肠道钡餐造影，胃镜、肠镜和胆道造影。因为胃肠造影的钡剂会影响超声检查结果，肺功能测定检查后腹部会产生大量气体，干扰超声检查。

（6）检查甲状腺、颈部血管、心脏及乳腺的患者检查前不需禁食水，但在检查前应适当穿着宽松、易松解的服装，并把检查部位佩戴的物品取下，以免干扰超声检查。

（六）PET－CT

正电子发射计算机断层显像（positron emission tomography），是一种进行功能代谢显像的分子影像学设备。

1. PET－CT 显像原理

PET－CT 显像是一种"核素示踪影像技术"。它是通过正电子核素或其标记的示踪剂，示踪人体内特定生物物质的生物活动，采用多层、环形排列的探测器，由体外探测示踪剂所产生的光子，然后将获得的信息通过计算机处理，以解剖影像的形式及其相应的生理参数，显示靶器官或病变组织的状况，借以诊断疾病。

2. PET－CT 的特点

（1）PET 与 CT 同机融合。

（2）解剖图像与功能图像融合。

（3）结构解剖和代谢解剖相结合。

（4）用于肿瘤诊疗的全过程。

（5）高灵敏度、高特异性、高准确性。

3. PET – CT 的临床应用

（1）肿瘤的早期诊断和良恶性鉴别。

（2）确定各类恶性肿瘤的分期和分级。

（3）治疗效果评估和预后判断。

（4）早期鉴别肿瘤复发，对肿瘤进行再分期。

（5）肿瘤原发病灶的寻找。

（6）放疗生物靶区定位。

4. PET – CT 检查的护理配合

（1）检查前一日及当日避免剧烈活动，勿饮用咖啡及含糖饮料，勿吸烟，不穿带有金属饰品、纽扣的衣服。

（2）在 PET – CT 检查前，应至少禁食 4～6 h，在此期间可饮水（不含糖类、咖啡因）。检查部位包括腹盆腔时，可能需要口服肠道对比剂（泛影葡胺等），请遵医嘱服用。

（3）本检查有一定放射性，已经怀孕，可能怀孕，或者打算怀孕的妇女请不要陪伴患者。对于怀孕的妇女，原则上应避免此项检查，哺乳期妇女在检查结束后应停止哺乳至少 24 h，在此期间要远离婴幼儿。

（4）检查前，需要测定血糖浓度及身高、体重，糖尿病患者检查前要将血糖浓度调整至合适水平。

（5）注射药物后，受检者请在休息室安静休息 40 min 以上，少说话、少走动，尽量多饮水，多排小便，避免尿液污染体表及衣裤，以免影响诊断，医生通知即将检查时，请排空小便，再饮 1～2 杯水。

（6）检查过程中不得移动身体。

（7）检查后嘱患者尽量多饮水，以加快显像剂排出体外。

第四章 骨肿瘤患者的围手术期护理

第一节 手术前护理常规

一、评估全身情况

术前对患者的全身情况进行评估、判断患者对手术的耐受程度，指导术前的准备及护理，并进行饮食指导。

二、心理护理

入院后，为患者创造整洁舒适的环境，提供一切便利条件，满足患者的基本需求；护士多与患者沟通交流，对其心理状态进行评估，逐渐向其介绍治疗方案、围手术期注意事项和手术成功病例，鼓励家属多陪伴，要耐心、细致地做好解释工作，增强患者自信心；尽可能消除其恐惧心理，保证患者在良好的心理状态下接受手术治疗。

三、术前准备

（1）协助医生完成各项检查，血常规、肝功能、肾功能等检查；心电图、肺功能等检查。

（2）加强营养，纠正负氮平衡。

（3）预防感染：保持口腔清洁，术前应劝吸烟的患者戒烟，避免其对呼吸道的刺激，减少呼吸道分泌物，对痰多黏稠者可行压缩雾化吸入治疗，每日两次，或遵医嘱给予化痰药物应用，对慢性咳嗽患者，可用祛痰镇咳药。指导患者做深呼吸运动和咳嗽运动，有利于术后咳嗽排痰。

（4）有下列情况者，应在术前使用抗生素治疗。

1）手术范围大，时间长，失血量大，污染机会多者。

2）手术涉及主要脏器。

3）异物植入手术。

4）高龄或免疫缺陷等高危人群。

5）恶性肿瘤放化疗中。

（5）肠道准备：为防止术中污染、有利于术后肠功能恢复、减少腹部并发症的发生，术前进行清洁灌肠，具体做法：术前 2 d 开始进流质饮食，术前晚及术日晨禁食，并行清洁灌肠。

（6）术前锻炼：①练习床上大小便，指导患者术前三日即开始在床上进行大、小便练习。术前做括约肌收缩训练，以增强盆底肌的肌肉力量，增加尿道张力，提高术后排便控制能力。方法：嘱患者反复进行下腹部、会阴部及肛门的舒缩运动，先用力收缩，持续 20 s，放松 5 s，每次 15 min，以患者感觉到肛门收缩有力为标准。注意放置便盆时防止患肢内旋、内收和臀部过度抬高，且注意防止皮肤划伤。②肌肉、关节的功能锻炼，目的是防止肌肉萎缩和腓总神经损伤。主要有股四头肌舒缩练习和踝泵练习，每日 3 组，每组 20~30 次。具体方法如下：股四头肌舒缩练习：即静力练习，收缩 10 s，放松 10 s，交替进行；踝泵练习：即踝关节背伸、跖屈练习。

（7）术前要注意观察患者拟手术部位的局部情况，如肢体的肿胀程度、温度、色泽、感觉、运动等，尤其是肢体的麻木感觉，并做好记录，以便术后对照。

（8）其他：做好交叉配血，根据手术的需要备足够数量的全血，还应该严密观察生命体征的变化，如患者临时发热，女患者月经来潮，除急症手术外均应推迟手术日期。患者各种化验结果和检查报告要看清楚，并准备好带往手术室的各种用品和药品、X 线片等。

四、术前 1 日的护理

（1）术前 1 日测体温（q4 h），观察患者的体温变化，如有发热、咳嗽等症状应及时告知医生，根据情况推迟手术日期。

（2）督促检查患者做好个人卫生，洗澡、理发、剪指（趾）甲、更换干净内衣等。

（3）根据医嘱完成药物过敏试验，将试验结果记录在病历，做好术前配血准备。

（4）术前晚根据医嘱应用镇静剂，如肌内注射安定、苯巴比妥，减轻患者的紧张感，保障睡眠与休息，使患者有充沛的体力面对手术。

五、手术日晨间护理

（1）手术当日，晨起常规测血压、脉搏、呼吸、体温。必要时监测血糖。术晨行皮肤准备，备皮的目的是在不损伤皮肤完整性的前提下减少皮肤细菌数量，降低术后伤口的感染率。

（2）患者手术前 12 h 禁食，术前 4 h 开始禁水，防止患者在麻醉手术过程中发生呕吐、误吸而引起吸入性肺炎、窒息等意外。

（3）患者随身携带的贵重物品如现金、首饰、存单、手表等在术前由患者委托家属保存。

（4）将必要的物品、病历、影像学资料等随患者一起送手术室。

第二节　手术后护理常规

一、环境和搬运

（1）病室环境和要求：室温保持在 22 ~ 25 ℃，湿度为 50% ~ 60% 。

（2）搬运：患者手术结束后回病房，搬运至病床上时，要由三人动作一致地进行搬运，动作要平稳，尽量减少振动。对于脊柱手术患者，在搬运时需保持脊柱水平位，不能弯曲或扭转。妥善安置各种引流管，保证通畅，避免牵拉脱出。注意保护伤口，避免压迫手术部位引起疼痛。根据麻醉方式及要求放置患者于适当的卧位，注意保暖，避免烫伤。

（3）保持患者治疗所需的体位，四肢手术患者，应抬高患肢，促进血液回流，以利消肿。

二、术后护理

1. 全麻护理常规

（1）患者返回病房，保持呼吸道通畅，给予氧气吸入，全麻未清醒前患者去枕平卧，头偏向一侧，防止呕吐物吸入气管，及时清除口腔分泌物及呕吐物，分泌物多时用吸引器吸出。麻醉清醒患者病情稳定后，根据病情改变卧位。

（2）注意保暖和避免意外伤害。对全麻恢复过程兴奋、烦躁的患者需做好保护性约束，防止其拔除各种引流管、输液管或发生坠床。当患者躁动不安时，应加床挡或约束带保护，防止骨折移位、牵引滑脱、敷料脱落及坠床等情况发生。保暖的同时应注意避免手术部位的受压。

（3）严密监测患者的生命体征，观察患者的病情变化，给予心电监护，每15~20 min 观察并记录体温、血压、脉搏、呼吸一次，病情稳定后，改为2 h 一次。观察患者的神志、切口、引流液及输液等情况。如有异常立即报告医生。

（4）全麻清醒后6 h 内禁饮水，以防恶心、呕吐。

（5）清醒后鼓励患者咳嗽、深呼吸。

2. 患肢的观察与护理

（1）观察要点：观察患肢血液循环是骨科术后最基本的护理。如发现患肢严重肿胀，肌张力增强，肢端麻木，剧烈疼痛或被动牵拉时疼痛加剧，应立即报告医生，及时予以处理，防止骨筋膜室综合征的发生。

（2）伤口情况：术后保持引流管通畅，勿弯曲折叠，密切观察引流液的量、颜色和性质，若发现异常（24 h 引流液大于500 mL），应及时报告医生。观察伤口敷料或石膏上的血迹是否扩大，若渗血不多，可用绷带、棉垫加压包扎，使出血停止；如出血不止，经止血、输血、输液后，血压及脉率仍不稳定，则需行急诊手术探查止血。截肢患者必须要在床旁准备止血带，以备动脉血管结扎缝线脱落时急用，有大出血时，先用手紧压出血部位，抬高肢体，同时呼唤人员帮助扎止血带，立即送手术室进行手术止血。

3. 疼痛的护理　疼痛为患者术后常见症状，患者高度紧张、焦虑、消极、抑郁等负性心理可直接影响体内内源性抑痛物质——内啡肽和脑啡肽的产生，而致痛物质及抗镇痛物质增高，使疼痛时间延长或程度加重。术后3 d可适当给予止痛药物，使患者安静休息，有利于恢复，同时做好心理护理。以后可根据情况逐渐改为非药物治疗方法，如按摩、暗示、转移注意力等方法缓解患者疼痛。

4. 改善全身营养状况，增强抵抗力　在麻醉清醒后6 h 即可进流食，逐渐过渡到普通饮食。进食高蛋白、高热量、高维生素、易消化的饮食。

5. 做好心理护理　关心安慰患者，减轻患者痛苦，增强战胜疾病的信心。

三、功能锻炼

按骨科功能锻炼的方法适时指导患者及时进行功能锻炼，以促进肢体功能恢复。功能锻炼的原则为主动原则和循序渐进原则。功能锻炼的三个阶段：

1. 初期　术后 1～2 周，由于患者身体虚弱，手术部位疼痛明显，应以休息为主，患肢可做适量的等长运动，健肢正常运动，防止术后并发症。

2. 中期　一般是术后 2 周以后，即从手术切口愈合到拆除牵引或外固定物的时期，在此阶段，骨、关节、肌腱等组织的疾病或手术创伤在愈合中，根据病情，在继续加强初期锻炼的同时，可加用简单的器械或支架辅助功能锻炼，使全身达到近乎正常的活动，促进患肢大部分功能得到恢复。

3. 后期　即外固定已拆除，骨与关节等疾患已基本愈合，全身和局部已基本恢复正常的功能。鼓励并指导患者做有效的功能锻炼，如早期肢体肿胀时可进行足趾运动、手指运动，根据病情可进行股四头肌肌肉收缩运动，骨折远端骨关节运动等。

第三节　肿瘤型人工髋关节置换手术护理

肿瘤型人工髋关节置换治疗股骨近端瘤性病变，是人工髋关节置换中一个特殊类型。由于股骨不同的病理改变及解剖差异，要求定制的假体符合假体—股骨及假体—髋臼的匹配，以提高稳定性，其手术方法及护理与一般意义上的髋关节置换有很大不同。

【病情观察要点】

（1）重点观察患肢末梢循环，温度、感觉和运动。

（2）术后注意观察生命体征变化，伤口、引流情况。

（3）采取正确体位，以防止术后关节脱位。

【护理措施】

1. 术前护理

（1）按骨科术前护理常规护理。

（2）根据需要行皮牵引或骨牵引，使肢体保持功能位置。

（3）重视皮肤准备，备皮范围应上至肋沿，下至小腿上 1/3，前后过正中线，剃除阴毛。

（4）训练使用床上大、小便器。

（5）加强皮肤护理，预防压疮。

（6）做好健康教育：解释功能锻炼的重要性及防止髋关节脱位的指导。

2. 术后护理

（1）按全麻术后护理常规护理。

（2）按骨科术后护理常规护理。

（3）切口护理：观察伤口渗血情况，保持引流管通畅，观察引流液的颜色、性质、量。

（4）保持患肢功能位：患肢抬高，外展 30°，足尖向上，髋关节、膝关节各屈曲 30°，在两腿间放置软枕，必要时可穿"丁"字鞋固定，防止外旋、内收，预防关节脱位。为避免长期同一姿势所致不适，可适当仰卧与健侧倾斜卧位交替，注意健侧卧位时两腿间和后背垫软枕以保持患肢中立位。

（5）观察患肢血运：严密观察患肢皮肤温度、色泽、感觉和运动情况。

（6）感染的观察与护理：

1）体温是反映早期感染的一个重要指标，持续高热，髋关节周围软组织肿胀，是术后感染征象。

2）保持切口敷料清洁干燥，负压引流通畅，并观察引流液颜色、性质、量，防止引流液倒流。切口换药时严格无菌操作，保持床单位清洁干燥。

3）鼓励患者做有效的咳嗽和深呼吸，为患者叩背，有效地清理呼吸道，以防坠积性肺炎。

4）留置导尿期间，鼓励患者多饮水，每日饮水量保持在 2 500 mL 以上，以有效地预防泌尿系统感染。保持导尿管通畅及会阴部清洁，做好尿道口的护理，会阴擦洗 2 次/d。

（7）预防深静脉血栓形成：患者长时间卧床，导致下肢静脉血流缓慢，有可能导致深静脉血栓形成。因此，除鼓励患者早期进行有关肌肉和关节的功能锻炼外，同时密切观察肢体情况，如发现下肢肿胀，肢端温度降低，发紫或发绀，疼痛等，应立即报告医生以便采取措施。必要时给予抗凝剂，如服用小剂量华法林、阿司匹林或低分子肝素。

（8）防止压疮发生：保持床单位干燥、平整、清洁、无碎屑，防止皮肤擦伤。术后患者宜卧气垫床，每2 h协助翻身一次，并给予按摩骨突出部位以促进血液循环，不宜翻身的患者则由护士分别在两侧将患者臀部抬起，让皮肤透气，缓解压力。可根据需要使用胶原水胶体敷料保护皮肤。

（9）功能锻炼，术后清醒后即可指导患者进行远端足趾及踝关节的活动，如踝关节背伸、跖屈。术后第1天加强练习，并开始练习进行股四头肌收缩训练；踝关节背屈，绷紧腿部肌肉10 s后放松，如此反复练习，预防肌肉萎缩及静脉血栓。

（10）脱位的观察与护理：术后应保持患肢外展中立位，注意观察双下肢是否等长，是否疼痛，触摸手术部位有无异物脱出。若有异物脱出应及时报告医生给予手法复位或在手术室切开复位。指导患者翻身（两腿之间应夹一个枕头），取物、下床动作应遵循避免内收屈髋的原则。使用便盆时，应平托整个髋关节，不可牵拉抬动患肢，以免造成脱位。嘱咐患者保持髋关节姿势正确，严格按医嘱进行功能锻炼及活动，不能将双腿在膝部交叉放置，不能坐小矮凳、不能蹲、不能盘腿。术后不宜过早进行直腿抬高活动。

（11）术后石膏固定者，按石膏固定护理。

（12）心理护理：多数患者术后不敢活动，怕疼痛，担心切口裂开、关节脱位、假体松动。护士要针对患者的心理，及时做好解释、安慰工作，解除患者思想负担，使其树立战胜疾病的信心，保持良好的心态配合治疗及锻炼。与患者一起制订恰当的康复锻炼计划，在进行早期康复锻炼的同时，注意观察患者的心理反应。及时了解患者的康复锻炼情况（如关节活动度、直腿抬高的程度等），做好患者家属的工作。使家属能够主动协助患者的康复锻炼，以利于出院后康复锻炼的继续，组织患者相互交流练习的感受和经验，以提高练习效率。

【健康教育】

（1）术后2个月内脱位概率较大，应防止髋关节过度屈曲，防止患肢内收外旋。

1）不可将患肢架在另一条腿上或盘腿，站立时患肢外展，6个月内患肢避免内收及内旋动作。

2）坐：避免坐过矮的椅子，坐位时尽量靠坐有扶手的椅子。

3）拾物：患侧下跪拾物。

4）睡：卧位应以平卧或半卧为主。平卧时两腿间放枕，以防不注意时翻身，3个月内避免患侧卧。

5）穿鞋、袜，在外展位扶住患部髋穿，或膝关节置于椅子上穿。

（2）术后康复，术后卧床时间需长于一般的髋关节置换，这主要取决于关节囊重建、股四头肌及外展肌功能重建情况。麻醉消失后即鼓励患者行小腿伸屈肌群功能锻炼，股四头肌等张锻炼，以帮助肌力恢复。如外展肌功能重建稳定，术后1周开始外展位的CPM功能训练，否则应延后进行。术后4~6周，鼓励患者坐于床边，小腿下垂，进行伸膝练习及屈髋练习，以促进股四头肌及髂腰肌功能恢复。鼓励患者在保护下扶拐下地行走。通过功能锻炼7~9个月，股四头肌肌力可达满意程度。术后9~12个月，基本恢复正常行走。

（3）术后患者如遇拔牙或泌尿生殖系统手术，应给予预防性抗生素治疗，以防因菌血症发生导致髋关节晚期感染。肥胖患者要适当减肥，戒烟戒酒。半年内避免剧烈运动。

第四节　肿瘤型人工膝关节置换手术护理

膝关节周围（股骨远端和胫骨近段）是恶性骨肿瘤的好发部位。随着新辅助化疗及放疗等综合性治疗手段的运用，假体置换是恶性骨肿瘤大块切除后重建骨缺损的主要方法。它不但保持了肢体的完整性，而且改善了膝关节的功能活动。但术后康复护理和适时适当的功能锻炼是术后关节功能恢复的重要因素。

【病情观察要点】

（1）保持正确体位，术后抬高患肢30°，膝关节伸直位。

（2）观察伤口、引流、体温变化等情况。

（3）严密观察患肢神经功能、远端血运情况，如肢端颜色、温度、感觉、足背动脉搏动及足趾背伸、背屈运动，如有异常及时报告。

【护理措施】

1. 术前护理

（1）按骨科术前护理常规护理。

（2）加强营养，提高机体抵抗力。

（3）检查全身有无感染病灶，以确保手术的顺利进行。

（4）指导患者锻炼股四头肌肌力。

（5）避免对肿瘤部位膝关节进行拍打和按摩，患肢避免负重，以防发生病理性骨折。

（6）做好心理护理。

2. 术后护理

（1）按全麻术后护理常规护理。

（2）按骨科术后护理常规护理。

（3）保持患肢功能位：术后6 h去枕平卧，抬高患肢20°～30°，以利减轻肿胀，维持关节功能。即保持患肢膝关节中立位。膝屈曲15°～30°。术前有屈曲畸形的患者，膝下不垫枕，将软枕垫在小腿部，靠自然重力使膝关节伸直，矫正屈曲畸形。

（4）观察患肢血运：严密观察患肢皮肤温度、色泽、感觉和运动情况，以了解有无神经血管受压。确认切口弹力绷带包扎松紧适宜。注意观察足背动脉搏动。重视患者的主诉，如有麻木，疼痛及末梢循环障碍，应及时通知医生。

（5）引流管及切口的护理：观察及更换引流袋时禁止将其抬高于切口水平，防止引流液倒流引起感染。观察引流液的量、颜色及性质，定时挤压引流管，防止堵塞。引流液≤50 mL可考虑拔管。

（6）疼痛的护理：疼痛是术后最常见的症状。除造成患者痛苦不安外，同时直接影响到手术关节的功能恢复，必须给予重视。积极采取有效镇痛措施，术后早期疼痛，多因手术创伤引起，可遵医嘱给予止痛药物或使用镇痛泵。

（7）做好尿管护理：膀胱冲洗每日两次，会阴擦洗每日两次，预防泌尿系感染。

（8）预防压疮：保持床单位干燥、平整、清洁、无碎屑，防止皮肤擦伤，鼓励和协助患者翻身，每2 h协助翻身1次，并给予按摩骨突出部位以促进血液循环。可根据需要使用胶原水胶体敷料保护皮肤。

（9）预防深静脉血栓：下肢深静脉血栓和肺栓塞是术后常见的并发症，同时也是术后早期的主要致死原因，静脉壁损伤、血流缓慢和血液高凝状态是深静脉血栓形成的三大因素。为预防血栓形成，可使用下肢抗栓压力泵及预防性用药，术后患肢尽早做踝部运动，拔除引流管后，下肢持续被动活动，必要时给予抗凝剂，如低分子肝素钙，皮下注射。

（10）功能锻炼：

1）手术当日至术后 3 d，可鼓励患者行股四头肌等长收缩和足趾、踝关节的主动伸屈锻炼。术后 4 d，要循序渐进，加强锻炼，目的是促进肌力恢复。开始可先指导患者进行健侧肢体的股四头肌等长收缩锻炼，待掌握动作要领后再进行患肢的锻炼，并指导患者用力背伸和跖屈踝关节，每个动作保持 10～15 s，然后放松，重复练习 15～20 次/组，4～6 组/d。

2）术后 4～10 d 可指导患者进行患肢的直腿抬高锻炼，患者拔除引流管后，取仰卧位，收缩股四头肌，缓慢将患肢抬起，然后轻轻放下。开始患者由于惧怕疼痛可能不敢锻炼，护理人员应站在患者患肢一侧予以协助，一手握住患肢足跟部，另一手托住腘窝部，协助患者锻炼，反复多次以后逐渐放手让患者自行锻炼。10～20 次/组，4～6 组/d。

3）术后 3 周可扶拐下地行走。

4）行胫骨上端骨肿瘤人工假体置换术者，术中将髌腱止点用不吸收缝线固定于胫骨假体上再取腓长肌内侧头肌瓣覆盖髌腱止点和胫骨假体，髌腱的初期固定是依靠缝线的力量，远期固定则是通过瘢痕粘连实现，因此术后需伸膝固定 6～8 周，不能进行股四头肌等长收缩锻炼。第 7～9 周开始患膝行主动屈伸锻炼和患者自控的被动锻炼。被动锻炼以患者可耐受的疼痛为限。之后逐步恢复患膝活动度和负重行走。

（11）心理护理：多与患者沟通交流，多给患者鼓励，帮助其树立康复信心。

【健康教育】

（1）根据病情，渐进性指导患者进行股四头肌收缩锻炼，踝关节屈伸活动，膝关节的屈曲锻炼。由于瘤体切除的范围不同病变侵犯的程度不同，所以术后功能锻炼的进程也应有所不同，应根据患者的具体情况与主治医生取得联系后进行个体化指导；功能锻炼亦应包括健肢的锻炼以防失用性肌萎缩和关节僵硬影响机体功能。

（2）康复期间注意增加营养摄入，合理休息以增强体质，建议患者保持适宜的体重，避免增长过快；避免膝关节在负重状态做反复的伸屈运动，不做剧烈的跳跃和急停转动作，尽可能地延长假体的使用寿命。

（3）接受全膝关节置换后要避免剧烈运动，出院初期不能做主动下蹲动作，行走时不可急停或骤然转膝关节。

（4）出院后需要坚持进行功能锻炼，每日的功能锻炼程度以次日不感疲劳为度。预防感染，定期门诊复查。

第五节　肿瘤型人工肘关节置换手术护理

肘部骨肿瘤占全身骨肿瘤发病率的1%。随着放、化疗技术的发展，使得局部切除肿瘤、保留上肢成为可能。然而，由于肘部重要的解剖结构密集，局部切除术后会导致肘、腕手部关节不稳定及功能丧失。人工全肘关节出现后，为肿瘤切除术后重建方法提供了选择。人工全肘关节置换术是通过人工生物材料替代了重建病损的肘关节，以缓解症状、改善及恢复肘关节功能，以满足日常生活的需要。术后精心的护理与正确的康复指导可促进患者肢体功能的恢复，预防并发症的发生，提高患者的生活质量，增强手术效果。

【病情观察要点】

（1）保持正确体位，术后肘关节屈曲，防止脱位。

（2）观察伤口、引流、体温变化等情况。

（3）严密观察患肢的皮温、色泽、感觉、运动、肿胀及伤口敷料渗血情况，警惕有无手指麻木、肢体青紫、切口出血等神经血管损伤症状出现，如有问题及时处理。

【护理措施】

1. 术前护理

（1）按骨科术前常规护理。

（2）加强营养，提高机体抵抗力。

（3）检查全身有无感染病灶，以确保手术的顺利进行。重点评估肘关节活动受限程度及有无尺神经受压症状，以便手术后康复对照。

（4）做好心理护理。

2. 术后护理

（1）按全麻术后护理常规护理。

（2）按骨科术后护理常规护理。

（3）保持引流管通畅：术后伤口引流管接负压引流积血积液，妥善固定引流管，防止扭曲、打折，严密观察引流液的量、颜色、性质并记录。引流液过少而患肢局部明显肿胀时，考虑引流不畅，应立即查明原因。

（4）体位护理：术后保持患肢功能位，肘关节屈曲 40°～90°，40°～60°以利于伤口的愈合，用颈腕悬吊带固定于胸前，防止脱位，利于消肿，减轻患者疼痛。尤其在夜间睡眠时应避免不良体位，支具保护。观察患肢的皮温、色泽、感觉、运动、肿胀及伤口敷料渗血情况，警惕有无手指麻木、肢体青紫、切口出血等神经血管损伤症状出现，如有问题及时处理。

（5）疼痛护理：疼痛是术后最常见的症状。除造成患者痛苦不安外，同时直接影响到手术关节的功能恢复，必须给予重视。积极采取有效镇痛措施。术后早期疼痛，多因手术创伤引起，可遵医嘱给予止痛药物或使用镇痛泵。

（6）并发症观察及伤口护理：全肘置换术后最常见的是尺神经损伤，最严重的是感染，其他并发症有松动、磨损和不稳定（半脱位或脱位）。因此术后密切观察生命体征变化、局部创口、肢端血循环及皮肤感觉、手指运动、肿胀程度及全身情况，每 4 h 评估 1 次。若术后立即出现尺神经运动功能减退且不能确定神经的状态，应立即进行神经探查；若属神经支配区的感觉减退，特别是不完全性的感觉减退，可进行观察，多自行恢复或使用促神经生长药，不需要手术探查。一旦发现创口红肿热痛加剧及体温超过38.5 ℃，及时报告医生予以处理。

（7）功能锻炼：

1）术后第 1～3 天：指导患者肘关节活动度的训练方法，肘关节轻微活动小于 30°，如用健上肢帮助患肢做被动肘伸展、屈曲或家属帮助做，每日 3 次，一次 10 min，主动握拳、松拳。当患肢感觉运动恢复后进行肱二、肱三头肌的等长收缩，每日5~6次，每次10~20 min，重复握拳（5 s）、松拳（5 s）等简单掌指关节活动，每日3次，一次10 min，以患者不感到疲劳、患处无疼痛为原则。拆除石膏后行肘关节无痛性功能锻炼，循序渐进，逐渐增加角度，3周后持较轻物体，3个月后恢复正常功能，但避免持重物及较强的扭转暴力。

2）术后第4~14天：继续加强肘关节活动度和肌力的训练方法，肘关节活动小于90°，肘关节主动轻微旋前10°至旋后10°。指导日常生活活动的自我照顾方法和技巧，保持创口干燥，术后两周拆线。

【健康教育】

肘关节正常有145°的屈伸范围，前臂可旋前80°及旋后85°。日常生活中的绝大多数动作可以在屈肘30°~130°和前臂100°（旋前50°至旋后50°）的旋转弧内完成。创口治愈后，首先考虑是关节活动度尽可能完成最大范围，需要患者按计划循序渐进，持续锻炼，防止术后瘢痕挛缩、粘连，导致关节僵硬，避免关节脱位，禁止锤击、砍树、易跌倒的负重、抗阻练习。术后第一个月患肢少用，6周内应由家人照顾，患肢不能提或端任何比一杯茶（约250 g）重的物品，6周后加强锻炼，也可应用CPM机在家被动训练，初起0°~45°，第2周0°~90°，第3周0°~130°，每日2次，每次30 min，之后逐步进行主动屈肘被动伸肘训练，4周后弃颈腕吊带，6周后练习日常操作如吃饭、穿衣、扣纽扣等。一般12周后，活动有明显提高，但功能康复还需持续一年；上肢活动多、负荷大的患者，容易导致假体无菌性松动，建议不要提举超过4.5 kg的重物，术后终身应有所控制保护性的使用患肢，避免任何使用球拍类的运动和投掷运动，以及滑水、上举等剧烈运动。术后3个月、6个月、1年门诊复查。

第六节　四肢关节融合手术护理

关节融合术又称关节固定术，是一种缓解关节骨性强直的手术，可借以减轻疼痛，终止病变，或提供关节稳定。

【病情观察要点】

（1）抬高患肢，防止水肿。

（2）严密观察肢端血运，如有障碍，应及时松解石膏。

（3）术后注意观察生命体征变化，伤口、引流情况。

（4）采取正确体位，以防止术后关节脱位。

【护理措施】

1. 术前护理

（1）按骨科术前护理常规护理。

（2）加强营养，提高机体抵抗力。

（3）重视皮肤准备。

（4）训练床上大、小便器使用。

（5）加强健康教育。

2. 术后护理

（1）按全麻术后护理常规护理。

（2）按骨科术后护理常规护理。

（3）观察伤口渗血情况，保持引流管通畅。

（4）保持患肢置功能位，观察患肢末梢循环，感觉运动功能。严密观察患肢远端的血运，特别是石膏外固定的患者，可能因切口渗血、肿胀、石膏过紧而压迫血管，如有缺血性疼痛或血运障碍，应立即采取相应措施。

（5）早期活动未固定的关节，以减少肿胀，防止肌肉萎缩。

（6）注意防止并发症，如压疮、坠积性肺炎等。

第七节　骨骺牵开手术护理

骨骺牵开术是在 C 臂 X 线透视下，于肿瘤近端骨干和肿瘤远端骨骺部位穿入骨牵引针，然后安装半环形外固定架，利用外力牵引使骨骺与股骨分离。

【病情观察要点】

（1）术后注意观察生命体征变化，伤口、引流情况。

（2）采取正确体位，以防止牵引脱出。

（3）严密观察患肢神经功能、远端血运情况，如肢端颜色、温度、感觉、足背动脉搏动及足趾背伸、背屈运动，如有异常及时报告。

【护理措施】

1. 术前护理

（1）按骨科术前护理常规护理。

（2）训练床上大、小便器使用。

（3）加强营养，提高机体抵抗力。

（4）检查全身有无感染病灶，以确保手术的顺利进行。

（5）做好心理护理。

2. 术后护理

（1）按全麻术后护理常规护理。

（2）按骨科术后护理常规护理。

（3）观察伤口渗血情况，保持引流管通畅。

（4）观察患肢末梢循环，感觉运动功能。

（5）注意防止并发症，如压疮、坠积性肺炎等。

（6）骨牵引针分别用胶塞小瓶套入，以防钢针划破皮肤。保持牵引针针孔处清洁干燥，预防感染，用75%乙醇每日2次点滴针孔处。注意牵引针有无偏移，如有偏移，用碘伏消毒后调至对称。冬天注意患肢保暖。

3. 并发症的护理

（1）牵引针眼感染：针眼处有分泌物未清除，或牵引针松动，左右滑动易导致感染。如局部渗出、结痂，形成一个保护层，可不必去除。若针眼处有分泌物，则用无菌棉签将其擦去，防止痂下积脓。如有感染局部换药处理，感染难以控制时，去除骨牵引，以防骨髓炎。

（2）足下垂：膝关节外侧腓骨小头下方腓总神经通过，由于位置比较表浅，容易受压，腓总神经受伤后，可导致足背伸无力，发生垂足畸形。所以牵引患者应避免牵引带直接压迫腓骨小头，并防止被褥等物压于足背，保持踝关节功能位。

【健康教育】

患者长期卧床，易发生腹胀、便秘、坠积性肺炎、肌肉关节失用综合征等并发症，指导患者多饮水，进食高热量、高维生素、高蛋白质、高纤维素饮食。教会患者深呼吸、有效咳嗽、咳痰。进行腹部按摩，促进肠蠕动，减轻腹胀、便秘。

第八节　大段同种异体骨移植手术护理

骨肿瘤保肢术中如何重建大段骨缺损，一直是骨肿瘤领域的研究热点。1908 年，Lexer 首先将结构性同种异体骨移植运用于该领域。经过一个多世纪的实践经验证明，结构性同种异体骨移植相较于自体骨移植、瘤骨灭活再植、肿瘤人工假体、人工合成材料等其他骨重建方式，具有以下突出优点：①移植骨与宿主骨的外形匹配度较高；②具有一定骨诱导性及骨传导性，通过宿主骨组织的长入及爬行替代，具有"自体化"趋势。大段异体骨移植能够获重建股骨肿瘤后较大的骨缺损，满足了部分股骨肿瘤保肢治疗的需要，是股骨肿瘤保肢治疗中一种可以选择的方法。

【病情观察要点】

（1）抬高患肢，防止水肿。

（2）术后体温变化可直接反映出患者有无排异或感染发生。

（3）观察引流液的颜色、量、性质，及早发现排斥与感染。

【护理措施】

1. 术前护理

（1）心理护理：加强入院时健康教育，与患者多沟通、勤交流，建立良好的护患关系，耐心讲解手术的必要性，使患者面对现实，增强对治疗的信心。以关心、支持的态度与患者接触，向患者说明情绪健康的重要性，调动机体一切积极的因素来克服体内的不良因子，增强机体免疫力。尽可能让亲人来院陪伴，通过与家人的沟通，取得患者的信任，从而在医疗护理上能密切地配合。

（2）术前准备：向患者讲解术前及术后功能锻炼的正确方法和重要性。患者因肿瘤引起慢性疼痛，患肢长期处于一种相对制动状态，肌肉代谢活动减退，导致肌肉轻度萎缩。肿瘤患者免疫力低，为杜绝异体骨及关节移植术后感染，要注意患者全身的皮肤完整无破损及局部的清洁。术前洗澡，不能洗澡者给予擦浴，切口区消毒后无菌纱布包扎；术前检查患者有无化脓性感染病灶。

术前适应性训练。配合医生完善相关检查，为手术提供真实可靠的生理指标。协助患者建立良好的卫生习惯，指导进行床上排便、有效咳嗽等训练，避免术后因卧位改变引起的不适应。

2. 术后护理

（1）按全麻术后护理常规护理。

（2）按骨科术后护理常规护理。

（3）疼痛的护理：患者术后患肢疼痛，可适当给予镇痛药物。同时，注意检查患肢位置是否正确，明显肿痛的可局部冷敷止痛。

（4）体温的变化：术后体温变化是机体最敏感的反应之一，可直接反映出患者有无排异或感染发生。发生免疫排斥反应和感染时会有持续性的中等程度的发热，每日密切观察体温的变化，测体温 4 次/d。为可能产生的免疫排斥反应、组织深部及切口感染等提供参考依据。

（5）引流管的护理：感染是保肢手术后最凶险的并发症。因此，肿瘤保肢手术术后引流应该充分，目的是充分引流手术范围中坏死肿瘤细胞与组织，防止切口深部感染。故术后密切观察伤口引流的情况，注意保持引流管通畅，避免折叠、扭曲并妥善固定，观察下肢末梢血液循环、颜色、皮温、感觉、切口敷料有无渗血，以确定是否有活动性出血或血液循环障碍。严密观察伤口有无脓性分泌物或其他感染征象，免疫排斥反应表现为伤口有黄色分泌物，局部肿胀，白细胞系数增加，所以护士要严密记录渗出液的颜色、量及性质，尽早发现异常，以便及时采取相应的护理措施。

（6）体位：注意肢体的保暖，抬高患肢，高度以高于心脏水平面为宜，以利于静脉回流，改善肢体的血液循环，防止和减轻肿胀。石膏托外固定患肢于功能位置，保持石膏托清洁干燥，患肢高于心脏水平，注意观察肢端血运、感觉、活动情况。

（7）预防肺部感染和压疮：由于麻醉采取全麻插管手术，机械通气对气管有一定程度的损伤，因此术后当日即开始应用雾化吸入，3 次/d；鼓励患者咳嗽咳痰，防止肺部并发症的发生，同时给予气垫床和定时给患者进行骨突部位的按摩以避免压疮的发生。

（8）预防便秘：患者排气后方可进食，食物由流食到普食，由少到多，可少食多餐。加强对患者进行蛋白质、维生素、脂肪的补充，以迅速提高患者的机体抵抗力，有利于伤口愈合。多食粗纤维、易消化的蔬菜和水果，有利于排便。指导患者定时进行腹部按摩，以脐为中心，顺时针方向按摩腹部，促进肠蠕动。适当配合药物应用，如乳果糖口服液等，必要时给予灌肠。

【健康教育】

术后采取合理而有针对性的积极康复训练，是预防骨关节功能障碍的重要措施。及时有效而科学的功能锻炼，可以改善患肢血液循环，促进肿胀消退，减少肌肉萎缩程度，防止关节粘连僵硬，促进骨折愈合的正常发展，使患肢迅速恢复正常功能。而局部可靠的固定是功能锻炼的基础。

（1）同种异体骨移植术后两周以内，骨痂尚未形成，指导患者在膝、髋关节不活动的情况下，对手术部位以外的肌肉进行按摩，每日 2~4 次，以加快局部血液循环，防止肌肉萎缩，促进移植骨与宿主骨的愈合。

（2）骨移植两周拆线后，教会患者做静止性的股四头肌收缩舒张活动：用力收缩和放松股四头肌，以及用力使踝关节背伸、跖屈及屈伸足趾。

（3）当 X 线显示移植骨与宿主骨愈合后，可开始适当活动锻炼，逐渐增加活动量，逐渐恢复膝、髋关节的功能活动，防止膝关节僵硬，但要避免长时间负重，以防移植骨与宿主骨分离。

（4）过渡阶段练习，从非使用性活动到肢体的正常运用之间有一个过程，在这个过程中往往出现各种症状和征象，如关节疼痛、肌肉痉挛肿胀、皮肤发绀等。这就需要改变方式采取一些相应措施作为过渡使患肢逐渐适应。在锻炼过程中，常会出现疼痛反应，只有适度的、循序渐进的功能训练，才能预防并发症，提高康复效果。

第九节　脊髓损伤护理

脊髓损伤多由脊柱外伤性骨折、脱位、病理性骨折、肿瘤压迫等所致。合理的护理是为了防止并发症，为后期的功能恢复和重建创造条件。

【病情观察要点】

（1）严密观察患者四肢、躯体感觉、运动及截瘫平面有无变化。

（2）体位、皮肤完整性。

（3）高位截瘫患者注意观察呼吸情况，保持有效咳嗽咳痰。

（4）患者能否自主排尿及排尿、排便情况。

【护理措施】

1. 一般护理

（1）早期观察生命体征的变化，高热时行物理降温，高位截瘫有呼吸困难时，可行气管切开。

（2）注意肢体感觉、运动、反射情况，注意截瘫平面有无改变。

（3）保持皮肤完整性，预防压疮发生。

（4）鼓励未瘫痪肢体运动，同时对瘫痪肢体做被动活动和肌肉按摩，预防关节僵直，肌肉萎缩。双下肢置于功能位，足背伸90°，用护架托住，预防足下垂。

（5）给予高热量、易消化食物，少量多餐，多吃水果、蔬菜，防止便秘。

（6）心理护理：建立良好护患关系，减轻消极情绪，树立战胜疾病的信心。

2. 并发症的预防及护理

（1）压疮的预防及护理：

1）给予气垫床，保持床单位平整、干燥、清洁。

2）保护骨突部位，必要时给予胶原水胶体敷料粘贴，保护局部皮肤。

3）每2 h轴线翻身1次。翻身时禁止推、拖、拉动作，保持头颅、躯干成一直线。有颅骨牵引时，应一人双手扶住头颈，略施牵引，和第二、三者一起协助翻身。

4）发生难免性压疮，及时上报，按外科换药常规处理。

（2）呼吸道感染预防及护理：

1）高位截瘫应注意呼吸情况，常因呼吸肌麻痹而产生窒息。

2）鼓励患者有效咳嗽、咳痰，翻身时轻轻叩击背部。

3）如有肺部感染，应采取健侧卧位，以利于体位引流。

4）行压缩雾化吸入，2 次/d，使分泌物稀释易于排出，必要时给予吸痰。

（3）泌尿系统感染的预防及护理：

1）鼓励患者多饮水：每日 2 000 ~ 3 000 mL。

2）保持尿道口清洁：给予会阴擦洗 2 次/d。

3）留置导尿者，应间歇开放导尿管，每 4 ~ 6 h 开放导尿管一次，有利于训练膀胱功能。给予膀胱冲洗，2 次/d。定期更换导尿管。

4）少食含钙质的饮食，如乳制品类，并适当减少食盐量，增加饮水量，从而预防尿路结石的发生。

【健康教育】

（1）定时翻身，防止压疮，做好生活护理。

（2）做肢体的被动、主动运动，肌肉按摩。

（3）加强营养，多进食高蛋白、高维生素、高热量饮食，如蛋类、蔬菜、水果、鱼、肉等。

（4）指导患者及其家属训练膀胱功能，尽早恢复自行排尿。

（5）预防并发症：压疮、坠积性肺炎、泌尿系感染等。

第十节　脊柱骨折护理

脊柱骨折不论是否合并脊髓损伤，均应注意正确搬动患者，避免不适当的搬动，防止继发性损伤。

【病情观察要点】

（1）脊柱局部：损伤节段有无肿胀、皮下瘀斑或破损，损伤节段有无压痛，腰背肌有无痉挛。

（2）四肢或下肢有无麻木、乏力。

（3）有无腹胀、尿潴留、便秘。

（4）搬运和运送方式是否正确。

【护理措施】

（1）脊柱骨折并休克者就地抢救，休克纠正后再搬动患者。

（2）移动时须保持脊柱伸直位。由2～3人同时将患者移至硬板床上，移位前后询问患者双下肢感觉有无区别并检查肌力有无变化。患者平卧于硬板床，垫海绵垫，使脊柱背伸，腰下垫一薄枕，既达到治疗的目的，又使患者舒适及使用便盆时减轻疼痛。颈、胸腰椎损伤者勿使躯干旋转。颈椎损伤患者应一人两手固定头部，托住下颌并略施牵引，其他人抬起躯干和下肢一起搬动运到担架或床上，并用沙袋或衣物固定于颈部两侧。

（3）翻身时，以平卧、左右侧卧位交替翻身，每2h一次。采用轴线翻身法，即以胸腰背部为制动部位，护理人员的左右手分别置于同一侧的肩胛部和臀部，保持躯体伸直位，不可扭曲脊柱；侧卧时在肩膀部或腰骶及两膝之间放一小枕垫，在操作过程中注意观察患者的变化。当病情稳定后，指导患者掌握自行翻身的方法，即挺直腰背部，以绷紧腰背部肌肉，躯干和下肢同时翻转。行颅骨牵引患者，同时翻动头和躯干，并按颅骨牵引常规护理。

（4）截瘫患者按截瘫护理常规护理。

（5）压缩性脊柱骨折伤后早期，按医嘱进行躯干和肢体锻炼。先以受伤的椎体为中心，背部垫以软枕，逐日增加，使被压缩的椎体复原。单纯压缩性骨折，于伤后2～3d病情稳定疼痛减轻后，即可开始仰卧功能锻炼。

（6）预防并发症：脊柱骨折患者长期卧位易发生呼吸道分泌物淤积，应经常改变体位，指导患者做深呼吸和排痰。脊柱损伤时，患者常产生高热或低温，主要是自主神经系统功能紊乱，丧失了温度调节和适应周围环境温度变化的能力，体温异常是病情危险的征兆。对高热者可用物理降温的方法，对低温采用物理升温的措施，注意保暖。长期留置尿管患者应预防泌尿道感染和膀胱萎缩，训练反射或自律收缩功能。由于长期卧床，患者易产生压疮，可使用气垫床，勤翻身并对骨突部位按摩，每 2 h 一次。

【健康教育】

1. 功能锻炼

功能锻炼包括已瘫痪与未瘫痪的肌肉和关节的活动。

（1）利用哑铃或拉簧锻炼上肢及胸背部肌肉，为扶拐下地做好准备。

（2）仰卧位或俯卧位的应积极锻炼腰背肌，其方法有：①挺胸。②五点支撑法：仰卧，用头部、双肘及双足撑起全身，使背部尽力腾空后伸，伤后 1 周可练习此法。③三点支撑法：双臂置于胸前，用头部及足部撑在床上，而全身腾空后伸，伤后 3～4 周可练习此法。④四点支撑法：用双手及双足撑在床上，全身腾空，呈一拱桥状，伤后 3～4 周可练习此法。⑤背伸法：俯卧，抬起头，胸部离开床面，双上肢向背后伸，两膝伸直，从床上抬起两腿，伤后 5～6 周可练习此法。

（3）病情稳定后尽早开始起床、离床。

（4）在上肢的帮助和上身的带动下，借助工具如支具、助行器等，下地练习站立和行走。

2. 出院指导

（1）继续预防上述并发症。

（2）继续功能锻炼。

（3）从事力所能及的劳动。

第十一节　脊柱结核手术护理

脊柱结核的发病率约占全身关节结核的 50% 以上，腰椎活动度大，最易受累，其次为胸椎、颈椎。若治疗不及时，可造成截瘫。

【病情观察要点】

（1）观察患者血压、脉搏、呼吸及体温变化。

（2）观察伤口有无渗血情况。

（3）观察双下肢感觉运动情况并与术前相比较。

（4）体位、皮肤完整性。

【护理措施】

1. 术前护理

（1）按骨科术前护理常规护理。

（2）卧硬板床休息，局部制动。

（3）翻身时采用轴线翻身法，防止脊柱扭转或屈曲。

（4）遵医嘱应用抗结核药，术前正规有效抗结核药物应用不少于2周，观察药物疗效及毒副反应。

（5）对发热患者，在及时告知医生的同时，给患者物理降温，降低患者的体力消耗。

（6）增强营养，给予高热量、高蛋白及富含维生素的饮食。

（7）脊柱结核合并截瘫，按截瘫护理常规护理。如定时轴线翻身，瘫痪肢体被动活动，多饮水，选择低脂、富含纤维素的饮食，保持大便通畅；预防压疮，预防肺部感染及泌尿系感染等。

2. 术后护理

（1）按全麻术后护理常规护理。

（2）按骨科术后护理常规护理。

（3）观察伤口有无渗血，如渗血较多及时通知医生处理。

（4）观察双下肢感觉运动情况并与术前相比较。

（5）全麻清醒后进高热量、高蛋白、高维生素的饮食，以改善全身营养状况。

（6）继续抗结核药物治疗。

（7）鼓励患者扩胸、深呼吸、咳嗽和上下肢运动。

（8）定时翻身，预防压疮。

【健康教育】

（1）适当休息，保证营养供给。

（2）连续抗结核治疗2年，每月复查肝功能、血常规、血沉、听力。

（3）了解痊愈标准：①全身情况良好，体温正常，食欲好，连续3次血沉正常。②局部症状消失，无疼痛，窦道闭合。③X线显示脓肿缩小乃至消失或已钙化。④无死骨，病灶边缘轮廓清晰。⑤下床活动已1年，仍能保持上述标准，可停止抗结核治疗，但仍需定期复查。

第十二节　皮瓣移植手术护理

皮瓣是由具有血液供应的皮肤及其附着的皮下脂肪组织所形成的。在皮瓣形成与转移过程中，必须有一部分与本体（供皮瓣区）相连，此相连的部分称为蒂部，以保持血液供应，其他在面及深面均与本体分离，转移到另一创面后（受皮瓣区），暂时仍由蒂部血运供应营养，等受皮瓣区创面血管长入皮瓣，建立新的血运后，再将蒂部切断，始完成皮瓣转移的全过程，故又名带蒂皮瓣，但局部皮瓣或岛状皮瓣转移后则不需要断蒂。

【病情观察要点】

（1）严密观察皮瓣血运、皮温、皮肤颜色、肿胀程度、毛细血管反应等。

（2）维持有效血液循环，同时注意抗痉挛、抗血栓。

（3）预防伤口感染，早期及时合理应用抗生素，严格无菌技术操作。

【护理措施】

1. 术前护理

（1）按骨科术前护理常规护理。

（2）心理护理：皮瓣移植术虽效果佳，但手术风险大，要求高，一旦失败将造成新的皮肤及软组织（供区）的畸形和缺损。且部分皮瓣转移术如远位皮瓣移植术、管状皮瓣移植术，由于手术次数较多、疗程长，需要经过成形或延迟→转移→断蒂等阶段，术后又常需固定姿势，给患者带来诸多生活不便和痛苦。因此，术前的心理护理尤为重要。术前要向患者做好充分的解释工作，使患者了解手术方案，认识手术的优点及可能出现的并发症，说明术后姿势固定所引起的不适，并指导患者模拟术后姿势，以提高适应能力和在床上的生活习惯，减少术后的痛苦和情绪波动。

（3）协助完成各项术前检查，排除潜在疾病及手术禁忌证。做好皮肤准备，包括供皮区及受皮区。

（4）病室准备：为避免感染，为皮瓣成活创造条件，要给予病室紫外线消毒，每日3次；消毒液拖地，擦洗病室各用物消毒备用。床单被套高压灭菌。控制室内温度，使温度恒定在25~28℃，温度过高，患者不适；温度过低，局部血管痉挛，影响皮瓣血运。

（5）绝对禁烟。

2. 术后护理

（1）按全麻术后护理常规护理。

（2）按骨科术后护理常规护理。

（3）严密观察皮瓣血运：可通过皮温、皮肤颜色、肿胀程度、毛细血管反应等指标，耐心细致地全面观察，综合判断，及早发现问题，以求早期处理。

1）皮肤颜色：主要观察移植皮瓣是否红润、苍白、红紫。因人体各部位肤色不一样，观察时既要注意与供皮区周围肤色相比，又要与受皮区肤色相比。若皮肤颜色变浅或苍白，提示动脉血供不足，有栓塞或痉挛。相反，颜色大片或整片变深应考虑静脉血回流受阻。随着血栓加重，继而变为红紫或黑紫。

2）皮温：注意与邻近正常组织相比较。一般移植皮瓣温度与健侧皮温相差0.5~2℃，若比正常皮温相差低于2℃，提示将发生血液循环障碍。如皮温突然增高超过正常范围，且局部有刺痛感觉或疼痛持续加重，提示有感染可能。移植的皮瓣常用多层纱布覆盖，以防受外界温度影响。

3）肿胀程度：术后皮瓣均有水肿过程，3~4d静脉逐渐疏通，皮瓣静脉回流通畅即可迅速改善肿胀。根据肿胀程度出现皮纹存在、皮纹消失、水疱。动脉血供不足时出现皮瓣塌陷，皮纹增多；静脉回流受阻时，皮纹消失，张力增大，表面光亮，有水疱或皮出血，如动静脉同时栓塞时，肿胀程度不发生变化。

4）毛细血管反应：用棉签压迫皮瓣皮肤，使皮肤颜色变白后移去棉签，皮肤颜色即转为红色。这段时间为毛细血管充盈时间，正常为1~2s，如果毛细血管充盈缓慢或消失，则可能是血液循环中断，应立即引起注意。

5）判断皮瓣生长情况：早期发现、早期处理是关键。可用针头刺入皮瓣内 5 mm，拔出后轻轻挤压周围组织，若有鲜红血液溢出，说明正常。若反复针刺后仍不见血液溢出，说明可能存在动脉危象；若有暗红色血液溢出，说明静脉血流受阻。发现上述情况应及时通知医生处理，以免肌皮瓣坏死。

6）保温护理：术后保温尤为重要，皮瓣局部给 60 W 烤灯持续照射 7 ～ 10 d，烤距为 30 ~ 40 cm。用无菌巾遮盖灯罩和皮瓣，使之保暖，但要注意烤灯距皮瓣不要太近以免烫伤，夏季应间歇照射。

（4）术后体位：术后体位的安置是保证皮瓣的血供和静脉回流、促进皮瓣成活的重要措施之一。术后保持患肢高于心脏，抬高患肢 10° ~ 15°，维持功能位或根据手术部位适当调整。以保证动脉供血又利于静脉回流。禁止患侧卧位，防止皮瓣受压或牵拉，避免皮瓣痉挛导致皮瓣缺血坏死。尽量采取满足患者的体位，要经常巡视患者，特别是熟睡患者，注意保持体位，同时向患者解释体位固定的重要性，使其密切配合治疗，及时纠正不正确姿势。

（5）疼痛护理：疼痛可使机体释放 5 - 羟色胺（5 - HT），5 - HT 有强烈缩血管作用，不及时处理可致血管痉挛或血栓形成，故术后应及时给予止痛。局部包扎固定，保护肢体，避免活动时损伤皮瓣，引起疼痛，包扎不要过紧以防压迫。术后所有治疗护理操作动作要轻柔，如注射、输液、换药、拔引流管等，尽量减轻疼痛。

（6）维持有效血液循环：血容量不足可引起心搏血量减少，周围血管收缩，从而影响皮瓣血供，威胁再植组织存活，故术后应注意观察生命体征及全身情况，补足血容量。同时遵医嘱予抗痉挛、抗血栓等治疗，注意观察药物疗效及不良反应。

（7）预防伤口感染，早期及时合理应用抗生素，严格无菌技术操作，保持敷料清洁干燥，保持引流条引流通畅，观察引流液的颜色、量、性质并做好记录，防止皮瓣空隙处积血、影响皮瓣成活。给予饮食指导，嘱进食高蛋白、高热量、高维生素饮食，增强抵抗力以利组织修复。同时加强基础护理，预防压疮、病室每日进行空气消毒，定时开窗通风。

【健康教育】

（1）讲解戒烟的重要性，戒烟酒及刺激性食物。

（2）卧床休息，保持适宜温度。

（3）保持局部清洁，注意保护皮瓣，防止冻伤、烫伤。

（4）定期复查。

第十三节　膝关节镜手术护理

关节镜检查是一种使用内窥镜深入关节腔内进行诊断检查和某些治疗操作的安全实用的新技术，它具有诊断准确率高、损伤小、恢复快、并发症少、术后痛苦轻等优点。

【病情观察要点】

（1）患肢有无肿胀，局部皮肤是否完整，肌肉有无萎缩，有无跛行。

（2）肢端皮温、甲床颜色。

（3）关节活动是否正常，有无疼痛、疼痛性质。

【护理措施】

1. 术前护理

（1）按骨科术前护理常规护理。

（2）向患者介绍膝关节镜检查的特点、优点、过程及术中可能出现的情况，消除患者紧张心理，以配合手术。

（3）指导患者术前康复训练。膝关节疾病的患者，由于疼痛、病程长，腿部活动少，多伴有不同程度的膝关节畸形、活动受限、股四头肌萎缩，术前进行功能锻炼可以增强股四头肌肌力和促进膝关节功能的恢复，防止术后膝关节功能的进一步退化，同时为术后的功能锻炼做好准备。主要做法是让患者学会正确的股四头肌、腘绳肌舒缩方法、直腿抬高及屈曲膝关节的方法。具体做法如下：平卧，足尖朝上，用力绷紧腿部肌肉，持续 5～10 s，如此反复进行，以手掌感到髌骨上下滑动有效；平卧，足尖朝上，直腿抬高，使足跟距床面 20 cm，持续 5～6 s，放下肢体，放松肌肉，反复进行；平卧，足尖朝上，直腿抬高离开床面，使肢体与床面成 45°，屈曲膝关节，缓慢伸直膝关节，放下肢体，放松肌肉，如此反复练习。

2. 术后护理

（1）按全麻术后护理常规护理。

（2）按骨科术后护理常规护理。

（3）术后患者去枕平卧6 h，膝下垫软枕将患肢垫高20°～30°，膝关节屈曲5°左右，以促进静脉回流，减轻肿胀。观察伤口敷料有无渗血，观察患肢远端运动、感觉及血运情况。注意保持引流通畅，引流管妥善固定，防扭曲、折叠、脱出，观察引流液的量、颜色及性质并做好记录。严密观察足背动脉搏动和末梢血液循环、皮温、感觉、运动等情况。伤口敷料如有渗湿，立即更换。防止因肢体肿胀使固定物过紧。若发现肢端颜色发紫、皮温冷、麻木、肿胀疼痛，应及时通知医生。

（4）关节肿胀的预防和护理：为预防关节腔积血、积液和短期内关节肿胀，伤口应放置无菌棉垫并加压包扎，术后2～3 d局部给予冷敷，将冰袋覆盖在患膝上，每日3～5次，每次30～60 min，使用过程中严防冰袋漏水浸湿伤口。若自觉膝部胀痛严重，肿胀明显，浮髌试验阳性，说明可能关节内出血量大，应引起高度重视。应及时通知医生检查伤口，必要时行关节腔穿刺减压。

（5）疼痛的护理：注意查找疼痛的原因，如加压包扎过紧、关节腔积血、过度牵拉、活动等，要尽量避免或祛除诱发疼痛的原因。疼痛会引发患者一系列的生理和心理反应，如心率、呼吸加快，血压升高，痛苦、焦虑、紧张等情绪，根据疼痛情况和患者的耐受性及时选择药物和非药物方法进行止痛治疗，药物包括哌替啶、曲马多等。非药物措施包括与患者交流，进行心理疏导，让患者听音乐分散注意力等。

（6）预防感染：感染是膝关节镜术后较为严重的并发症。术前、术中、术后均应根据医嘱预防性使用抗生素。保持切口清洁、干燥，严格无菌换药。术后体温变化是最好的提示，术后3 d，每日测体温4次，若体温明显升高，或者是膝关节结核及化脓性关节炎患者经治疗后体温不降反升、伤口跳痛，应通知医生检查伤口，判断是否感染。

（7）术后功能锻炼：膝关节损伤后在组织学上纤维化出现较早，如不早期活动，4 d左右的时间即可出现关节活动受限，损伤关节固定，2周即有可能致结缔组织纤维融合，使关节丧失功能。早期功能锻炼可以改善和增加局部血液循环，增加肌肉力量，恢复关节和肢体功能。

1）术后6 h开始股四头肌的等长收缩，足趾、踝关节的主动伸屈运动，方法：患者坐位或卧位，膝部伸直，踝关节最大限度趾屈背伸，保持3～5 s，反复15次，每日8～12次。

2）术后24 h开始做股四头肌等长等张收缩，持续5 s后放松一次，300次/d，分4～5次完成。通过肌肉的收缩舒张，促进患肢血液循环，减轻肢体肿胀，为抬腿运动做好准备。

3）术后第2天指导患者做直腿抬高和腘绳肌收缩锻炼。

直腿抬高方法：患者仰卧，两腿伸直，下腿伸直抬起、放下，协助患者从被动到主动练习，抬高10°左右，然后缓慢放下，逐渐抬高至35°，不超过45°，如超过45°则股四头肌失去张力强度，成为锻炼屈髋肌的力量。停留3～5 s，再缓慢放下，2～3 h练一次，每次5～10 min。

腘绳肌的收缩锻炼方法：患者坐位或平卧，膝关节屈曲10°，足跟向下蹬踩床面，保持5 s，重复10次。在关节腔内积液消退后，在仰卧位、坐位、立位逐渐强化膝关节屈伸运动锻炼，行前后交叉韧带重建术者，早期制动。

术后3～5 d鼓励患者扶拐下床活动，但不鼓励多走路，以减轻疼痛和肿胀、防止下肢深静脉血栓、恢复正常关节活动为目的，有计划地指导患者采取主动锻炼为主、被动锻炼为辅的原则，逐渐增加锻炼时间。

【健康指导】

（1）患者出院后严格按照医嘱继续进行功能锻炼，平时注意关节保暖，夜间膝下可以垫一软枕，抬高患肢。韧带损伤患者必须佩戴膝关节活动控制支架3个月或遵医嘱。如出现关节肿胀和小腿疼痛，可能是运动过度的表现，应加以注意，必要时来院就诊。

（2）术后避免长时间步行、下蹲及上、下楼等对膝关节损耗较大的活动。

（3）术后半年内避免重体力劳动，预防再损伤。不适随诊。

第十四节　截肢手术护理

根据治疗目的有肿瘤根治性截肢和姑息性截肢、外伤后的肢体坏死性截肢。

【病情观察要点】

（1）观察残端出血情况。如血液渗透敷料，应更换后加压包扎。特别强调床头备止血带。

（2）观察疼痛情况。

（3）加强心理护理，给予心理疏导。一旦决定截肢，术后要立即加强心理护理，关心体贴患者，理解患者的思想变化，有必要选择性地向患者通报病情，介绍治疗的重要性，帮助患者从悲观绝望的心理中走出来。

【护理措施】

1. 术前准备

（1）严重创伤，合并休克者应先抢救休克，同时抗感染。

（2）做好心理护理，说明手术的必要性和安装假肢的时机。

（3）特异性感染患者，应注意消毒隔离。

（4）恶性肿瘤和慢性骨髓炎患者，因长期消耗而贫血，应补充营养，并给予少量多次输新鲜血。

（5）饮食给予易消化，营养丰富的高热量、高蛋白及高维生素饮食，提高机体抵抗力。

2. 术后护理

（1）按全麻术后护理常规护理。

（2）按骨科术后护理常规护理。

（3）小腿截肢者抬高患肢，大腿中上段截肢者伸直患肢，残肢要及时用弹力绷带包扎，促进静脉回流，有利水肿消退。必要时用夹板固定功能位。

（4）密切观察残端出血情况。伤口敷料如有渗湿，应立即更换后加压包扎。特别强调床头备止血带。

（5）疼痛护理：术后早期切口疼痛，可给予止痛剂。一段时间后出现肢体疼痛，应观察残端有无水肿、感染等情况。为预防幻肢痛和幻觉痛，在术后要求患者多注意抚摸患肢，按摩残端，同时给予心理疏导，护士要关心体贴患者，加强巡视，并鼓励家属多关心患者，给予心理和精神支持。介绍术后康复计划，鼓励患者树立积极回归社会和家庭的信心，逐渐恢复正常生活，最终使患者能通过自我调节，正确面对现实。

（6）大腿截肢后，要防止髋关节屈曲外展挛缩，小腿截肢者避免膝关节屈曲挛缩。

（7）功能锻炼：患者病情稳定，早期即开始残肢的功能锻炼，鼓励患者床上坐起或离床活动。一般上肢截肢的患者生命体征稳定 1 ~ 2 d 可协助离床活动，下肢截肢的患者 2 ~ 3 d 练习床上坐起。伤口拆线后可逐渐进行全身及局部的主动及被动活动，抗阻力运动练习及按摩，做肌肉的收缩活动，增强肌力，防止挛缩。

（8）假肢的锻炼及使用：经过适当的体疗及理疗后，安装假肢者应教会患者正确及熟练使用假肢，部分代偿患者功能。前臂假肢的训练内容：穿脱假肢、前臂伸屈、机械假手的开关，腕关节的被动伸屈和旋前、旋后等。

【健康指导】

（1）增加营养，增加机体体能，为假肢的安装、训练提供身体基础。

（2）调整好心态，以正确的心态面对截肢现实，回归社会，从事力所能及的工作。

（3）继续康复训练，能够独立正确地装卸假肢，学会假肢的基本技术操作，熟练掌握假肢操作技巧，提高利用假肢活动的效率和耐久力，达到利用假肢进行日常生活和职业活动。

（4）定期门诊复查，观察残端情况，6 个月后安装假肢。

第五章　骨肿瘤患者的急救护理

第一节　创伤后的呼吸窘迫综合征的急救护理

一、概述

呼吸窘迫综合征是指因严重的感染、创伤、休克等肺内外袭击后出现的以肺泡毛细血管损伤为主要表现的临床综合征，属于急性肺损伤的严重阶段或类型。其临床特征是患者呼吸频速和窘迫，进行性低氧血症，X线片呈现弥漫性肺泡浸润。其病死率达40%～70%。

二、发病机制与病理

呼吸窘迫综合征并不是原发疾病，而是由多种疾病继发的肺的通透性增加及肺的急性炎症。常见的高危因素主要有：创伤、休克、感染、药物、毒物、脂肪栓塞、输血、其他，如颅脑损伤等。

呼吸窘迫综合征的病理基础主要是肺间质和肺泡发生水肿，形成"湿肺"。按免疫学分为三期：渗出期、增生期与纤维化期。呼吸窘迫综合征的肺组织经过渗出期后1～3周逐渐过渡到增生期及纤维化期，但临床上这三期常常重叠存在。

三、诊断要点

1. 临床表现　主要表现为极度呼吸困难、青紫、心率加快，X线透视可见肺部呈弥漫性浸润阴影。患者病情危重，需要积极抢救。

典型的成人呼吸窘迫综合征常呈现阶段性。

第一期：为创伤复苏阶段，呼吸系统症状不明显，或患者仅有创伤后的反应性呼吸加快。

第二期：患者逐渐出现呼吸急促、胸闷、青紫。但体格检查和 X 线肺部检查，没有异常。及时治疗，可迅速恢复。

第三期：患者表现为进行性呼吸窘迫和青紫，即使吸入高浓度氧气也不能纠正。

第四期：为通气衰竭，患者有严重缺氧和二氧化碳潴留，合并酸中毒，最终导致心脏停搏。

2. 辅助检查　①胸部 X 线片呈弥漫性浸润阴影；②胸部增强 CT 示肺泡实变≥1/2；③血气分析显示低氧血症；④血常规结果显示，白细胞早期可一过性降低，感染时可显著高于正常。

四、治疗原则

（1）迅速纠正患者缺氧状态。

（2）使用呼吸机辅助呼吸。

（3）控制液体输入量。

（4）积极治疗原发病。

（5）营养支持及监护。

（6）药物对症治疗。

五、主要护理问题

（1）气体交换受损：与细胞－毛细血管膜损伤有关。

（2）低效性呼吸形态：与肺水肿、肺不张有关。

（3）焦虑、恐惧：与病情加重后患者对预后的担心、呼吸困难的濒死感有关。

（4）营养失调—低于机体需要量：与呼吸窘迫综合征是高代谢性疾病有关。

（5）躯体移动障碍：与创伤及使用人工呼吸机有关。

（6）潜在并发症：感染、压疮等。

六、护理目标

（1）积极有效地祛除呼吸窘迫综合征的病因。

（2）采取有效的辅助通气方式，缓解患者缺氧症状，促进疾病痊愈。

（3）患者恐惧焦虑程度减轻，积极配合治疗及护理工作。

（4）患者营养状况得到改善或维持良好状态。

（5）定时协助患者翻身、肢体功能锻炼。

（6）预防并发症，同时严密观察，发生并发症后及时治疗与处理。

七、护理措施

1. 心理护理

（1）在进行任何护理操作时均应给患者做好沟通解释，取得患者的配合，减轻患者紧张焦虑心理。

（2）长期使用呼吸机的患者应给予鼓励与支持，增加患者战胜疾病的信心。

（3）根据患者实际情况进行针对性的心理护理。

（4）鼓励患者积极表达，教会患者使用手势或使用写字板等方式表达自身感受。

2. 严密病情观察

（1）重视患者的主诉：初期患者有呼吸困难、窘迫感、呼吸加快等临床表现，一旦患者自述出现上述症状，应立即通知主管医生，并采取积极措施处理，早期诊治。

（2）密切观察患者的呼吸频率、节律和深度，口唇及肢端的颜色。

（3）给予心电监护及持续吸氧，观察血氧饱和度，一旦发现异常应立即加大吸氧流量或改面罩吸氧，如经以上方式氧饱和度还是不能回升，应立即进行血气分析，一经确诊立即采用呼吸机支持治疗。

第二节　脂肪栓塞综合征的急救护理

一、概述

脂肪栓塞综合征是指长骨骨折或骨盆骨折后 24～72 h 出现呼吸窘迫、意识障碍、皮肤瘀斑、进行性低氧血症为特征的综合征。

脂肪栓塞综合征是严重的创伤、骨折早期危重的并发症之一，在大手术、脂肪代谢紊乱、严重感染等情况也可能发生。目前各类骨折中，脂肪栓塞综合征的平均死亡率为8%，发生率为7%左右。如与感染、创伤性休克等并发，死亡率可高达50%～62%。

二、发病机制与病理

脂肪栓塞综合征具体发病机制目前尚未十分明确，目前有机械性和化学性两种学说。

（1）机械学说认为损伤后的骨髓或软组织局部的游离脂肪滴，从破裂的静脉进入血液循环，机械栓塞小血管和毛细血管，从而造成脂肪栓塞。

（2）化学学说则认为创伤后机体的应激反应，通过交感神经的神经－体液效应，释放出大量的儿茶酚胺，使肺及脂肪组织内的脂酶活动增加；在脂肪酶作用下，发生水解，产生甘油的游离脂肪酸，以致过多的脂肪酸在肺内积累，而游离脂肪酸的毒性作用造成一系列病理改变，导致呼吸困难综合征、低氧血症。

创伤越严重，脂肪栓塞的发生率越高，症状也越严重，全身各脏器都可被侵犯。其中肺栓塞、脑栓塞、肾栓塞在临床上比较重要。近来有些学者鉴于脂肪栓塞往往发生于长期低血压或休克的患者，因而认为脂肪球的产生可能是肝脏的缺氧造成脂肪代谢的障碍所致。

脂肪栓子的来源分为：①血管外源，创伤后脂肪栓塞综合征的主要来源。②血管内源，创伤后机体的应激反应，使血内脂类的稳定性发生改变所致。

形成时间：在创伤后24 h内发生肺脂肪栓塞，1～2 d栓子数量减少，第5天可明显从肺内消失。

三、诊断要点

1. 临床表现　骨折后是否发生脂肪栓塞综合征，取决于多种因素，个体差异非常大，临床上可有各种不同类型的表现。

（1）典型脂肪栓塞综合征：表现为创伤后的一个无症状间歇期，患者多在48 h内出现典型的脑功能障碍症状，且常进展为木僵或昏迷。睑结膜及皮肤在外观上有特殊点状出血点，且多在前胸及肩颈部。患者呼吸困难，通常有心动过速和发热。

（2）不完全或部分脂肪栓塞综合征：有骨折创伤史，伤后 1 ~ 6 d，患者可出现轻度发热、心动过速、呼吸增快等非特异症状，或仅有轻度至中度低氧血症，而缺少症状和相应的实验室检查所见，大多数患者数日而自愈，只有少数患者发展为脂肪栓塞综合征，由于这类患者缺乏明显症状，故易被忽略。

（3）暴发型脂肪栓塞综合征：患者一般在骨折创伤后立即或 12 ~ 24 h 突然死亡，往往有类似急性右心衰竭或肺梗死的表现，但很难做出临床诊断，此类患者通常最后经尸检证实。

2. 诊断标准　临床上目前尚无统一的诊断标准。1970 年修订的 Gurd 诊断标准值得推荐。

（1）主要标准：①点状出血；②呼吸系统症状，肺部 X 线片表现；③头部外伤的脑症状。

（2）次要标准：①动脉血氧分压 < 8.0 kPa（60 mmHg）；②血红蛋白下降（< 100 g/L）。

（3）参考标准：①脉搏 > 120 次/min；②发热 > 38 ℃；③血小板减少；④尿中出现脂肪滴；⑤红细胞沉降率 > 70 mm/h；⑥血清脂肪酶上升；⑦血中出现游离脂肪滴。

在上述标准中，有主要标准 2 项以上，或主要标准仅有 1 项，而次要标准、参考标准有 4 项以上时，可确定脂肪栓塞的临床诊断。无主要标准项目，只有次要标准 1 项以上者，则疑为隐性脂肪栓塞。

四、治疗

总的原则是对骨折进行确实稳妥的固定，以减少断端对组织的再损伤，从而减少脂肪栓子的来源；积极抗休克治疗，及时补充有效血容量，以降低因休克诱发的概率和降低加重脂肪栓塞的发生与发展的可能性，治疗的主要方法为生命支持、对症治疗、预防感染、提高血液乳化脂肪的能力。

1. 纠正休克　在休克未纠正前应妥善固定骨折伤肢，切忌整复。扩容时应警惕再灌注损伤的可能。

2. 呼吸支持　一旦发现患者有缺氧症状，特别是在患者呼吸道通畅而一般给氧无效时，应迅速视病情给予气管切开、气管插管、高压氧或人工呼吸机支持等治疗措施。

3. 减轻脑损害

（1）采用冰帽、冰袋物理降温或人工冬眠疗法降低脑细胞耗氧。

（2）采用脱水制剂以减轻脑水肿及降低颅内压。

（3）采用抗癫痫药及镇静剂控制癫痫发作或癫痫持续状态。

4. 抗脂栓及抗感染药物治疗　合理运用肾上腺皮质激素、抗生素、利尿脱水剂、白蛋白、抑酞酶、肝素、低分子右旋糖酐、高渗糖、5%乙醇等。

五、常见护理问题

（1）气体交换受损：与患者肺通气功能障碍有关。

（2）组织灌流异常：与脂肪滴入有关。

（3）高热：与脑缺氧体温中枢失衡有关。

（4）营养失调—低于机体需要量：与患者治疗期间饮食摄入受限有关。

（5）躯体移动障碍：与骨折及并发脂肪栓塞有关。

（6）恐惧、焦虑：与疾病发展迅速及患者担心预后有关。

六、护理目标

（1）发现并及早祛除脂肪栓塞的病因。

（2）维持患者呼吸道通畅，保持有效的呼吸支持。

（3）防治患者出现高热惊厥，并避免并发症的发生。

（4）维持患者营养平衡，促进患者早日康复。

（5）协助生活护理，做好基础护理，避免压疮等并发症的发生。

（6）患者能够正视病情，积极应对。

七、护理措施

1. 落实基础护理

（1）加强口腔护理及呼吸道管理，防止继发感染。

（2）采取积极有效的改善组织缺氧的措施，如给氧、吸痰、高压氧、人工呼吸机等。

2. 积极纠正休克

（1）在 24 h 内补足血容量以纠正休克状态。

（2）正确使用抗脂栓药物并注意药物的合理配伍。

（3）保暖、抬高患肢以减少各压力点压力，促进血液循环。

（4）严格记录 24 h 出入液量，应根据病情和各项监测指标掌握输血输液速度，制订输液计划，防止发生再灌流损伤。血流动力学稳定后，应早期达到出入液量的负平衡。

3. 科学合理地用药

（1）遵医嘱正确地使用药物。

（2）注意防止因再灌注和药物反应引起的水、电解质紊乱。

（3）合理制订营养配膳计划，满足身体营养元素的摄入。

（4）昏迷患者禁食期间应及时给予鼻饲；神志清楚的患者尽可能经口进食。

4. 调节体温

（1）给予冰枕、冰帽或冬眠疗法以降低脑细胞耗氧。

（2）保持病房清洁、安静及舒适，保证湿度和温度，限制探视人员。

（3）及时更换床单及衣物，及时进行口腔护理，防止继发感染。

5. 保证患者安全

（1）转送搬运及固定患者时动作一定要轻柔。

（2）妥善固定各引流管道，并保证引流通畅。

（3）抬高患肢，减轻肿胀及疼痛。

（4）定时翻身、拍背、协助患者有效地咳嗽排痰，防止肺感染。加强皮肤护理，防止压疮的发生。

（5）对昏迷、癫痫持续状态的患者，应加强特殊护理，使用床挡、约束带等，防止患者坠床或其他意外伤害发生。

6. 加强心理护理

（1）由于脂肪栓塞的昏迷期时间长，患者在昏迷期间往往完全处于人事不知的依赖状态，因此应严格按昏迷常规处理。

（2）病情转归后，往往因为脑部后遗症使患者不能恢复往常的自理能力，应了解患者个性发展的背景及过程，帮助患者重新树立战胜疾病的信心，使患者逐渐完成自我护理。

第三节　骨筋膜室综合征的急救护理

一、概述

骨筋膜室综合征（osteofascia compartment syndrome）即由骨、骨间膜、肌间隔和深筋膜形成的骨筋膜室内肌肉和神经因急性缺血而形成的一系列的早期综合征。最多见于前臂掌侧和小腿。常由创伤、骨折的血肿和组织水肿，使骨筋膜室内容物体积增加或外包扎过紧，局部压迫，使骨筋膜室容积减小；或由于手术操作时间长、肿瘤体积大、大范围的肌瓣旋转移位、血运的破坏和引流的不通畅，都会造成骨筋膜内压力增高。

二、发病机制

1. 骨筋膜室容积骤减

（1）因外伤或术后敷料包扎过紧。

（2）严重的局部压迫：如在地震或掩埋伤中，肢体长时间被压在重物之下。

2. 筋膜室内容物体积迅速增大

（1）缺血后组织肿胀：组织缺血，毛细血管的通透性增强，液体渗出、组织水肿、体积增大。

（2）损伤、挫伤、挤压伤、Ⅱ～Ⅲ度烧伤等损伤：引起毛细血管通透性增强、渗出增加、组织水肿、容积增加。

（3）小腿剧烈运动，如激烈的体育运动、行军等。

（4）骨筋膜室内出血，血肿挤压其他组织。

三、诊断要点

1. 临床表现　骨筋膜室综合征病情发展较快，一般在伤后 24 h 内出现。有"5 P"征：即苍白 pallor、感觉异常 paresthesia、无脉 pulselessness、麻痹 paralysis，以及拉伸骨筋膜室时产生的疼痛 pain。

疼痛往往较早出现，几乎所有的患者都会产生此症状。这种疼痛往往是一种深在的、持续的、不能准确定位的疼痛，疼痛程度有时与损伤程度不成比例。疼痛常在拉伸骨筋膜室内的肌肉群时加重。感觉异常（如针刺感）也是骨筋膜室综合征常见的典型症状，是皮神经受累的表现。肢体瘫痪往往发生于病程晚期，触诊时感觉到受累骨筋膜室张力升高明显，患者通常不会出现"无脉"的表现，因为引起骨筋膜室综合征的压力一般都低于动脉血压。

2. 辅助检查

（1）被动牵拉痛是早期诊断的重要依据，应仔细检查可疑患者。

（2）骨筋膜室内压力的测定。正常前臂筋膜间隔区组织压力为1.2 kPa，小腿为2 kPa。当舒张压力与组织压之间的差为1.33～2.17 kPa时，即有诊断价值。

（3）伴有肌肉缺血坏死时，白细胞增多，血沉加快，尿中出现肌球蛋白。

四、治疗

一旦确诊应立即进行切开减压，且切口要足够大才能彻底解除骨筋膜室内的压力。注意预防感染。及时清除坏死的肌肉和组织，伤口不缝合。切开减压后，血液循环得到改善，大量坏死组织的代谢产物和毒物进入血液循环，同时还要积极地防治休克、失水、高钾血症、肾功能衰竭、酸中毒等严重并发症，必要时应行截肢术以抢救患者生命。

五、主要的护理问题

（1）焦虑与恐惧：与患者担心疾病预后；预感自体健康受到威胁；形象受到破坏，如截肢；陌生的住院环境等有关。

（2）疼痛：与创伤、肌肉组织缺血、患者缺氧有关。

（3）有肢体血液循环障碍的危险：与血管、神经受损有关。

（4）体温升高：与创伤、肌肉坏死导致毒素吸收有关。

（5）潜在并发症：休克、酸中毒、肾功能衰竭、压疮等。

六、护理目标

（1）患者的疼痛症状减轻或消失。患者体温恢复正常。

（2）患者适应医院环境，愿意主动说出自身的感受，心理、生理上舒适感增加，能够积极面对现实，树立起战胜疾病的信心。

（3）重点观察患者肢体的血液循环，如有异常能及时处理。

（4）无并发症或并发症得到及时的治疗。

七、护理措施

1. 术前护理

（1）体位：一旦确诊，应立即解除所有的外固定物，将肢体放平，不可抬高，以免使动脉压降低并促使小动脉关闭而加重组织缺血，并尽量减少患肢活动。

（2）术前准备：骨筋膜室综合征一旦确诊，应立即手术。因此患者入院后即应告知患者禁饮、禁食，并迅速建立静脉通道，危重患者还应建立两路输液通道；完善各种术前检查，如心电图、交叉配血、抗生素皮试、术前带药等。

（3）密切观察患者病情变化：密切观察患者肢端的血运、感觉、运动、皮肤温度、色泽及足背动脉搏动情况。如有皮温降低、肢端麻木、发绀、疼痛持续加重等情况，要立即通知医生，采取相应的急救措施；注意观察患者尿量，严格记录24 h出入液量，如果患者全身症状明显，应记录患者每小时尿量，监测患者肾脏功能的变化；避免患肢抬高，以免动脉供血不足加重血液循环障碍。

（4）用药护理：骨筋膜室综合征早期，行局部组织切开减压前，静脉应用3～5 d 25%甘露醇250 mL，2次/d，地塞米松10 mg，1次/d，有利于减轻局部组织水肿。伤口渗出过多引起的低蛋白血症，适当地给予输血或血浆、白蛋白。观察输注后的效果和不良反应。在患者使用脱水剂期间，应选用较粗血管，确保穿刺针在血管内，防止渗入皮下组织。

（5）心理护理：因发病较急，患者及其家属往往会不知所措。在护理过程中，除应积极救治外，还应在进行各项准备工作及操作时，予以解释；对患者提出的疑问，要耐心解答；鼓励患者说出自身的感受，缓解患者的不适，使其更好地配合治疗。

2. 术后护理

（1）切开减压术后护理常规：

1）严密监测生命体征：给予心电监护、吸氧。注意观察患者体温、脉搏、血压、心率的变化及肢端循环情况，如有异常应及时通知医生，尽早治疗。

2）体位护理：患者全麻未清醒前应去枕平卧位，头偏向一侧。患肢抬高 15°～30°为宜，利于血液、淋巴液回流。抬高时间不宜过长，防止因体位性供血不足而加重患肢缺血。如果患肢末端皮肤颜色出现苍白时，说明动脉供血不足，应放平患肢。

3）伤口及引流管的护理：密切观察切口敷料渗液的情况，若敷料渗液明显、有异味，应及时通知医生并及时处理。保持伤口引流管的通畅、固定，定时挤捏引流管，避免引流管折叠、堵塞、脱落。观察引流液的性状、颜色、量，有异常情况应及时向医生汇报。

4）饮食护理：患者全麻清醒以后，嘱患者饮水。如患者无恶心、呕吐、腹胀等不适，即可进食。患者手术当日可进食流质、半流质食物。术后鼓励患者进食高蛋白、高营养、易消化饮食。

5）疼痛护理：为患者创造安静、舒适的病房环境，保证患者休息。加强患者的心理护理，分散患者的注意力。正确评估患者疼痛情况，应用镇痛药，以缓解疼痛。

6）生活护理：协助卧床患者生活护理，满足患者的基本需要；勤翻身，预防压疮、肺部感染的发生。

（2）术后功能锻炼：

1）手术当日：术后保持患肢处于功能位。患者全麻清醒后即鼓励患者进行除患肢以外的关节主动的活动。可行踝关节背伸、跖屈；腕关节背伸、外旋，握拳练习等。

2）术后第 1 天起：根据疾病部位不同，锻炼不同的肢体——股四头肌等长等张收缩：50 下/次，3 次/d。检查锻炼方法是否正确，可将双手放于髌骨两侧并推动髌骨，若髌骨不能活动，则股四头肌坚强有力。直腿抬高：膝关节伸直抬高 5～10 cm，保持 1～5 min，3 次/d。负重锻炼：踩秤，以 15～20 kg 力量开始，根据情况逐渐增加力量。前臂旋转练习。

3）截肢术后：残端保持于伸直位，平放于床上，对残端进行拍打按摩，以提高残端皮肤的耐磨耐压，有利于装配假肢。

（3）并发症的处理及护理：切开减压术后，血液循环得到改善，大量的坏死组织代谢产物和毒素进入血液循环，应积极防治失水、酸中毒、高血钾、肾功能衰竭、心律不齐、休克等并发症。密切观察患者生命体征的变化、伤口渗液情况、记录 24 h 出入液量、观察患者尿液颜色、性质，如有异常及时处理，避免延误病情。

由于患者术后卧床时间延长，因此特别注意防止压疮、肺部感染、泌尿系感染、静脉栓塞等并发症的发生。

第四节　高位截瘫后呼吸困难的急救护理

一、概述

呼吸困难时指患者主观上感觉空气不足或呼吸费力，客观上表现呼吸频率、深度和节律的改变。颈椎损伤合并高位截瘫使参与呼吸的肌肉不同程度地失去神经支配，由此必造成肺功能的损害。

二、发病机制

（1）第 4 颈椎以上损伤，膈肌也可以发生瘫痪，受伤后可导致呼吸骤停。

（2）高位截瘫可因肋间肌及腹肌瘫痪，胸式呼吸消失完全依靠膈肌呼吸进行腹式呼吸，肺膨胀不全，气体交换量大幅度减少，终因缺氧而窒息。

（3）肋间肌麻痹咳嗽咳痰无力，更易发生肺炎或支气管肺炎。且分泌物难以排出，可引起窒息。

（4）颈部血肿压迫气管，组织水肿、舌后坠可造成窒息。

（5）颈椎骨折后有些患者可合并肋骨骨折等胸部损伤，呼吸困难的危险性更大。

（6）吸入性窒息：体位限制易发生呕吐物、食物误入气管、支气管或肺泡内而引起窒息。

三、临床表现

患者出现呼吸频率加快，烦躁不安，出汗，血氧饱和度低于90%，口唇发绀，鼻翼扇动和呼吸困难的前驱症状。再者有"三凹"征，随后血氧饱和度快速下降，脉弱，血压下降，神志模糊，瞳孔散大。

四、治疗原则

急救的关键是早发现、早处理，争分夺秒进行抢救。只要能在 4 min 以内保证患者呼吸道通畅，就可能挽救患者生命。

（1）急救时宜首先考虑选用气管插管，清除呼吸道的血液及分泌物，保证呼吸道通畅。

（2）维持呼吸道通畅：是供氧和排出二氧化碳的前提。同时可用人工呼吸器进行辅助呼吸，如机械辅助呼吸需 24 ~ 48 h 者，最好行气管切开术。

（3）给氧：鼻导管或面罩给氧，适用于患者有部分通气功能伴有轻度缺氧时，给予 5 ~ 8 L/min 的氧流量，吸入浓度达 35% ~ 40%，使氧分压维持在 8 ~ 10.6 kPa。如仍不能维持良好的血氧饱和度，应及时给予呼吸气囊辅助呼吸。

（4）呼吸机治疗：要求维持良好的血氧饱和度、正常的动脉血氧分压和血流的 pH 值，而不引起电解质紊乱及影响心排血量和血压，并对肺实质无损害。

（5）吸入性窒息的急救：立即使用吸引器充分吸出血液、气道分泌物及其他异物。使用气管插管术、环甲膜穿刺或切开术、气管切开术建立通气道。紧急环甲膜切开术适用于临时措施，不宜超过 48 h 插管。注意切口位置。气管切开术注意切口周围血管、甲状腺、气管后壁、第 3 和第 4 两气管环。

（6）狭窄性窒息的急救：由伤口血肿、咽喉部软组织水肿压迫呼吸道引起。颈前路手术者，若术后出现呼吸困难并伴有颈部增粗，多为颈深部血肿压迫气管所致，应立即采取措施，如呼吸极度困难，立即床旁剪开缝线放出积血，然后再送手术室寻找出血点结扎止血。颈后路手术出现呼吸困难者，则是局部血肿压迫或水肿反应所致；而术后发生呼吸困难但不伴有颈部肿胀的，多为喉头水肿所引起，与术中牵拉和刺激气管有关，应立即给予吸氧，做好气管切开或气管插管准备。

（7）舌后坠引起呼吸困难的急救：舌后坠的患者出现鼾声呼吸，血氧饱和度逐渐下降，可出现意识模糊。立即用开口器撬开牙列，用舌钳把舌牵引向外，并可在舌尖以后2～2.5 cm的正中线处，用粗线或别针穿过全层舌组织，将舌前部牵拉到口腔之外并固定。必要时进行气管切开或气管插管。

五、护理措施

（1）患者床边应备有气管切开包等急救用品。

（2）建立有效的静脉输液通道，维持水、电解质和酸碱平衡；吸氧；准确记录出入液量；监测血气分析。

（3）严密监测生命体征，注意观察患者的意识、血氧饱和度、呼吸频率、节律深浅度情况和呼吸音变化，重视患者的主诉。如有呼吸困难、口唇青紫、憋气或者发热、咳嗽，痰中有血丝或黏稠，有脓痰，应立即通知医生予以处理，不可延误。颈椎前路术后24 h应密切观察切口敷料渗出情况，保持负压引流通畅，预防血肿压迫引起呼吸困难。

（4）保持呼吸道通畅，定时协助翻身，拍背，鼓励患者做有效的咳嗽排痰。

（5）心理护理，对呼吸困难患者给予必要的心理安慰，稳定情绪，以减少氧耗量，有利于呼吸困难的缓解。

（6）气管插管护理，颈椎骨折患者插管时注意头颈位置，应让下巴向前伸，避免将头部使劲向后扳，以免损伤位于颈椎椎管内的脊髓神经而引起高位截瘫。妥善固定气管导管防止意外拔管，减少导管周围皮肤黏膜的损伤。每15～30 min听诊一次肺部情况，掌握呼吸音的变化，有无痰鸣音。分泌物多时行气管内吸痰，吸痰前后给予纯氧吸入，时间不超过15 s，以减少吸痰所致的缺氧。

（7）气管切开护理，妥善固定气管套管，严格交接班，检查外套管固定的松紧度是否适宜，以防滑出导致窒息或引起皮下气肿。每4 h经气管导管滴入湿化液或适当的抗生素溶液及气囊放气5～10 min，避免气囊持续压迫气管内壁造成黏膜损伤及软骨坏死。放气时须注意观察患者的呼吸情况。雾化吸入治疗2次/d。呼吸道感染得到控制，呼吸功能改善后可试行堵管，使患者通过正常呼吸道呼吸，并锻炼咳嗽，待患者呼吸恢复，血气分析正常，咳嗽有力后即可拔出套管。用无菌蝶形胶布将皮肤伤口拉紧。拔管后如在2~5 d病情又急转，需再次用机械呼吸时，可再将原切口剥离开，再插入气管套管。情况紧急，应立即行气管内插管。

（8）使用呼吸机时的护理，应经常观察呼吸机的运作情况，出现异常及时处理。较常见的有低压和高压报警，低压报警的常见原因有：呼吸机与患者的管道松脱，气管内管漏气，工作压力低于患者所需压力，气体的供应量不足，呼气管道组装不当引起漏气、安全阀门移位、吸气或呼气管道的橡胶阀门管破损、呼气流量感应器损坏等。高压报警常见的原因：由于患者或呼吸管道阻力增加造成的通气压力增加超过了高压报警预调限。

第五节　气胸的急救护理

一、概述

气胸是指气体进入胸膜腔，造成的积气状态，称为气胸。多因肺部疾病或外力因素使肺组织和脏层胸膜破裂，或靠近肺表面的细微气肿泡破裂，肺和支气管内空气逸入胸膜腔。多见于男性青壮年或患有慢性支气管炎、肺气肿、肺结核者。本病属胸科急症之一，严重者可危及生命，需要及时处理。

二、发病机制

气胸的诱发因素为剧烈运动、咳嗽，提重物或上臂高举，举重运动，大便费力和钝器伤等。当剧烈咳嗽或用力解大便时，肺泡内压力升高，致使原有病损或缺陷的肺组织破裂引起气胸。创伤性气胸多由肋骨骨折断端刺破肺组织，或暴力作用引起的支气管或肺组织挫裂伤，或因气道内压力急剧升高而引起的支气管或肺破裂。锐器伤或火器伤穿通胸壁，伤及肺、支气管和气管或食管，亦可引起气胸，且多为血气胸或脓气胸。偶尔在闭合性或穿透性膈肌破裂时伴有胃破裂而引起脓气胸。

三、临床表现

症状的轻重取决于起病快慢、肺压缩程度和肺部原发疾病的情况。典型症状为突发性胸痛，继之有胸闷、气促和呼吸困难，并可有刺激性咳嗽，甚至咯血、并发休克等。胸痛常为针刺样或刀割样，持续时间很短暂。刺激性干咳因气体刺激胸膜所致。创伤性血气胸多因严重的外伤所致，使胸腔内器官或组织不同程度损伤，往往胸腔内还有大量积血、积气，病情更加危急。

患者常表现精神高度紧张、恐惧、烦躁不安、窒息感、发绀、出汗，并有脉搏细速、血压下降、皮肤湿冷等休克状态，甚至出现意识不清、昏迷，若不及时抢救，往往引起死亡。

四、治疗原则

基本治疗原则包括卧床休息的一般治疗、排气疗法、防止复发措施、手术疗法及并发症防治等。

（1）一般治疗，患者应绝对卧床休息，尽量少讲话，使肺活动减少，有利于气体吸收。适用于首次发作，肺萎陷在 20% 以下，不伴有呼吸困难者。

（2）排气疗法，适用于呼吸困难明显、肺压缩程度较重的患者，尤其是张力型气胸需要紧急排气者。包括胸膜腔穿刺抽气法及胸腔闭式引流术。

（3）胸膜粘连术，由于自发性气胸复发率高，为了预防复发，用单纯理化剂、纤维蛋白补充剂、医用黏合剂及生物刺激剂等引入胸膜腔，使脏层和壁层两层胸膜粘连从而消灭胸膜腔间隙，使空气无处积存，即所谓"胸膜固定术"。

（4）肺或大泡破口闭合，在诊断为肺气肿大泡破裂而无其他的肺实质性病变时，可在不开胸的情况下经内窥镜使用激光或黏合剂使裂口闭合。

（5）外科手术治疗，手术的目的首先是控制肺漏气，其次是处理肺病变，然后是使脏层和壁层胸膜粘连以预防气胸复发。近年来由于胸腔外科的发展，主要是手术方式的改进及手术器械的完善，尤其是电视胸腔镜器械和技术的进步，手术处理自发性气胸已成为安全可靠的方法。外科手术可以消除肺的破口，又可以从根本上处理原发病灶，如肺大泡、支气管胸膜瘘、结核穿孔等，或通过手术确保胸膜固定。因此是治疗顽固性气胸的有效方法，也是预防复发的最有效措施。

五、护理措施

（1）接到患者后立即监测生命体征、神志、瞳孔、呼吸、气管有无移位及移位程度，观察有无休克症状，迅速对患者伤情及呼吸困难程度做出初步判断，保障先重后轻、有条不紊地抢救。

（2）保持呼吸道通畅，改善呼吸功能，根据不同气胸状况分别采取必要措施，对于开放性气胸，一经诊断，立即用大块无菌凡士林纱布 5~6 层在患者深呼气末时，封闭胸壁，再用棉垫加压包扎，避免漏气，变开放性气胸为闭合性气胸；对于张力性气胸，气管明显向健侧移位，颈静脉怒张，呼吸音降低或消失，立即于患侧锁骨中线第 2 肋间插入粗针头，排出胸腔积气，降低胸膜腔内压或放置胸腔闭式引流管；对于闭合性气胸，如少量气胸（X 线示肺压缩在 15% 以下）可暂时不予处理，严密观察。对于创伤性血气胸患者，首先将患者置于平卧位，头偏向一侧，立即清除口鼻血块、异物，吸引气管内血块、异物及分泌物，保持呼吸道通畅，改善通气功能，为心肺复苏、吸氧或人工、机械通气提供保障。中等量以上积气者（肺压缩在 15%~60%），做胸膜腔穿刺抽气或行胸腔闭式引流。常规吸氧，2~4 L/min，若吸氧状态下 $SPO_2 < 90\%$，可更换面罩加压给氧 10~15 L/min，必要时应用呼吸机辅助呼吸，防止心、脑、肾等重要器官缺血、缺氧。

（3）迅速建立多条静脉通路，维持有效循环：创伤性血气胸患者都有不同程度出血，尤其合并其他部位多发骨折，出血更多，严重者发生失血性休克。加之纵隔受压，气管移位，呼吸、循环功能的病理改变，发生微循环危象概率增高，必须迅速建立多条静脉通路，保障快速补液、输血，积极纠正休克，维持有效血循环及抢救用药。必要时可行锁骨下静脉或颈内静脉穿刺留置，以快速扩容。

（4）严密观察，加强护理：创伤性血气胸患者病情变化快，多合并其他脏器损伤，伤情重，需密切观察病情变化。严密观察生命体征变化：注意神志、瞳孔、胸部、腹部情况和肢体活动，疑有复合伤时立即报告医生处理。观察患者气促、发绀、呼吸困难等症状及程度，监测脉搏血氧饱和度。观察有无纵隔受压、气管移位等，注意触诊皮下气肿的范围和程度。注意观察尿量、颜色及性质、皮肤色泽温度及末梢循环的情况。如果尿量每小时少于 25 mL，表示有效循环血量不足，应加速输血、输液，并报告医生及时处理。必要时监测血流动力学变化，测中心静脉压。

（5）胸腔闭式引流的护理，加强引流管的护理，保持引流管的通畅，每 2 h 挤压引流管一次，以防血凝块阻塞。观察引流液的量、颜色及性质。

如引流量每小时大于 200 mL 并且持续 3 h 以上，提示有活动性出血的可能，应做好急诊手术准备。

（6）加强呼吸道护理，指导并鼓励患者有效地咳嗽、咳痰及深呼吸，咳嗽时可用双手按压住患者的胸部两侧，以减轻胸廓活动引起的疼痛。

（7）加强心理护理，加强与患者及其家属的沟通和安慰，对各种症状，治疗，检查及不适给予耐心解释；讲解疾病的原因、治疗及转归，增强患者对治疗的信心，消除患者心理障碍，以良好的心态配合治疗，对疾病的预后有很好的促进作用。

第六章 上肢带骨及上肢骨肿瘤的护理

第一节 上肢解剖概要

上肢骨包括上肢带骨和自由上肢骨两大部分。前者有锁骨和肩胛骨，后者包括臂部的肱骨、前臂的尺骨、桡骨及手的 8 块腕骨、5 块掌骨和 14 块指骨。

一、上肢带骨（肩带骨）

（一）锁骨

锁骨位于胸廓上方前面的皮下，呈"S"形，内侧端膨大称为胸骨端，外侧端为肩峰端（图 6 - 1）。锁骨体较细而弯曲，且位置表浅，因此受暴力时易发生骨折，一般多发生于内中 1/3 交界处。

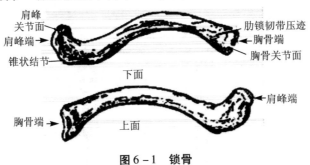

图 6 - 1 锁骨

（二）肩胛骨

肩胛骨为三角形扁骨，位于胸廓背面脊柱的两侧。背面有一从内侧向外上方斜行并逐渐隆起的骨嵴，称为肩胛冈，它将背面分为上小下大的两个窝，分别叫作冈上窝和冈下窝（图 6 - 2，图 6 - 3）。

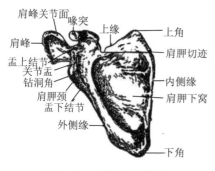

图 6-2 肩胛骨（前面）

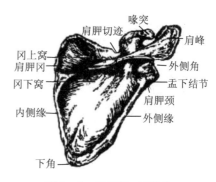

图 6-3 肩胛骨（后面）

二、自由上肢骨

（一）肱骨

肱骨上端有半球形的肱骨头，与肩胛骨的关节盂相关节。在肱骨头的外侧和前方各有隆起，分别称为大结节和小结节，两者之间的纵沟为结节间沟。上端与体交界处稍细，称外科颈，为较易发生骨折的部位。肱骨体中部外侧有一粗糙的隆起，称三角肌粗隆。在体的后面有自内上斜向外下的浅沟，称桡神经沟，有桡神经通过，故肱骨中段骨折易损伤此神经。肱骨下端前后扁，末端有两个关节面，靠内侧的是肱骨滑车，靠外侧的是肱骨小头，滑车后面上方有一鹰嘴窝。下端的内、外侧部各有一突起，分别称为内上髁和外上髁。内上髁后面有一浅沟，为尺神经沟，有尺神经通过，当内上髁骨折时，容易损伤此神经（图 6-4）。

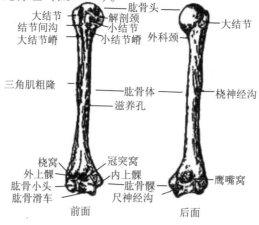

图 6-4 肱骨

（二）尺骨

尺骨位于前臂内侧，可分为一体两端（图6-5）。上端粗大，前面有一半月形的关节面，叫作滑车（半月）切迹，与肱骨滑车相关节。切迹后上方的突起为鹰嘴，前下方的突起为冠突。冠突的前下方有一粗糙隆起，叫作尺骨粗隆。体的外侧缘锐利，称骨间缘。下端有球形的尺骨头，其后内侧有向下的突起称尺骨茎突。

（三）桡骨

桡骨分为一体和两端（图6-5）。上端形成扁圆形的桡骨头，头的上面有凹陷的桡骨头凹，与肱骨小头相关节。桡骨头下方为桡骨颈，颈的内下方有一较大的粗糙隆起为桡骨粗隆，是肱二头肌的抵止处。桡骨下端特别膨大，近似立方形。其远侧面光滑凹陷，为腕关节面，与近侧腕骨相关节。

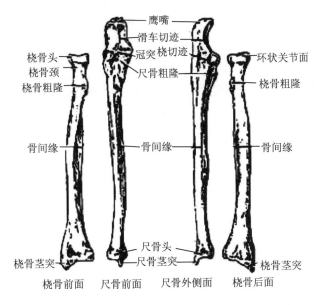

图6-5　桡骨和尺骨

（四）手骨

手骨体形小，数量多，连接复杂，包括腕骨、掌骨和指骨三部分（图6-6）。

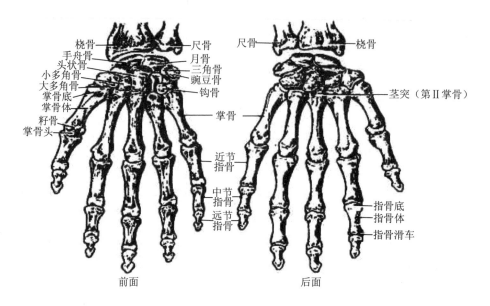

图 6-6　手骨

三、上肢骨连接的解剖

上肢骨的连接包括上肢带骨的连接和自由上肢骨的连接。

（一）上肢带骨的连接

1. 胸锁关节　胸锁关节由锁骨的胸骨关节面与胸骨柄的锁骨切迹及第一肋软骨的上侧面共同构成（图 6-7）。

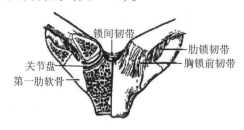

图 6-7　胸锁关节

2. 肩锁关节　肩锁关节由肩胛骨肩峰关节面与锁骨肩峰端关节面构成。

3. 喙肩韧带　连接于喙突与肩峰之间，形成喙肩弓架于肩关节上方，可防止肱骨头向内上方脱位。

（二）肩关节

肩关节由肱骨头与肩胛骨的关节盂构成。肩关节是全身运动幅度最大、最灵活的关节，可做屈、伸、内收、外展、旋内、旋外和环转运动（图6-8）。

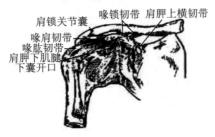

肩锁关节囊　　喙锁韧带　肩胛上横韧带
喙肩韧带
喙肱韧带
肩胛下肌腱
下囊开口

图6-8　肩关节

（三）肘关节

肘关节由肱骨下端与尺骨、桡骨上端构成，包括肱尺关节、肱桡关节、桡尺近侧关节，可做屈伸运动（图6-9）。

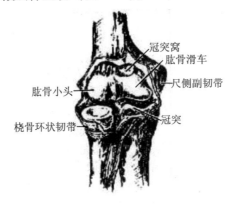

冠突窝
肱骨滑车
尺侧副韧带
肱骨小头
桡骨环状韧带
冠突

图6-9　肘关节（前面）

（四）前臂骨的连接

1. 桡尺近侧关节　见肘关节。

2. 前臂骨间膜　为一长而宽的坚韧结缔组织膜，连接于尺桡两骨的骨间嵴之间。当前臂两骨处于旋前或旋后位时，骨间膜松弛；而处于中间位时，骨间膜紧张（图6-10）。所以前臂骨折时，应将前臂骨固定于中间位，以防止骨间膜挛缩，影响愈合前臂骨的旋转功能。

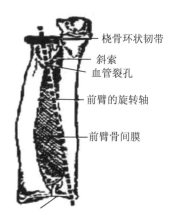

图 6 - 10　前臂骨的连接

3. 尺桡远侧关节　由桡骨的尺骨切迹与尺骨头的环状关节面，以及尺骨头与桡腕关节盘的近侧面构成，属于车轴关节（图 6 - 11）。

（五）手骨的连接

包括桡腕关节、腕骨间关节、腕掌关节、掌指关节和指骨间关节（图 6 - 11）。

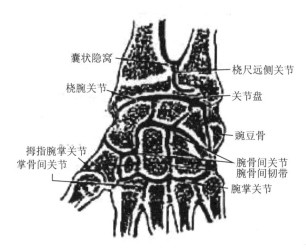

图 6 - 11　手关节（冠状切面）

第二节　肩胛骨肿瘤的护理

肩胛骨和锁骨属于上肢带骨，它们把上肢连接于躯干骨，成为上肢骨活动的支点。肩胛骨的关节盂与肱骨的肱骨头构成的肩关节，使得上肢能够灵活运动，是人体运动范围最大而又最灵活的关节。因此发生于肩胛骨的肿瘤对于其功能有较大影响。肩胛骨肿瘤较少见，约占全部骨肿瘤的2.6%，许多骨肿瘤及肿瘤样病变可发生于肩胛骨，主要是转移瘤、软骨肉瘤及淋巴瘤，其他如尤文氏肉瘤、纤维肉瘤、骨样骨瘤、骨血管瘤、平滑肌瘤等。肩胛骨病变以男性为主，男女比例为2:1。恶性骨肿瘤发病年龄较良性骨肿瘤发病年龄大，前者多在50岁以上，后者多在20余岁。而肿瘤样病变中的嗜酸性肉芽肿典型发生于幼儿。

【术前护理】

1. 术前评估　详细询问病史，评估患肢神经功能、疼痛程度和心理状况。

2. 心理护理　责任护士应有针对性地向患者做好心理疏导工作，介绍手术的方式及大致过程，使患者消除恐惧和焦虑的心理，积极配合治疗。

3. 术前常规护理　①患者入院即完善术前常规检查，如肝、肾功能，胸部X线片，心电图，出凝血时间，血、尿常规，CT、MRI、骨扫描等。②遵医嘱做好药物过敏试验、备好术中带药，告知患者术前注意事项。③入手术室前，与手术室人员做好手术患者交接。

【术后护理】

1. 生命体征的观察　术后常规进行心电监护，监测患者生命体征的变化，给予吸氧。注意观察患者体温、呼吸、脉搏、血压的变化，注意观察是否有胸痛、胸闷、血气胸的发生。观察患肢的感觉、运动、疼痛、肢体肿胀、血运等情况。

2. 切口及引流管护理　观察切口有无渗血、渗液、红肿，严密观察引流液的量、颜色及性状的变化，如有异常立即通知医生。

3. 体位护理　将患肢局部固定，取半卧位或平卧位，勿侧卧位，平卧时无须使用枕头，在患侧胸壁侧方垫枕，避免悬吊患肢肘部与上臂下坠，卧床休息，下床活动时前臂吊带保护，让患肢吊于胸前，保持挺胸提肩姿势。

4. 疼痛护理　患者术后常伴有不同程度的疼痛，术后一般给予镇痛药物止痛，利于患者早期进行功能锻炼。同时给予肌肉放松疗法、听轻音乐等。

5. 功能锻炼

（1）早期：可做腕指、肘臂活动，如腕关节背伸、前屈等。

（2）中期：增加肩肘活动，如用健手扶患肢轻柔地旋转肩关节、提肩缩颈、展肩屈肘、双手上举等锻炼。

（3）后期：加强上述锻炼的幅度、次数和力度。

【出院指导】

在患者出院前针对患者个体情况给予相应的出院指导，并制订具体的康复计划，指导患者循序渐进并持续功能锻炼，向患者解释锻炼目的，避免因患者疏忽或疼痛而中断练习，从而使关节功能恢复受到影响。为了促进其愈合可指导患者多食含钙高和含维生素 D 丰富的食品，如蛋奶类、肉、豆制品等。并鼓励患者多晒太阳促进钙吸收，增加骨密度。指导患者戒烟戒酒，定期复诊。

第三节　锁骨肿瘤的护理

【术前护理】

1. 术前评估　询问病史，评估神经功能、疼痛程度和心理状况。

2. 心理护理　针对患者的不安和恐惧，用亲切、委婉的礼貌用语，主动、热情、耐心地做好各项解释工作，帮助患者树立战胜疾病的信心。

3. 术前常规护理　①患者入院即完善术前常规检查。如肝、肾功能，胸部 X 线片，CT、MRI、心电图，出凝血时间，血、尿常规等。②遵医嘱做好药物过敏试验、备好术中带药。告知患者术前注意事项。③入手术室前，与手术室人员做好手术患者转运交接。

【术后护理】

1. 体位护理　术毕患者回病房后，两肩胛后垫一窄枕以使两肩后伸、外展。向患者及其家属讲明治疗卧位的意义，使其积极配合。锁骨肿瘤术后由于锁骨应力作用较为集中，术后肩关节活动产生的应力将可能导致锁骨钢板的断裂，故离床活动时需用颈腕带悬吊固定。

2. 疼痛护理 手术切口疼痛可用镇痛药，运用视觉模拟评分法（VAS）让患者对疼痛程度进行测试，超过 4 分则可给予其适量的镇痛药物。非药物镇痛方法有：和患者进行交谈分散患者注意力，让患者听音乐或提供患者喜爱的书刊等方式转移注意力。

3. 病情观察

（1）生命体征监测：严密监测生命体征的变化，术后行心电监护，监测血氧饱和度、血压、呼吸、脉搏。因该手术部位靠近肺部，尤其注意呼吸变化。

（2）伤口的观察及护理：密切观察手术切口敷料的渗血情况，如出血较多时应及时更换敷料。根据病情遵医嘱使用抗生素。

（3）神经损伤的观察：由于锁骨的解剖位置毗邻锁骨下动静脉和臂丛神经，故术后应注意观察患肢的皮肤颜色、温度、感觉、手指的运动、桡动脉搏动、毛细血管充盈等情况，患肢是否有发白或青紫，是否有麻木感，判断患肢的末梢血循环情况，是否有桡动脉搏动减弱或消失等，如有以上症状，表示有腋部神经血管受压。应及时报告医生予以处理。

（4）功能锻炼：病情稳定后即可做手指、腕、肘关节的屈伸活动和用力握拳；中期可加做肩后伸的扩胸活动；后期可逐渐做肩关节的各种活动，重点是肩外展和旋转活动，防止肩关节因固定时间太长而导致功能受限制。在术侧肢体愈合前，严禁抬臂动作，以免产生剪力而影响愈合。

4. 饮食 给予高蛋白、高维生素、清淡、易消化的饮食，如鱼、虾、鸡、豆制品、牛奶，多食新鲜蔬菜、水果；避免烟、酒刺激，忌辛辣食物。患者由于手术引起失血失液，营养物质消耗增多，因此，应及时补充营养，调整胃肠功能，以利于伤口迅速愈合及全身康复。

【出院指导】

嘱患者出院后继续患肢功能锻炼，避免负重活动；定期复查，了解愈合情况。根据病理检查进行下一步治疗。根据情况，完成不同阶段锻炼计划并随访。

第四节 上肢骨肿瘤的护理

上肢恶性骨肿瘤的治疗过去以截肢为主，对患肢功能及患者心理均产生严重影响，且统计显示截肢并不能提高患者的生存率。随着新辅助化疗的开展，使恶性骨肿瘤的生存率由过去的10%左右提高到70%~80%，特别是随着人工假体技术的不断完善和发展，使保肢治疗成为可能，明显提高了患者的生存率及生活质量。

【术前护理】

1. 一般护理　生命体征的观察和记录，观察左右手活动是否正常、血运及感觉。

2. 心理护理　骨肿瘤患者思想波动大，对手术缺乏信心，应耐心地与患者进行交谈，听取患者的意见和要求，建立起良好的护患关系；详细地向患者介绍病情，阐明手术的重要性和必要性，对手术的安全性做出适当解释；让患者练习放松、深呼吸、咳嗽等，可有效地对抗焦虑和减轻术中的痛苦感；安排家属及时探视，嘱他们对患者予以安慰和鼓励，增强患者治疗疾病的信心，从而减轻术前焦虑感。

3. 术前准备　①向患者讲解术前及术后功能锻炼的正确方法和重要性。患者因肿瘤引起慢性疼痛，患肢长期处于一种相对制动状态，肌肉代谢活动减退，导致肌肉轻度萎缩。肿瘤患者免疫力低，为杜绝异体骨及关节移植术后感染，要注意患者全身的皮肤完整无破损及局部的清洁。术前洗澡，对于不能洗澡者给予擦浴，切口区消毒后无菌纱布包扎；术前还要检查患者有无化脓性感染病灶。②术前适应性训练。配合医生完善相关检查，如肝、肾功能，胸部 X 线片，CT、MRI、心电图，出凝血时间，血、尿常规等为手术提供真实可靠的生理指标。协助患者建立良好的卫生习惯，指导进行床上排便、有效咳嗽等训练，避免术后因卧位改变引起的不适应。遵医嘱做好药物过敏试验、准备术中带药、遵医嘱备血。告知患者术前注意事项。术晨禁食水。入手术室前，与手术室人员做好手术患者转运交接。

4. 新辅助化疗的护理　①化疗前检查。每次化疗前均行肝功、肾功、血常规、尿常规和心电图等检查，各项检查正常和白细胞计数 4×10^9/L 方可进行化疗；还应了解患者的病情及心理状态，做好心理护理，及时掌握患者的思想动态，耐心解释放、化疗可能发生的反应，消除患者的紧张感和不必要的顾虑，使患者对治疗充满信心。②药物毒性的监测。定期复查肝肾功能及血常规和心电图检查。化疗后应注意水化尿液，并常规用5%的碳酸氢钠碱化尿液，同时记录 24 h 出入液量；维持尿量，保持尿量 3 000 mL/d。在化疗期间，监测 24 h 尿量，防止出现肾功能受损。

【术后护理】

1. 生命体征监测　严密监测生命体征的变化，给予心电监护，监测血氧饱和度、血压、呼吸、脉搏。

2. 伤口及引流管的护理　严密观察手术切口敷料的渗血情况，如出血较多时应及时更换敷料。根据病情遵医嘱使用抗生素。肿瘤保肢术后应充分引流，目的是充分引流手术范围中坏死肿瘤细胞与组织，防止切口深部感染。故术后密切观察伤口引流的情况，注意保持引流管通畅，避免折叠、扭曲并妥善固定，观察上肢末梢血液循环、颜色、皮温、感觉、切口敷料有无渗血，以确定是否有活动性出血或血循环出现障碍。在护理时注意肢体的保暖，抬高患肢，高度以高于心脏水平面为宜，以利于静脉回流，改善肢体的血液循环，防止和减轻肿胀。术后体温变化是机体最敏感的反应之一，可直接反映出患者有无排异或感染发生。每日密切观察体温的变化，测体温 4 次/d。

3. 疼痛管理　进行疼痛评估，适当给予药物镇痛。

4. 预防上肢神经损伤　避免长时间压迫肢体某一部位，如上臂中段、手腕等处。术后定时检查患者绷带松紧度（以能够放入 1 指为宜），避免神经卡压。若患者诉肢体某处麻木，应及时报告医生。

5. 保持有效固定　钢板固定后，用长臂石膏托将患肢固定于肘关节屈曲 90°、前臂中立位 3~4 周。髓内钉固定者，则用管型石膏固定 4~6 周。

6. 功能锻炼

（1）早、中期：从复位固定后开始 2 周内可进行前臂和上臂肌肉收缩活动。用力握拳，充分屈伸拇指，对指、对掌。站立位前臂用三角巾悬吊胸前，做肩前、后、左、右摆动及水平方向的绕圈运动。手指的抗阻练习，可以捏橡皮泥、拉橡皮筋或弹簧等。

（2）晚期：从骨折基本愈合后开始。① 做肩、肘、腕与指关节的主动运动，用橡皮筋做阻力的肩屈、伸、外展、内收运动，阻力置于肘以上部位。手指的抗阻练习有捏握力器、拉橡皮筋等。② 逐步增加肱二头肌抗阻肌力及等长、等张、等速收缩练习。③ 增加前臂旋前、旋后的主动练习，助力练习、肱三头肌与腕屈伸肌群的抗阻肌力练习。有肩关节功能障碍时，做肩关节外旋与内旋的牵引、腕关节屈与伸的牵引。④ 增加前臂旋前、旋后的肌力练习，可用等长、等张、等速收缩练习等方法。⑤ 还可增加作业练习，如玩积木、洗漱、进餐、穿脱衣服等，以训练手的灵活性和协调性。

7. 预防便秘　患者排气后方可进食，食物由流食到普食、由少到多，可少食多餐。加强蛋白质、维生素、脂肪的补充，以迅速提高患者的机体抵抗力，有利于伤口愈合。多食粗纤维、易消化的蔬菜和水果，有利于排便。指导患者定时进行腹部按摩，以脐为中心，顺时针方向按摩腹部，促进肠蠕动，预防便秘。可适当配合药物应用，如乳果糖口服液等，必要时给予灌肠。

8. 预防肺部感染和压疮　由于全麻插管手术，机械通气对气管有一定程度的损伤，因此术后当天即开始应用压缩雾化吸入，3 次/d；鼓励患者咳嗽咳痰，防止肺部并发症的发生；给予气垫床，并定时翻身进行骨突部位的按摩以避免压疮的发生。

【出院指导】

1. 饮食　宜高蛋白、高热量、含钙丰富且易消化的饮食，多食蔬菜及水果。

2. 休息与体位　卧床时患肢垫枕与躯干平行，头肩部抬高；离床活动时用三角巾将前臂悬吊于胸前。

3. 功能锻炼　按计划进行功能锻炼，最大限度地恢复患肢功能。

4. 复诊的指征及时间　在术后 1~3 年，会有许多并发症，如骨折、假体松动、断裂等，故应指导患者术后 3 年内，患肢不可过度负重，以防骨折。嘱患者术后 1 年内每月门诊复查 1 次，患肢局部正、侧位片，胸片。要重视患者主诉，观察有无转移、复发现象，发现异常及时就诊。

第七章　下肢骨肿瘤的护理

第一节　下肢解剖概要

一、下肢骨组成

下肢带骨：1块髋骨。

自由下肢骨：1块股骨，1块髌骨，1块胫骨，1块腓骨；足骨：7块跗骨，5块跖骨，14节趾骨。

（一）髋骨

髋骨由髂、坐、耻三骨融合而成，与股骨头相关节，其底部称为髋臼窝。窝的周围骨面光滑，附以关节软骨，叫作月状面（图7-1）。

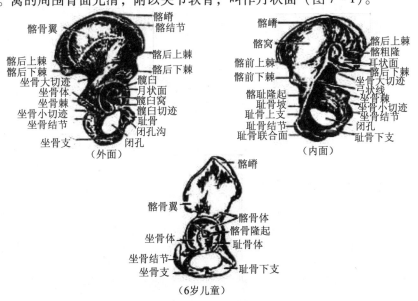

图7-1　髋骨

（二）股骨

股骨是人体中最大的长管状骨，可分为一体两端（图7-2）。上端朝向内上方，其末端膨大呈球形，叫股骨头，与髋臼相关节。头的外下方较细的部分称股骨颈。颈体交界处的外侧，有一向上的隆起，叫作大转子，其内下方较小的隆起叫作小转子。大转子的内侧面有一凹陷称为转子窝（又叫梨状窝）。大、小转子间，前有转子间线，后有转子间嵴相连。两者之间称股骨粗隆间，是骨折多发处，股骨体呈圆柱形，粗壮而略弓向前，体的后方有纵行的骨嵴称粗线。此线向上延续为粗糙的隆起称臀肌粗隆。下端左、右膨大并向后突出，形成内侧髁和外侧髁，之间的深窝称髁间窝，两髁侧面上方分别有较小的突起，称为内上髁和外上髁。

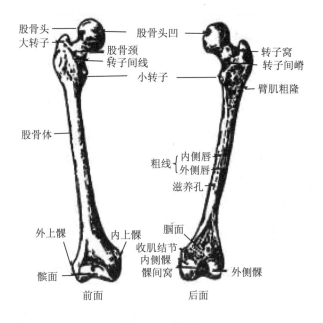

图7-2 股骨

（三）髌骨

髌骨（图7-3）是人体内最大的籽骨，包埋于股四头肌肌腱内。前面粗糙，后面为光滑的关节面，与股骨的髌面相对，参与膝关节的构成。

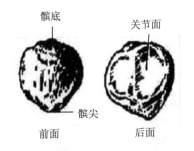

图 7 - 3　髌骨

(四) 小腿骨

小腿骨包括胫骨和腓骨，胫骨位于内侧，腓骨位于外侧（图 7 - 4）。

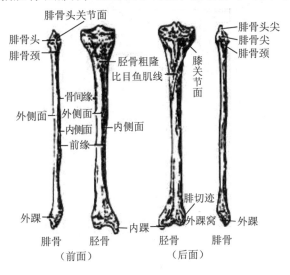

图 7 - 4　胫骨和腓骨

　　1. 胫骨　胫骨可分为一体和两端。上端膨大，形成内侧髁和外侧髁，与股骨下端的内、外侧髁及髌骨共同构成膝关节。

　　2. 腓骨　腓骨细长，也分为一体和两端。上端膨大叫作腓骨小头。小头内上面有关节面与胫骨上端外面的关节面相关节，小头下方较细，叫作腓骨颈。

(五) 足骨

足骨包括跗骨、跖骨和趾骨三部分（图 7 - 5）。

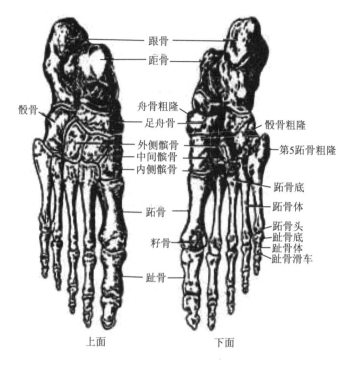

图 7 - 5　足骨

1. 跗骨　属于短骨，位于足骨的近侧部，共 7 块。可分为三列，即近侧列相叠的距骨和跟骨，中间列的舟骨，远侧列的第 1 ~ 3 楔骨和骰骨。

2. 跖骨　为小型长骨，位于足骨的中间部，共 5 块。第 5 跖骨底向后外伸出的骨突，叫作第 5 跖骨粗隆。

3. 趾骨　共 14 块，形状和排列与指骨相似，但都较短小。

二、下肢骨的连接

（一）骶髂关节

骶髂关节由骶骨与髂骨的耳状面相对而构成，属微动关节。

（二）耻骨联合

耻骨联合由两侧的耻骨联合面借纤维软骨连接而成（图 7 - 6）。

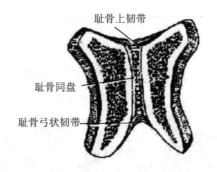

图 7 - 6　耻骨联合（冠状切面）

（三）髋骨与脊柱间的韧带连接

1. 骶结节韧带（图 7 - 7）　呈扇形，起于髂后下棘、骶骨侧缘及尾骨的上部，向外方经骶棘韧带的后方止于坐骨结节。

2. 骶棘韧带（图 7 - 7）　位于骶结节韧带的前方，较薄，呈三角形，起于骶骨下端及尾骨的外侧缘，向外方与骶结节韧带交叉后止于坐骨棘。上述两条韧带与坐骨大、小切迹共同围成坐骨大孔和坐骨小孔，是臀部与盆腔和会阴部之间的通道，为肌肉、肌腱、神经、血管等通过。

3. 髂腰韧带（图 7 - 7）　为强韧的三角形韧带，连于第 4、5 腰椎横突与髂嵴之间。

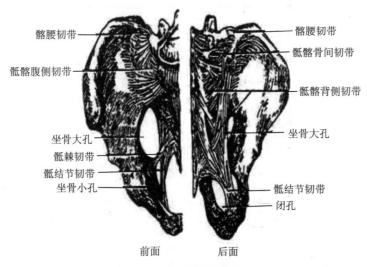

图 7 - 7　骨盆的韧带

（四）骨盆的全貌

骨盆由骶骨、尾骨和左右髋骨及其韧带连接而成（图7-8）。

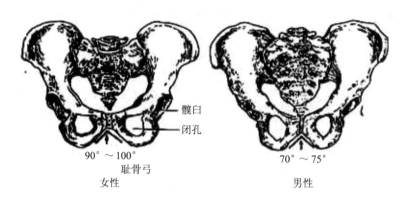

图7-8　男、女性骨盆

（五）髋关节

髋关节由股骨头与髋臼相对构成，属于杵臼关节（图7-9，图7-10）。在髋臼的边缘有关节盂缘附着。加深了关节窝的深度。

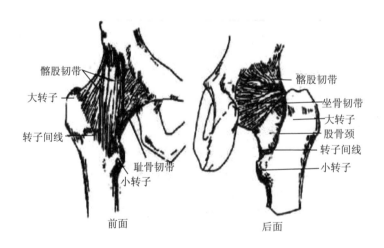

图7-9　髋关节

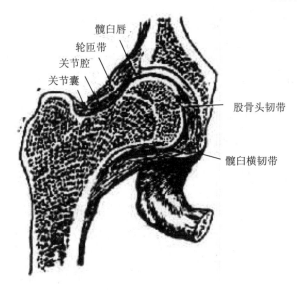

髋臼唇
轮匝带
关节腔
关节囊
股骨头韧带
髋臼横韧带

图 7 - 10　髋关节（冠状切面）

髋关节为多轴性关节，能做屈伸、收展、旋转及环转运动。

（六）膝关节

膝关节由股骨内、外侧髁和胫骨内、外侧髁及髌骨构成，为人体最大且构造最复杂的关节。膝关节主要可做屈伸运动，在半屈位时，还可有小幅度的旋内、旋外运动（图 7 - 11）。

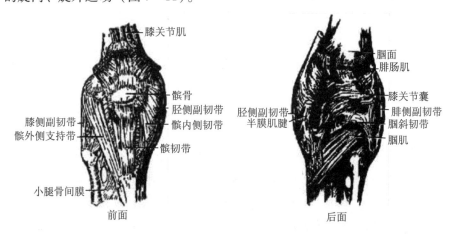

膝关节肌
髌骨
胫侧副韧带
髌内侧韧带
膝侧副韧带
髌外侧支持带
髌韧带
小腿骨间膜
前面

腘面
腓肠肌
膝关节囊
胫侧副韧带
半膜肌腱
腓侧副韧带
腘斜韧带
腘肌
后面

图 7 - 11　膝关节

小腿骨的连接包括胫腓关节、小腿骨间膜和胫腓韧带联合。小腿两骨连接很紧密，几乎不能运动。

（七）距小腿关节

距小腿关节亦称踝关节，由胫骨、腓骨下端与距骨构成。距小腿关节能做背屈（伸）和跖屈（屈）运动。

（八）足弓

足弓是由跗骨、跖骨的拱形砌合，以及足底的韧带、肌腱等具有弹性和收缩力的组织共同构成的一个凸向上方的弓，可分为纵弓及横弓（图7-12）。

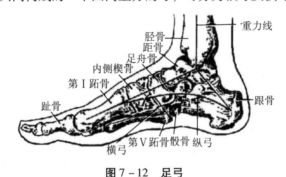

图7-12　足弓

第二节　髋关节周围恶性骨肿瘤的护理

髋部骨肿瘤是累及髋骨、股骨头颈和股骨上段的常见肿瘤。良性肿瘤即使病理性骨折，预后也较好，而恶性骨肿瘤特别是肿瘤细胞的生物学行为活跃，分化不成熟时，要迅速进行有效正规化疗后，进行保肢或截肢。

【非手术治疗及术前护理】

1. 心理护理　为患者创造整洁舒适的环境，提供便利条件，满足患者的基本需求；要耐心、细致地做好解释工作，增强患者自信心；需要截肢的患者应向患者及其家属说明截肢治疗的必要性，假肢的安装与功能重建，使患者克服预感性悲哀心理，配合治疗。

2. 饮食护理　由于手术、化疗都需要足够的营养支持，因此，保证充足的营养供给尤其重要，鼓励患者定时进餐，多食高蛋白、高热量、高维生素、易消化的食物，增加纤维素的摄入，多饮水，预防便秘。

3. 体位护理　由于肿瘤对骨质破坏大，易发生病理性骨折，患者应卧床休息，避免下地负重。

4. 症状护理　①疼痛护理：患者常伴有疼痛，尤以夜间为甚。为了减轻疼痛，应保持病房安静，护理操作时动作要轻；遵医嘱给予止痛药物。②肿瘤局部护理：肿瘤局部不能用力按摩挤压，不能热敷和理疗，不能涂药油和刺激性药膏，以免刺激肿瘤过度生长或导致破溃。手术前注意观察患者局部情况，如肢体的肿胀程度、温度、颜色、感觉功能等，尤其是肢体的麻木感觉，并做好记录，以便术后对照。

5. 术前准备　指导患者正确使用便盆、拐杖，教会其正确进行深呼吸、有效咳嗽，术前 1 d 常规皮肤清洗 2 次，术前禁食、禁饮 6 h。

【术后护理】

（1）患者回病房后，平稳搬移患者，对有石膏固定的患肢要有专人保护，切勿折断石膏。

（2）根据麻醉方式及要求，放置患者于适当卧位。注意抬高患肢，保持功能位。严密观察患者生命体征变化，观察患肢伤口有无渗血情况，若渗血较多，立即报告医生。

（3）密切观察患肢血运、体温、颜色、动脉搏动的情况，如有发冷、青紫、苍白及麻木等症状，均为血运障碍，及时报告医生处理。

（4）保持引流管通畅，勿扭曲、折叠，密切观察引流液的量、色，若发现异常（24 h 引流液大于 500 mL），应及时报告医生。

（5）术后伤口疼痛，按医嘱给予止痛药物，对截肢患者出现的患肢痛，除及时给予止痛剂外，还应给患者讲解出现疼痛的原因，并分散患者的注意力。

（6）注意观察术后伤口感染征象，如发现患者体温升高，白细胞计数增高，伤口敷料有脓性渗出，或有异味等征象，应立即报告医生。

（7）石膏护理：石膏未干燥前不能覆盖，春、夏、秋自然风干，冬季需烤干，经常检查骨突出处，避免压疮出现，一般石膏固定需 4~6 周。去掉石膏后开始功能锻炼，从不负重到逐渐负重练习。

（8）给予高蛋白、高热量、高维生素、易消化饮食。多食新鲜蔬菜及水果，多饮水，卧床期间，每日按摩腹部，保持大便通畅，便秘者给予缓泻剂。

（9）术后数周后，根据医嘱进行功能锻炼，如股四头肌等长收缩，踝关节背屈伴活动，促进肢体功能恢复。

（10）根据病情或医嘱，给予定时翻身，按摩受压部位，鼓励患者深呼吸和咳嗽，多饮水，保持会阴部清洁，防止并发症。

（11）患者病程长，手术难度大、危险性高，易出现术中、术后并发症。做好心理护理，关心安慰患者，减轻患者痛苦，增强战胜疾病的信心。

（12）截肢护理：密切观察生命体征的变化，保持各引流管通畅，注意观察敷料渗出的湿度和范围。渗血过多及时更换敷料，如渗血过多，血压急剧下降，脉搏细速，应警惕残端血管破裂或血管结扎缝线脱落，应立即通知医生处理。卧床时尽量保持截肢残端外展，残端可用弹力绷带包扎，以促进组织愈合。减轻残端肿胀及疼痛。注意保持伤口周围干燥清洁，避免粪便污染，换药时严格无菌操作。

残肢的功能锻炼在于改善截肢患者全身状态，促进残肢定型，增强肌力，提高关节活动力，有利于充分发挥存留肢及假肢的功能。残端伤口无发热、渗液及局部红肿、无剧烈疼痛，可以进行功能锻炼。①睡硬板床，俯卧2次/d以上，20～30 min/次，以防髋关节屈曲挛缩。俯卧位时在腹部和大腿下置一软枕，以增强伸肌肌力，在两腿之间置一软枕，残肢用力向内挤压，以增强内收肌肌力，防止外展挛缩。②对残端进行按摩，拍打3次/d，30 min/次。③用残端踩在柔软物品上，3次/d，30 min/次。对于青少年，尤其是儿童缺少保护意识，对其活动应加以限制；对于年长者，由于对疾病的恐惧，往往对活动过于保守，应多鼓励其锻炼。截肢患者术后离床后往往有失衡感，同时有心理失落感。因此应协助患者进行健全肢体的功能锻炼，以期达到尽可能早的恢复自理生活的目的。

（13）瘤段骨灭活再植术后护理：

1）抬高患肢，促进静脉回流，减轻肿胀。

2）保持引流的通畅，观察引流液的颜色、量，并准确记录。

3）石膏固定后，密切观察患肢末梢血运、感觉及运动情况。术后6～8周拍X线片，无异常者可拆除石膏，活动关节及下床活动，但要避免过早负重；拆除石膏后用弹力绷带包扎植骨固定部位，防止肢体发生水肿，待功能适应后逐渐去除弹力绷带。

【出院指导】

1. 饮食　保证足够的营养，多饮水。
2. 活动　指导患者制订活动计划，逐步达到生活自理，提高生活质量。
3. 特殊治疗　需要继续放、化疗者，告知患者不要轻易终止疗程。
4. 复诊　了解肿瘤切除部位骨修复情况，严防过早负重导致病理性骨折。

第三节　膝关节周围恶性骨肿瘤的护理

膝关节肿瘤常见尤文氏肉瘤、骨肉瘤等，传统治疗方法是截肢术。随着新辅助化疗的广泛开展，使对化疗有效的肿瘤得以保肢。但对于同时累及膝关节关节腔内组织的肿瘤，保肢难度大。对于膝关节关节外肿瘤行广泛切除、定制膝关节重建、腓肠肌移位术尝试保肢治疗。关节外肿瘤切除，定制关节置换保肢术，较普通胫骨近端骨肿瘤保肢治疗不同，其目的是肿瘤广泛切除，减少局部复发，但手术创伤大，要使保肢手术得到较好的效果，术前应正确评估患者全身情况，加强全身支持疗法和心理护理，术后严密监测生命体征，加强切口的管理、患肢的护理及功能锻炼，是保证重建肢体恢复良好功能的关键。

【术前护理】

术前明确病理学诊断，明确肿瘤侵犯范围。术前常规进行2周期顺铂、阿霉素和异环磷酰胺化疗。

1. 心理护理　因为患者住院时间长，化疗反应重，手术复杂，应当全面评估患者及其家属的心理状态和家庭支持能力，耐心介绍手术方法、优点及可能出现的问题，尽可能使患者降低心理压力，调整好心态，树立信心。

2. 化疗护理　常规做好化疗护理，向患者强调术后要继续化疗，使其做好心理准备。由于化疗会使患者的造血功能抑制，机体抵抗力下降，因此，安置患者在单人病房，控制陪护，减少探视；进病房人员要戴口罩；病房每天紫外线消毒 1 次、每次 30 min，开窗通风每日 2 次、每次 15 ~ 30 min，桌面、地面擦拭每日 2 次，减少交叉感染机会。加强营养支持，鼓励患者食用高蛋白、高维生素、易消化饮食，对食欲不佳及全身情况差者，可静脉补充营养，以提高全身抵抗力及对手术的耐受力。嘱患者避免肢体剧烈运动、勿负重等，以防病理性骨折的发生。

3. 术前准备　入院后指导患者做股四头肌的收缩练习，每日 3 次、每次 20 min，以提高股四头肌的收缩力，增强膝关节的稳定性；指导患者正确使用便盆、拐杖，教会其正确进行深呼吸、有效咳嗽；术前 1 d 常规备皮，皮肤清洗 2 次。术前禁食、禁饮 6 h。

【术后护理】

1. 生命体征监测　因肿瘤侵犯范围广，手术创面大，术中使用止血带而出血不多，但手术后可能失血量大。术后 24 ~ 48 h，密切观察患者血压、脉搏、呼吸等生命体征变化。常规给予持续心电监护，吸氧，同时密切观察切口渗血情况及引流液的量、性质、颜色并及时记录，如 1 h 内引流液 > 200 mL，应及时通知医生处理。引流管放置 3 ~ 5 d，24 h 引流液 <50 mL 时可拔管。

2. 体位护理　术后下肢垫 1 个软枕，抬高患肢 30°，膝关节屈曲 0° ~ 30°，勿外旋压迫腓总神经造成神经损伤。维持 2 ~ 4 周，以保证韧带与肌瓣愈合。避免主动和被动屈曲膝关节，变换体位时采取仰卧位和健侧卧位交替，防止移植肌瓣受压影响血供。

3. 并发症的防范　膝关节关节外肿瘤切除、定制膝关节假体重建、腓肠肌移位术手术范围广泛、操作时间长、术前化疗、全身和局部抗感染能力下降，易合并切口感染、皮瓣坏死、骨筋膜室高压、深静脉血栓形成等。

（1）感染和皮肤坏死的预防：仔细监测全天体温变化，每 4 h 一次，观察热型并及时记录，如持续高热或弛张热，应及时汇报。同时密切注意刀口有无渗血、渗液及红肿、疼痛加重。注意刀口引流是否通畅，采用每 2 h 挤压引流管 1 次，防止其扭曲、折叠。后期密切观察刀口皮肤颜色、温度和毛细血管充盈时间，如色泽青紫，常表示静脉回流受阻，苍白则表示动脉血供不足。毛细血管充盈反应是采用指压皮肤，施压后皮肤应立即苍白，松开后即转红润。早期充盈时间为 1~2 s，如少于 2 s 表示静脉回流受阻，超过 5 s 或反应不明显者应考虑有动脉供血不足。保持室内温度在 25~30 ℃，注意保暖，避免受凉血管痉挛。

（2）骨筋膜室综合征的预防：由于手术操作时间长、肿瘤体积大、小腿显露广泛、大范围的肌瓣旋转移位、血运的破坏和引流的不通畅，都会造成患侧小腿骨筋膜室综合征，引起严重后果。为此，应当仔细观察记录刀口引流量，定时询问患者小腿远端是否出现肿胀、麻木、针刺、疼痛等不适感觉，严密观察小腿远端皮肤颜色、温度、毛细血管充盈时间、足背动脉搏动强弱、肿胀、张力性水泡、水肿程度的变化。如出现刀口引流量少、小腿麻木疼痛、小腿远端水肿加重、出现张力性水泡、足背动脉搏动减弱等征象，应高度怀疑骨筋膜室综合征的发生，及时采用保温、脱水、抗痉挛、改善循环、及时抽液或手术等有效应对措施。

（3）深静脉血栓形成：下肢静脉血液回流靠胸腔的负压、小腿肌肉的收缩及静脉瓣膜的防逆流作用。该部位由于手术创伤大、时间长、术后患肢疼痛制动、腓肠肌肌瓣转移、局部组织水肿使得下肢静脉血流缓慢，导致静脉回流障碍，比一般下肢手术更易导致下肢深静脉血栓形成。应密切观察患肢皮肤的颜色、活动、感觉、肿胀情况并及时记录。护理中注意保温，使用抗栓压力泵，抬高患肢 30°，并指导患者口服镇痛药物，指导患肢足跖屈、背伸活动和大腿小腿肌群等长收缩，每日 3 次，每次 60 min，以利于下肢静脉血液回流，减少深静脉血栓的发生。

（4）功能锻炼：通常患者下地负重时间要推迟，术后 4 周内屈膝应小于 50°。具体功能锻炼步骤如下：术后第 1 天开始患肢足趾、踝关节屈伸和股四头肌等长收缩每日 3~5 次、每次 10~20 min，如患肢不觉疼痛逐渐增加次数和时间，被动肢体按摩每天 3 次，时间不等。重建的髌韧带止点和关节囊及转移的筋膜肌瓣需要 4~6 周时间才能完全愈合，所以手术后 4 周内膝关节活动范围不能超过 50°，可以使用 CPM 功能锻炼。手术 6 周后可进行膝关节大角度的屈伸练习，从 5°~10°开始，循序渐进，如患肢不觉疼痛逐渐增加角度，争取在术后 8 周时间达到 90°，注意观察是否有髌骨脱位。术后 2 周根据患者体力及耐力情况开始逐步下地使用助步器练习行走。

【出院指导】

讲解康复期功能锻炼的方法、重要性及意义。使患者出院后能坚持功能锻炼。除住院期间注意的问题外，出院后还要注意预防跌倒，防止髌腱撕脱，不搬运重物，避免站立或步行太久，以减少膝关节的负重。注意预防感冒和其他部位的急性感染，以防关节感染。术后半年内需要连续化疗6个疗程，告知复诊时间。

第四节　踝关节周围恶性骨肿瘤的护理

踝关节肿瘤常见类型为骨肉瘤、软骨肉瘤、恶性纤维组织细胞瘤等。临床表现为压痛、局部肿胀、下肢活动受限。影像学检查均有不同程度的骨质破坏。临床以肿瘤切除和保肢手术为主要治疗手段。

【术前护理】

1. 心理护理　踝关节周围恶性肿瘤外科治疗复杂程度高，手术费用高；患者术前对手术风险均有不同程度的担心，对肢体能否保留存有顾虑。采取以下护理措施：

（1）与患者多沟通、勤交流，建立良好的护患关系，耐心讲解手术的必要性，介绍国内外肿瘤治疗的进展，使患者面对现实，增强对治疗的信心，争取手术成功。

（2）以关心、支持的态度与患者接触，向患者说明情绪健康的重要性，调动机体一切积极的因素来克服体内的不良因子，增强机体免疫力。

（3）尽可能让亲人陪伴，通过与家人的沟通，护士要态度诚恳、和蔼，取得患者的信任。

（4）加强入院时健康教育。由于患者不了解骨肿瘤的治疗方案，误认为一旦患上骨肿瘤，都会截肢，情绪波动大；对化疗及手术产生恐惧等。患者往往都有很强的心理反应，渴望得到心理救助。责任护士在入院接待患者时通过耐心与患者交谈，仔细观察一些情绪上的细小变化，了解患者的心理活动；在患者面前树立信任感、亲切感，为以后更好地做各个阶段的健康教育打下良好的基础。

2. 术前准备

（1）向患者讲解术前及术后功能锻炼的正确方法和重要性。患者因肿瘤引起慢性疼痛，患肢长期处于一种相对制动状态，肌肉代谢活动减退，导致肌肉轻度萎缩。肿瘤患者免疫力低，为杜绝异体骨及关节移植术后感染，要注意患者全身的皮肤完整无破损及局部的清洁。术前洗澡，不能洗澡者给予擦浴，切口区消毒后无菌纱布包扎；术前还要检查患者有无化脓性感染病灶。

（2）术前适应性训练。配合医生完善相关检查，为手术提供真实可靠的生理指标。协助患者建立良好的卫生习惯，指导进行床上排便、有效咳嗽等训练，避免术后因卧位改变引起的不适应。

3. 新辅助化疗的护理

（1）化疗前检查。每次化疗前均行肝功、肾功、血常规、尿常规和心电图等检查，各项检查正常和白细胞计数 4×10^9/L 方可进行化疗；还应了解患者的病情及心理状态，做好心理护理，及时掌握患者的思想动态，耐心解释放、化疗可能发生的反应，消除患者的紧张感和不必要的顾虑，使患者对治疗充满信心。

（2）药物毒性的监测。定期复查肝肾功能及血常规和心电图检查。化疗后应注意水化尿液，并常规用5%的碳酸氢钠碱化尿液，同时记录24 h 出入液量；维持尿量，保持尿量 3 000 mL/d。在化疗期间，监测 24 h 尿量，防止出现肾功能受损。

【术后护理】

1. 体位的护理　去枕平卧位6 h，头偏向一侧，保持呼吸道畅通，及时清除口腔内分泌物，以防止误吸和窒息。注意肢体的保暖及抬高患肢，防止伤口受压，促进静脉回流。

2. 疼痛的护理　患者术后根据疼痛评分口服止痛药物止痛或给予静脉应用镇痛药物，并做好心理疏导。同时，应检查患肢位置放置是否正确。

3. 引流管的护理　肿瘤保肢手术，术后要充分引流手术范围中坏死肿瘤细胞与组织，防止切口深部感染。故术后密切观察伤口引流的情况，注意保持引流管通畅，避免折叠、扭曲并妥善固定，观察下肢末梢血液循环、颜色、皮温、感觉、切口敷料有无渗血，以确定是否有活动性出血或血循环障碍。严密观察伤口有无脓性分泌物或其他感染征象，免疫排斥反应表现为伤口有黄色分泌物，局部肿胀，白细胞计数增加。严密记录渗出液的量、颜色及性质，尽早发现异常，以便及时采取相应的护理措施，在护理时注意肢体的保暖，抬高患肢，高度以高于心脏水平面为宜，以利于静脉回流，改善肢体的血液循环，防止和减轻肿胀。

4. 监测体温　术后体温变化是机体最敏感的反应之一，可直接反映出患者有无排异或感染发生。发生免疫排斥反应和感染时会有持续性的中等程度的发热，每日密切观察体温的变化，测体温 4 次/d。为可能产生的免疫排斥反应、组织深部及切口感染等提供参考依据。

5. 预防便秘　患者麻醉清醒后 6 h 可进食，食物由流食到普食、由少到多，少食多餐。加强蛋白质、维生素、脂肪的补充，以迅速提高患者的机体抵抗力，有利于伤口愈合。多食粗纤维、易消化的蔬菜和水果，有利于排便。指导患者定时进行腹部按摩，以脐为中心，顺时针方向按摩腹部，促进肠蠕动。适当配合药物应用，如乳果糖口服液等，必要时给予灌肠。

6. 预防肺部感染和压疮　由于麻醉采取全麻插管手术，机械通气对气管有一定程度的损伤，因此术后当日即开始应用压缩雾化吸入，3 次/d；鼓励患者咳嗽咳痰，防止肺部并发症的发生，同时采用气压式床垫和对患者进行骨突部位的按摩以避免压疮的发生。

7. 功能锻炼　术后患肢护理及功能锻炼是改善重建关节功能的关键，为获得满意的肢体活动功能，尽早加强患肢护理及功能锻炼，术后 24 h 患肢制动，术后 1~3 d，给予石膏外固定，同时注意石膏外固定的护理，主要是患肢末梢血运和感觉运动。患肢保持伸膝足高髋低位，鼓励患者克服疼痛。尽可能做屈伸小腿关节和趾关节运动，进行股四头肌等长收缩。指导患者肌肉等长收缩训练及足趾活动，4 次/d，每次 20 min。一方面可以促进下肢血液循环，防止静脉血栓，另一方面为下肢行走功能做准备。术后第 2 天即开始股四头肌等长收缩运动，即绷紧大腿可见到髌骨上移和大腿条块状肌肉隆起，放松时能见到髌骨下移和大腿条块状肌肉隆起消失，每日练习 2 次，10~15 min/次，术后第 4~5 天开始主动活动膝关节。该训练方法可促进骨盆区血液循环，促进淋巴回流。当切口引流管拔除，拆线后 3~4 周，指导患者床上坐起做髋、膝关节伸屈运动，每日不少于 10 次。活动髋膝关节的同时注意踝关节的制动。

【出院指导】

踝关节周围恶性肿瘤切除术后患者，在术后 1~3 年，仍有诸多并发症，如骨折、假体松动、断裂等，故应指导患者术后3年内行走要注意，患肢负重不可过大，以防骨折。嘱患者术后1年内每月门诊复查1次，拍患肢局部正、侧位片和胸片，并注意患者主诉观察有无转移、复发现象，发现异常及时就诊。

第八章　胸骨及脊柱肿瘤的护理

脊柱区（vertebral region）包括脊柱及其周围的软组织，自上而下可分为项部、背部、腰部和骶尾部。

第一节　脊柱区解剖

一、肌肉

项背部肌位置依次由浅向深：第一层为背部上肢肌的斜方肌（上）和背阔肌（下）；第二层为在项部的头颈夹肌和属于背部上肢肌的提肩胛肌和菱形肌，在背部为上后锯肌和下后锯肌；第三层为背部固有肌－骶棘肌；第四层是项部位于寰椎、枢椎和枕骨之间的椎枕肌，为运动寰枕、寰枢关节的肌肉。

脊柱区的肌肉由浅入深可分为四层：第一层为斜方肌和背阔肌；第二层在项部有夹肌和肩胛提肌，在背部有菱形肌和上、下后锯肌；第三层为竖脊肌和横突棘肌；第四层包括项部的椎枕肌群和腰背部深层的一些小肌。

二、脊柱区的神经与血管

（一）神经

脊柱区的神经支配来自 31 对脊神经的后支。各脊神经后支均较前支细小，出椎间孔后，在相邻横突之间再分为内、外侧支，支配该区的皮肤和肌肉。

（二）脊柱区的血管

项部深层的动脉有枕动脉、颈深动脉、颈横动脉和椎动脉等。椎动脉在入颅腔之前发出肌支至项、颈部肌肉。

三、椎管及其内容物

椎管由 24 个游离椎骨的椎孔和骶骨的骶管构成，上接枕骨大孔，通向颅腔；下达骶管裂孔。内容脊髓、脊神经根及脊髓周围的血管和被膜。

1. 脊髓与脊神经根　脊髓为中枢神经的低级部分，为一前后稍扁的圆柱体。上端在枕骨大孔处与脑干的延髓连续，下端在成人平对第 1 腰椎体下缘，形成脊髓圆锥。从圆锥的尖端向下延伸，形成一条纤维组织的细丝，叫终丝。

脊髓各段的直径并不均匀。全长有两个膨大，即颈膨大和腰膨大，支配上肢和下肢的神经在这两个膨大处出入。

2. 脊髓的被膜　脊髓的表面有三层被膜（图 8 - 1）。最外面一层为硬脊膜，向上附着于枕骨大孔边缘，与颅部硬脑膜相续，向下达第 2 骶椎，形成硬膜囊。硬脊膜与椎骨骨膜之间的间隙为硬膜外腔，腔内常为负压。

中层为蛛网膜，紧贴于硬脊膜的深面，由结缔组织构成，菲薄透明，无血管，向上直接延续为脑的蛛网膜，向下达第 2 骶椎平面。蛛网膜与其外面的硬脊膜之间有一潜在的腔隙，为硬膜下腔，内有少量液体。蛛网膜与其深面的软脊膜之间的腔隙叫作蛛网膜下腔。

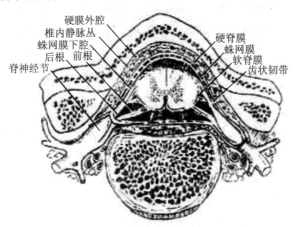

硬膜外腔
椎内静脉丛
蛛网膜下腔
后根　前根
脊神经节

硬脊膜
蛛网膜
软脊膜
齿状韧带

图 8 - 1　椎管及其内容物横断面

软膜紧贴于脊髓的表面，为一层富于血管的结缔组织膜，故又称血管膜。在脊神经前、后根之间，软脊膜形成齿状韧带，其尖端附着于蛛网膜及硬脊膜，起固定脊髓的作用。脊髓的血管行于软膜内，并随软膜进入脊髓的沟裂中。

3. 椎静脉丛　椎静脉丛（图 8 - 2）可分为椎外静脉丛和椎内静脉丛。

椎外静脉丛位于椎管之外，椎外静脉丛收集椎体和邻近肌的静脉，注入颈深静脉丛、肋间静脉、腰静脉和骶外侧静脉。这些静脉及交通支多无静脉瓣，可容许血液反流。椎内静脉丛位于椎管内，分布于椎骨骨膜与硬脊膜之间。椎内静脉丛收集脊髓、椎骨和韧带的静脉血。

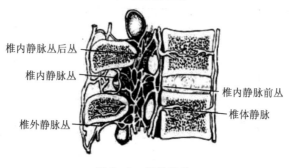

图 8-2 椎静脉丛

第二节 胸骨肿瘤的护理

胸骨肿瘤的发病率占全身肿瘤的 4%～10%，其中 60% 为原发性恶性肿瘤，40% 为转移性恶性肿瘤。胸骨肿瘤一旦确诊，无论良性或恶性均可行手术治疗。

【术前护理】

1. 心理护理　胸骨肿瘤临床少见，患者及其家属担心术后恢复和预后，存在悲观、紧张、矛盾心理。向患者及其家属介绍国内外治疗胸骨肿瘤的进展，并告知患者及其家属手术切除为首选治疗方法。制订周密的护理计划，消除患者的恐惧心理，使其在最佳心理状态下接受治疗。

2. 术前宣教　介绍手术经过、术后可能出现的不适、需如何配合等，如戒烟、术前练习床上大小便，学会深呼吸及有效咳嗽，预防术后并发症。

【术后护理】

1. 生命体征的观察　术后对患者的血压、脉搏、呼吸、体温进行严密监测。定期拍片检查，观察胸廓的形态及切口情况。

2. 呼吸功能的观察　胸骨处于胸廓的关键部位，切除胸骨后胸壁重建难度较大，主要是避免反常呼吸，术后加强呼吸功能的监测尤其重要。要密切观察患者的呼吸频率、胸廓运动是否对称，深浅度变化，以及血氧饱和度的变化，每小时记录 1 次。观察患者面色、口唇和肢端末梢有无发绀，听诊肺部有无干、湿啰音，必要时动脉血气分析，监测氧分压情况，及早发现低氧血症。

3. 疼痛的护理　术后疼痛不仅影响患者休息而且还影响呼吸深度。患者因疼痛而不敢咳嗽，会影响通气，导致肺功能不全，术后的镇痛非常重要。对于疼痛显著的患者，遵医嘱给予镇痛药物，同时做好患者的心理护理。

4. 预防感染　手术部位的感染不仅给患者带来痛苦，而且会增加患者的经济负担，延长住院时间。由于胸骨肿瘤切除伤口较大，呼吸道的护理、预防和控制感染是术后监护治疗的主要内容。术后给予雾化吸入，每日 3 次，以稀释痰液及化痰治疗。听诊肺部呼吸音，注意观察患者伤口变化，根据病情应用有效抗生素，预防胸骨及肺部感染。

5. 保证负压引流效果　胸腔闭式引流对恢复胸膜腔负压，促进肺复张，防止并发症甚为重要。术后妥善固定引流管，定时挤压，保持其通畅，避免引流管扭曲折叠，防引流管脱落。并观察引流液的颜色、性状、量。保持管道的密闭，严格无菌操作，防止逆行感染。一般置管引流 48～72 h，临床观察无气体溢出，或引流量明显减少且颜色变浅，24 h 引流液小于 50 mL，脓液小于 10 mL，X 线胸片示肺膨胀良好无漏气，患者无呼吸困难，即可拔管。拔管后注意观察患者有无气胸、呼吸困难、切口漏气、渗血、出血、皮下气肿等，如发现异常应及时通知医生处理。

6. 窒息和肺栓塞的预防　术后水肿会压迫神经，出现喉返神经损伤，应该指导患者尽量少交谈，指导患者进食需采取坐位或半卧位，少食多餐，进食速度缓慢，采用对症的营养药物进行治疗。患者应尽早进行活动，鼓励患者主动活动，或给予被动活动，由远心端向近心端按摩。同时，嘱患者多饮水，以稀释血液，减轻血液黏度，避免血栓的发生。

第三节　脊柱肿瘤的护理

脊柱肿瘤可发生于脊柱的任何部位和任何组织，其中以侵犯胸椎最为多见，其次是腰椎、颈椎和骶骨。受累椎骨中，侵犯椎体最为多见，侵犯椎弓则较少。一般良性肿瘤和瘤样病变多见于青少年及儿童，而恶性肿瘤更多见于中老年患者。例如，发生于脊柱上的骨软骨瘤多见于少儿，椎弓部位多见；骨巨细胞瘤好发生于 20～40 岁，且多见于骶骨；脊柱血管瘤多见于青少年，多位于胸、腰椎椎体。恶性脊柱肿瘤如脊索瘤多发生于 40 岁以上，骶尾部最多见，其次是颅底，骨髓瘤亦发生于 40 岁以上，转移性肿瘤患者多大于 40 岁，转移于胸椎、腰椎多见。脊髓肿瘤中室管膜瘤和星形细胞瘤多见于中青年，脊膜瘤则 40～60 岁多发，80% 位于胸椎管内。

【临床表现】

1. 疼痛　以逐渐加重的腰背痛最为常见，开始为隐隐作痛，间歇性，劳累后加重，恶性肿瘤疼痛剧烈，常为持续性钝痛、发作性剧痛、夜间加重，如果肿瘤压迫或刺激神经根，可出现放射性痛。

2. 发热　良性脊柱肿瘤体温正常，一些恶性脊柱肿瘤常常有低热。如多发性骨髓瘤，晚期可有明显发热。发热常常是肿瘤进展迅速、破坏严重的表现。

3. 包块　脊柱肿瘤大多不能扪及包快，少数生长于椎弓上的肿瘤，常可扪及迅速增长的明显肿块，多无明显压痛。

4. 脊柱功能障碍　肿瘤破坏椎骨，重则可致病理性骨折，脊柱正常结构遭破坏后，出现功能障碍。患者可产生被动体位，如颈椎多发生变直、屈曲，颈变短；腰椎生理前凸消失，如勉强活动，可引起疼痛。

5. 脊髓及神经受损症　肿瘤破坏椎骨，产生畸形，压迫脊髓或神经根，或肿瘤直接累及脊髓或神经根，均可引起脊髓和神经根受压症，严重者可引起截瘫。

6. 局部肿胀，皮温高，浅静脉充盈　常是骨恶性肿瘤迅速生长，并已穿破骨皮质侵犯软组织的表现。

7. 交感神经受累　引起排汗功能障碍，下肢皮肤干燥、无汗。

8. 恶病质表现　恶性肿瘤患者多消瘦、食欲减退、精神不振、贫血等恶病质表现，但良性脊柱肿瘤的健康状况良好。

【护理措施】

1. 术前护理

（1）心理护理：患者饱受病痛的折磨，尤其脊柱转移性恶性肿瘤患者，由于患者对肿瘤知识已有所认识，因此除需处理一般肿瘤患者存在的焦虑、恐惧心理外，此类患者对治疗更充满了矛盾心理，求生欲望与悲观厌世情绪交替，而且这种心理始终存在于整个治疗过程。因此，对他们进行心理疏导比其他患者更重要，要在做好常规心理诱导的同时细致观察患者，了解其心理活动，针对其不同心理变化进行疏导。

（2）疼痛的护理：脊柱肿瘤由于对神经的压迫，往往呈持续性疼痛。让患者绝对卧床休息，以缓解椎间隙的压力，同时给予止痛药物应用。翻身时注意保持脊柱成一直线，动作宜缓慢，避免压缩性骨折。指导患者掌握放松的要领，以分散对疼痛的注意力。

（3）饮食的护理：肿瘤患者基础代谢率通常较高，应加强饮食管理，保证营养物质的摄入，同时进行全身支持疗法，以增强患者的抵抗力。饮食方面，给予高热量、高蛋白、易消化的食物，多食新鲜蔬菜、水果等富含食物纤维的食物，保持大便通畅。

（4）肿瘤局部护理：对于脊柱肿瘤局部，不能用力按摩、挤压，不能热敷和理疗，不能涂药油和刺激性药膏，不能随便使用中药外敷，以免刺激肿瘤，使病情向不利于患者的方向发展。胸腰椎肿瘤患者应卧床休息，减少活动，防止病理性骨折，造成脊柱损伤；颈椎肿瘤患者佩戴颈围制动，减少患者颈部活动；骶骨肿瘤患者由于有骶髂关节的支撑，一般不易发生病理性骨折，但仍以卧床休息为主。

2. 术前锻炼

（1）练习床上大小便：部分患者不习惯在床上大小便，给术后处理带来困难。部分患者为了避免出现术后卧床大小便带来的尴尬，采取禁食水或少食水的方法来避免，反而适得其反，带来更大的不利。因此术前练习床上大小便一定要予以重视。

（2）术前卧位训练：脊柱肿瘤手术对术中、术后有着特殊的体位要求，为适应这些要求，术前应加以训练，有利于术中的管理。颈前路手术者，术前应训练仰卧位，患者平卧，肩后垫一薄枕，使颈部后伸，充分暴露颈部，每日锻炼 2 次，以 30 min 开始至 2 h。俯卧位训练：适用于颈后路手术者。在床上取俯卧位，两手平放于身体两侧，胸部用被子或枕头垫起，额部垫一枕头或沙袋，注意不要捂住口鼻，最初为每次 20～30 min，以后逐渐增加至能坚持 2 h。

（3）食管气管推移训练：食管气管推移训练是颈椎前路手术所必须进行的常规训练。其目的是避免气管、食管的术中牵拉损伤，减轻术后患者咽喉部及食管的不适症状。食管气管推移训练一般在手术前 3~5 d 开始进行，最初每次持续时间 10~20 min，每日 6~8 次，以后持续时间逐渐延长至每次 40~60 min，每日 3~5 次。如体形较胖、颈部粗短者，气管食管推移训练应适当加强。为获得较好的推移训练效果，要求将食管的推移越过颈部中线。方法为：术前护理人员或患者自己用右手 2~4 指插入切口一侧的颈内脏鞘与血管鞘之间，持续地向非手术侧牵拉、推移。

（4）呼吸功能锻炼：目的是增加肺活量，促进痰液排出，减少术后肺部并发症。锻炼方法有两种，深呼吸运动与有效地咳嗽。

3. 术前准备

（1）佩戴合适的颈托：由于手术使颈椎的稳定性相对受到影响，因而佩戴适当的外固定对限制颈部过度活动、帮助颈部伤口愈合、促进植骨的融合等，都是很有必要的。

（2）肠道准备：腰椎或骶骨肿瘤患者行前后联合入路手术，术前 3 d 给予流质饮食，术前晚和术晨给予清洁灌肠，并按医嘱给予口服肠道药物。

（3）物品准备：沙袋、颈椎专用小枕，床边备好氧气，特殊患者准备好相关设备，如吸引器、气管切开包、心电监护仪、胸腔闭式引流、胸带、腹带等。

（4）术前常规备皮：其范围根据手术入路的不同而不同。①颈椎前路：包括下颌部、颈部、上胸部。②颈椎后路：要理光头发，包括颈、肩胛部。③胸椎前路：包括颈胸、上腹部。④胸椎后路：包括肩、背、腰部。⑤腰椎前路：上至乳头、腹部包括会阴。⑥腰椎后路：包括腰背部。如术中需取自体骨移植，尚应对供骨区（多为髂骨区）同时进行皮肤准备，包括髂骨区和会阴部。

4. 术后护理

（1）术后搬运：术后搬运必须保持脊椎水平位，局部不弯曲，不扭曲，动作一致，将患者平移至病床，搬运时注意制动保护，戴好颈围，注意防止各种导管脱落，保持脊柱处于水平位。

（2）一般护理：①一般处置：患者去枕平卧 6 h，翻身时保持轴线翻身，严防内固定移位，颈椎手术无特殊情况取下颈围，术后 24 h 内不戴颈围，便于观察伤口渗血、渗液情况，颈部两侧各置沙袋一只，以固定头颈部，嘱患者颈部不要随意转动。检查各种引流管连接是否正确，妥善固定各种导管，并记录引流液的质和量，如负压引流管、导尿管、胸腔闭式引流等。

（3）生命体征监测：密切观察患者体温、脉搏、呼吸、血压，如有异常及时汇报处理。准确记录出入液量，为医生提供准确的治疗依据。肿瘤术中出血量大，骶骨肿瘤手术出血量可达 2 000～6 000 mL，根据血压调节输液滴速，补充血容量，防止发生低血容量性休克。大量输血输液时，要观察肺功能的情况，防止发生肺水肿。

（4）脊髓神经功能的观察：仔细倾听患者的主诉。注意患者四肢有无感觉、运动功能的改变，每小时观察记录 1 次，并与术前进行比较。让患者自主握拳、动脚趾，如发现肢体麻木、运动障碍或感觉障碍平面上升，提示有脊髓水肿或血肿形成，应及时报告医生处理。骶骨肿瘤患者要询问患者大小便功能情况，因两侧骶神经损伤会影响肛门括约肌功能。颈椎手术还应密切观察呼吸情况，颈部有无肿胀、声音嘶哑、伤口出血，严防颈深部血肿及喉头水肿的发生，备好气管切开包、吸引器。

（5）各种引流管的护理：保持各种引流管通畅、无扭曲、折叠、受压，导管口衔接紧密，妥善固定，注意观察引流液的颜色，准确记录引流量。每日引流量在 20 mL 以下方可拔管。

（6）伤口的护理：观察伤口渗血、渗液量。若术后 24 h 伤口不断有渗液，且量多、色淡，应考虑有脑脊液漏，应及早拔除引流管。伤口用胸带、腹带包扎，咳嗽时注意保护伤口，胸带或腹带要保持清洁。保持伤口敷料清洁干燥，防止伤口感染。

（7）饮食的护理：饮食要富有营养，除了给予高蛋白质、高热量饮食以补充机体需要外，还要给予丰富的纤维素，使患者保持大便通畅。对于全身情况较差的患者，可给予要素饮食等必要的营养支持，提高机体抵抗力，促进伤口愈合。颈椎前路手术，术后初期可嘱患者多食冰冷流食，如冰水和雪糕等，以减少咽喉部的水肿与充血；2 d 后改半流食，症状消失后改普通饮食。颈后路及胸腰椎术后患者如气管插管对咽喉部未造成明显损伤，患者无特殊不适，可直接进普食。

（8）功能锻炼：麻醉清醒后即可鼓励患者进行手、足部活动，锻炼内容：术后当日做手指、腕关节、足趾及踝关节活动。术后第 1 天可做肢体抬高、关节屈伸，每日 3～4 次，每次 15～30 min，以后逐日增加，对能下地的患者也不例外。功能锻炼可以促进全身肢体功能恢复,尤其对术前有肢体功能障碍的患者更为重要。颈椎肿瘤术后戴颈围下床活动。胸腰椎、骶骨肿瘤手术患者卧床休息 3 个月。胸腰椎肿瘤患者不宜取半卧位,卧床期间进行床上肢体活动,下床活动戴好腰围,不做弯腰及负重活动。

(9) 预防压疮:脊柱手术患者长期卧床且处于制动状态,要注意预防压疮发生,应用气垫床。每 2 h 对易发生压疮的骨凸处(包括后枕部),用手掌托起,持续按摩 5 ~ 10 min 或予以翻身;定时变换体位;保持皮肤清洁、干燥;在易受压部位贴水胶体敷料,减少受压。

(10) 预防深静脉血栓:循序渐进地指导肢体功能锻炼。术后第 1 天在病情允许情况下进行股四头肌等长收缩和踝关节屈伸训练;术后第 2 天可用CPM 机进行膝关节被动运动,增强关节功能;同时使用循环驱动治疗仪进行下肢局部按摩,促进血液循环,预防深静脉血栓形成。

(11) 预防便秘和大小便失禁:脊椎肿瘤患者由于术后产生脊髓压迫症状,使肠道及膀胱神经功能受到破坏而发生失调,出现大小便失禁、便秘或腹胀。小便失禁的患者术前术后均需保留导尿管,每日行会阴护理及膀胱冲洗 2 次。手术后从第 2 天开始尿管定时开放,加强膀胱功能锻炼,并配合针灸治疗。对于大便失禁的患者,用指压肛门法帮助患者建立反射性排便,定时排便,保持肛周清洁,涂凡士林软膏保护肛周黏膜。对于便秘和腹胀患者可以采用口服缓泻剂、灌肠、热敷或肛管排气等方法。

【出院指导】

(1) 对颈部行融合、植骨、人工关节者需颈围固定或石膏固定 3 个月,防止颈部过度活动,禁做点头、摇头等动作。及时治疗咽喉疾病。腰椎手术后佩戴腰围 3 个月。

(2) 半年内不提重物,不能从事重体力活动,禁止剧烈活动。

(3) 增强营养,调节饮食,保持良好的心情。

第四节　脑脊液漏的护理

脑脊液外漏是脊柱手术后并发症之一,持续脑脊液外漏会阻碍切口愈合，如果治疗不及时或处理不当，可致伤口不愈合、伤口感染，甚至椎管内感染。

【脑脊液漏的观察】

1. 严格术后交接班　病室护士在与麻醉医生或护士交接术后患者时，要仔细询问术中情况，如用药、补液、手术是否顺利、术中出血量、有无硬脊膜损伤等情况，若术中损伤了硬脊膜且在术中已进行了修补。术后仍应警惕脑脊液漏的发生。

2. 严密观察引流液颜色、性质及量　术后切口引流液为淡血性或清亮、透明，引流液量较多提示有脑脊液漏。

3. 观察术后切口敷料的清洁干燥程度　术后若无引流管，切口敷料表面仍会有较多的淡血性或清亮液体渗出，常于敷料上形成一个围绕粉红色渗出的晕，触摸敷料表面有黏性样液体，即表示有脑脊液漏。必要时可留取标本送检，若结果中含有葡萄糖，且含量 > 40 mg/dL 时，应高度疑为脑脊液漏。

4. 观察切口有无隆起及波动感　必要时行切口皮下穿刺，抽出淡血性或清亮液体即为脑脊液漏。

5. 出现体位性头痛　脑脊液漏时其容量减少，使脑脊液对大脑的支撑作用削弱，当处于头高位时，重力作用使大脑产生一种机械性向下牵引力，刺激脑膜的痛敏感结构；同时脑脊液减少，脑压降低，血管内外压差增大，脑血管机械性扩张，均可刺激位于血管壁中敏感组织而产生头痛，除与腰穿头痛相似外，还有头晕、目眩、恶心、出汗等症状。

【护理措施】

1. 体位护理　俯卧位5～7 d，在胸前及腹股沟处各垫一软枕，以减轻腹部压力，有利于呼吸，不能耐受者可取俯卧位与半俯卧位交替进行。出现头痛、头晕、恶心等，给予去枕、抬高床尾8～10 cm，取头低脚高位，以防脑脊液继续流失，维持一定颅内压，同时给予静脉补液后症状缓解。

2. 协助医生及时拔除负压引流管　及时拔除负压引流管，以大量无菌敷料覆盖，并用1.5～2.0 kg沙袋压迫切口，再以一次性腹带加压包扎，防止脑脊液继续外漏。

3. 保持切口敷料的清洁干燥 脑脊液漏时由于切口渗出较多，切口处敷料潮湿，脑脊液中含有大量葡萄糖，为细菌的生长繁殖提供了充足的条件。因此，应及时更换敷料，并保持其干燥清洁。

4. 观察切口愈合情况 脑脊液漏时切口往往延迟愈合，拆线时间为17~21 d。

5. 心理护理 俯卧位对于术后脑脊液漏的治疗至关重要。但持续俯卧位5~7 d非常痛苦，因此，要耐心讲解引起脑脊液漏的原因、危害、不良反应、对预后的影响及处理方法；采取俯卧位的重要意义、效果及教会患者如何尽量减轻对心肺的压迫，尽可能使其舒适，给予心理及情感支持，使其积极配合治疗，早日康复。

第九章 骨盆及骶骨肿瘤的护理

第一节 骨盆的解剖

骨盆以界线（骶岬、弓状线、耻骨梳、耻骨结节和耻骨联合上缘的连线）分为上方的大骨盆和下方的小骨盆。大骨盆参与腹腔的组成，盆部系指界线以下的小骨盆部分，包括盆壁、盆膈和盆腔器官等，盆腔上口由界线围成，下口封以盆膈。盆膈以下的软组织称为会阴。

一、盆壁

盆壁由小骨盆、附着在骨盆内面的肌及其筋膜所组成。盆腔的底为盆膈。

1. **骨盆肌** 骨盆肌为附着于盆壁内面的肌，有闭孔内肌和梨状肌。闭孔内肌位于盆腔侧壁，起自闭孔膜内面及其邻近骨面，经坐骨小孔出盆腔，止于股骨转子窝。梨状肌位于盆腔后壁，起自骶骨盆面外侧部，经坐骨大孔出盆腔，止于股骨大转子。该肌未能完全封闭坐骨大孔，其上、下缘的空隙分别称梨状肌上、下孔。

2. **盆筋膜**

（1）根据分布不同，盆筋膜可分为盆壁筋膜和盆脏筋膜（图9-1）。

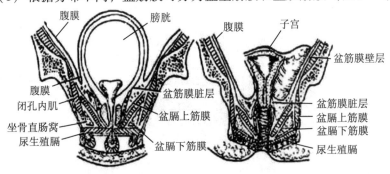

图9-1 盆筋膜（男、女盆腔额状断面）

（2）盆筋膜间隙：盆壁筋膜与盆脏筋膜之间形成许多筋膜间隙（图9-2）。间隙内有大量疏松结缔组织和脂肪，有利于盆腔脏器的容积变化。在临床上较为重要的有：

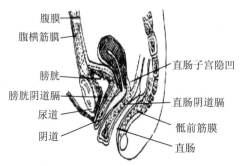

图9-2　盆脏筋膜

1）耻骨后隙：位于耻骨联合与膀胱之间，又称膀胱前隙。

2）直肠旁间隙：位于盆底腹膜与盆膈之间，直肠筋膜的周围。

3. 盆膈　由前方的肛提肌和后方的尾骨肌及覆盖在两肌上、下面的盆膈上、下筋膜组成，又称盆底。盆膈具有承托盆腔脏器、协助排便、分娩等功能。

二、盆部的血管、淋巴回流和神经

1. 盆部的动脉　盆部的动脉供应除主要来自髂内动脉外，还有直肠上动脉、骶中动脉和卵巢动脉（女）。

（1）髂内动脉：自髂总动脉分出，在骨盆后外侧壁下行，分为前、后两干，后干为壁支，而前干除发出壁支外还发出脏支（图9-3）。

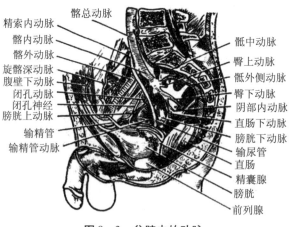

图9-3　盆腔内的动脉

（2）直肠上动脉：为肠系膜下动脉分支，经乙状结肠系膜根部入盆腔，分支营养直肠上部。

（3）骶中动脉：起自腹主动脉分叉处，在骶骨盆面正中下行，营养邻近结构。

（4）卵巢动脉：发自腹主动脉，先后跨过输尿管和髂外血管入盆，经卵巢悬韧带和卵巢系膜进入卵巢，有侧支与子宫动脉的分支吻合。

2. 盆部的静脉　盆部的静脉均与同名动脉伴行，多数注入髂内静脉。

髂内静脉在髂内动脉后内方上行，收集同名动脉供应区的静脉血，在骶髂关节前方上部与髂外静脉形成髂总静脉。

盆腔脏器的静脉回流静脉首先在脏器下部两侧广泛吻合，形成静脉丛，然后由静脉丛汇合成相应的静脉，再注入髂内静脉。此外骶外侧静脉和骶中静脉的属支间也有广泛吻合，形成骶静脉丛，位于骶前筋膜与骶骨之间。

3. 盆部的淋巴回流　收集盆部淋巴的淋巴结群可分为壁淋巴结和脏淋巴结。

（1）壁淋巴结有髂外淋巴结、髂内淋巴结和髂总淋巴结。

（2）脏淋巴结位于器官周围，沿髂内动脉的脏支排列，如直肠旁淋巴结、膀胱旁淋巴结、子宫旁淋巴结等。

4. 盆部的神经　盆内的躯体神经来自腰丛和骶丛，植物性神经主要来自骶交感干、腹下丛和盆内脏神经。

（1）躯体神经：

1）闭孔神经见腰丛和股前内侧部。

2）骶丛位于梨状肌前方，由腰骶干和所有骶神经、尾神经的前支组成。骶丛分支主要有臀上神经、臀下神经、阴部神经、股后皮神经、坐骨神经等。

（2）植物性神经：

1）骶交感干为腰交感干的延续，沿骶骨前面下行，至尾骨处与对侧骶交感干汇合，每条骶交感干上有 3～4 个神经，其节后纤维部分参与组成盆丛，部分形成灰交通支，连于骶神经和尾神经。

2）腹下丛可分为上腹下丛和下腹下丛。

3）盆内脏神经属副交感神经，发自第 2～4 骶神经前支，参与盆丛组成，大部分纤维随盆丛支配内脏器。

第二节 骨盆肿瘤的护理

骨盆肿瘤包括髋骨（髂骨、耻骨和坐骨）和骶尾骨两个部位的肿瘤。髋骨是骨软骨瘤、软骨瘤、软骨肉瘤、尤文氏肉瘤、多发性骨髓瘤及骨巨细胞瘤的好发部位之一。

骨盆内有人体重要的脏器、血管、神经，骨盆肿瘤往往又生长体积大、侵袭范围广。因此，该部位的手术难度大、风险高，术后并发症也较多，且多数为保肢手术。手术方式有关节融合、人工半骨盆置换、异体半骨盆置换、瘤骨灭活再植等。所以骨盆肿瘤的围手术期护理至关重要。本节主要阐述骨盆髋骨肿瘤的护理；骶骨肿瘤因其解剖位置的特殊性在下一节有具体阐述。

【分型】

Enneking 把骨盆肿瘤按部位分成四型，不同类型有不同的重建方法。

Ⅰ型：髂骨肿瘤切除，以耻骨联合为轴，上移髂骨与骶骨融合重建。

ⅠA型：髂骨肿瘤连同臀肌一并切除，重建方法同上。

Ⅱ型：髋臼肿瘤连同股骨头颈和关节囊一并切除，股骨上端与髂骨融合。

ⅡA型：切除范围同前，股骨与坐骨融合。

Ⅲ型：闭孔环的肿瘤切除。

Ⅳ型：髂骨肿瘤切除连同累及的骶骨一并切除。

【临床表现】

由于盆腔以及骨盆周围重要脏器、组织、神经和血管复杂多样，所以骨盆肿瘤的临床表现也较多样。较大的髂翼肿瘤可以压迫结直肠而引起便秘、腹胀等肠梗阻症状。侵犯骶髂关节的肿瘤可以压迫骶丛神经，从而引起坐骨神经压迫症状：臀部、大腿放射性疼痛，这一点常使患者被误诊为腰椎间盘突出症，长达数周甚至数月之久，髋臼肿瘤常引起髋关节活动后疼痛，甚至出现病理性骨折。

【护理措施】

1. 术前护理

（1）心理护理：向患者解释手术的必要性、手术方式、注意事项，鼓励患者说出自己的感受。护理人员应与主管医生充分沟通，了解患者病情、治疗计划。多与患者交流沟通，了解其工作、生活、文化背景。尊重患者的人格和个性，尊重患者的需求。针对个体情况进行针对性的心理护理，并鼓励患者家属及亲朋好友给予关心和支持。

（2）常规护理：①协助完善各项检查，全面评估患者机体各器官功能。②饮食指导：选择高热量、高蛋白、易消化饮食，以提高机体对手术的耐受能力。③对于肿瘤压迫引起排泄异常者，应鼓励多进食富含纤维素的食物，同时还可以适当地给予缓泻剂，必要时灌肠。尿潴留或尿失禁者给予留置导尿。④有疼痛症状者，应对疼痛正确评估，按照三阶梯止痛原则给予止痛。

（3）术前准备：①皮肤准备。骨盆及骶骨肿瘤部位复杂，伤口距离肛门、会阴近，故术前须会阴部备皮。备皮时注意保持术区皮肤完整，不可损伤，以免引起感染。观察有无泌尿系及肛门疾患。②肠道准备。骨盆肿瘤位于盆腔，且与直肠相邻，手术前路从腹腔入路，后路从骶尾部入路，故术前应彻底清洁肠道，术前 3 d 给予流质饮食，术前 1 d 行口服导泻药物，术前晚常规清洁灌肠，术前 12 h 禁食、6 h 禁水。③练习床上大小便。④会阴括约肌收缩和扩展训练：由于骨盆肿瘤巨大，肿瘤压迫骶神经会造成患者大小便异常及会阴部感觉减退，故术前须指导患者做肛门会阴括约肌收缩训练，以增强盆底肌肉力量，增加尿道筋膜张力，提高患者术后控制大小便的能力。方法：嘱患者同时收缩下腹部及会阴部动作，持续 5 s，放松 30 s，30～40 次/d，直到感觉会阴部收缩有力为止。⑤因手术创伤大，出血量多，术前 1 d 按医嘱备血。

2. DSA 栓塞术护理　DSA 栓塞术配合手术治疗较大的骨盆肿瘤，其主要目的是减少术中出血，增加彻底切除的可能性，降低手术的危险性。栓塞术前给予会阴部备皮，术后平卧 24 h，腹股沟处加压包扎，沙袋压迫 6 h，注意观察穿刺处渗血及足背动脉搏动情况，若患者主诉下肢疼痛、麻木，则要考虑敷料包扎是否过紧或沙袋过重，及时予以调整处理。

3. 术后护理

（1）生命体征：骨盆肿瘤切除术患者因手术时间长，切除范围大，组织损伤大，术中出血量大，平均可达 3 000 mL，多者可达 5 000～8 000 mL。各种因素易导致术后失血性休克,术后要严密观察患者生命体征。患者安返病房后,取去枕仰卧位,头偏向一侧以防呕吐物误吸,保证呼吸道通畅,持续吸氧。

(2)观察出血及大量输血后的并发症:注意伤口敷料渗出、引流量及全身有无出血点,防止发生出血倾向,预防 DIC 的发生。患者术中出血量大,术中、术后输入大量异体及库存血,需观察有无输血反应,有无心律不齐、腹胀、电解质紊乱,观察肺功能的情况,防止循环超负荷、枸橼酸钾中毒、高血钾及肺水肿。

(3)体位护理:单纯的髂骨肿瘤(骨盆Ⅰ区)和耻骨肿瘤、坐骨肿瘤(骨盆Ⅲ区),通常未行髋关节切除重建,术后 24 h 即可协助翻身侧卧。而髋臼周围肿瘤(骨盆Ⅱ区)患者,术后患侧下肢应抬高 15°~30°,有利于减轻手术切口的张力、利于引流、消肿、同时也减轻疼痛。保持患肢外展中立位、防止内收及外旋;术后 24 h 内,患肢可保持平卧位,24 h 后可协助患者健侧卧位。翻身时两腿之间要加垫软枕,并注意轴线翻身。48 h 之后可协助患者患侧卧位,有利于伤口引流。

(4)肢体的观察:骨盆解剖复杂,骨盆内有人体重要的脏器、血管、神经。多数患者术前既有不同程度的神经受压症状,术后护理人员要严密观察受压神经功能恢复情况,观察患肢的感觉、运动;末梢血运情况,如皮温、颜色、甲床血管再充盈反应、足背动脉搏动等,并与健侧肢体及术前对比。

(5)饮食护理:骨盆手术对患者肠道刺激大,加之麻醉的影响,术后易出现腹胀、便秘等症状,因此术后饮食应从流食开始,尤其术后早期,如患者进食差,可酌情应用静脉营养支持治疗,如无其他系统疾病的禁忌,患者应逐渐过渡至高热量、高蛋白质饮食,但应注意少食多餐,肛门排气后逐渐增加食量,逐步过渡,并注意补充植物纤维素以利排便。

(6)术后并发症的预防:①切口感染:注意观察手术切口局部有无红、肿、热、痛;伤口渗出及引流情况,注意观察体温,如有异常及时报告。②坠积性肺炎。鼓励患者咳嗽、排痰。注意保护切口,咳嗽时,可适当按压切口,有利于减轻疼痛。必要时,应用止痛剂,雾化吸入。并适量多饮水,湿化痰液,易于咳出。③泌尿系感染。部分患者因病情需要,须长期留置尿管。所以,要做好尿管护理,并及时更换尿袋;给予膀胱冲洗每日 2 次、会阴擦洗每日 2 次。同时鼓励患者多饮水,以利冲洗尿路。④压疮。定时按摩受压皮肤,协助患者在耐受的情况下,活动翻身。⑤下肢静脉血栓及肺栓塞:术后早期鼓励患者进行活动,如足趾、踝关节的屈伸运动,循序渐进、合理进行功能锻炼；并配合压力泵使用，防止血栓的发生。警惕肺栓塞的发生，如有无胸闷、心悸、憋气、大汗等症状。一旦发生及时配合医师进行抢救。

【功能锻炼】

（1）术后6 h即可指导患者做踝关节的背伸、跖屈活动及足趾活动，交替进行，促进血液循环，预防静脉血栓。

（2）术后第1天开始行股四头肌的等长收缩练习。

（3）术后1~2周可适当抬高床头，术后4~6周，可进行屈髋、直腿抬高练习。循序渐进，但要避免盘腿、内旋、外旋、后伸等动作。

（4）术后3个月才可扶拐下地，患肢不要负重。

第三节　骶骨肿瘤的护理

骶骨是脊柱肿瘤较常见的发生部位，良性骶骨肿瘤以神经源性肿瘤、神经根性囊肿等为主，占骨肿瘤发病率的1.16%。恶性骶骨肿瘤以脊索瘤、骨巨细胞瘤、软骨肉瘤、骨髓瘤和Ewing肉瘤为主，占骨肿瘤发病率的3.92%。骶骨肿瘤病理类别繁多，以脊索瘤和骨巨细胞瘤最为常见。手术切除是治疗骶骨肿瘤的有效方法。由于肿瘤位置较深，术中出血量多，术后易发生感染及伤口不愈合，从而增加了治疗和护理的难度。为了提高手术安全性，降低术后并发症，手术前后的护理至关重要。

【放疗化疗的护理】

治疗前积极消除其恐惧心理，告诉患者可能发生的不良反应。如胃肠道反应、骨髓抑制、皮肤反应等，但这些反应是暂时的。放疗者切勿擦掉患者身上的标记，保持皮肤清洁干燥，穿全棉柔软的内衣；血象低时加强口腔护理，保持口腔清洁，使用软毛牙刷刷牙。密切观察有无不良反应和血象异常，及时处理。

【术前护理】

1. 心理护理　肿瘤长期压迫神经所致的疼痛及自理能力缺陷使得患者内心十分痛苦，既希望早日手术又担心手术效果、是否致残等。入院后，护士即开始与患者交流，对其心理状态进行评估，逐渐向其介绍治疗方案，围手术期注意事项和手术治疗成功的病例，尽可能消除其恐惧心理，保证患者在良好的心理状态下接受手术治疗。

2. 饮食护理　骶骨肿瘤患者能量消耗大，需加强饮食管理，保证营养物质摄入，同时进行全身支持疗法，以增强患者抵抗力。给予高热量、高蛋白质、易消化、富含纤维的食物。必要时遵医嘱输入白蛋白、血浆、氨基酸等，为手术创造良好条件。

3. 括约肌收缩训练　由于骶骨肿瘤对骶神经的压迫可造成患者会阴部感觉减退及排便控制能力下降，指导患者术前做括约肌收缩训练，以增强盆底肌肌肉力量，增加尿道筋膜张力。提高术后排便控制能力方法：嘱患者反复进行下腹部、会阴部及肛门的舒缩运动，先用力收缩，持续 20 s，放松 5 s，每次 15 min，以患者感觉到肛门收缩有力为标准。

4. 肠道准备　骶骨肿瘤与盆腔器官相邻，巨大肿瘤需先经腹膜外分离肿瘤和直肠。为防止术中污染、有利于术后肠功能恢复、减少腹部并发症的发生，进行清洁灌肠，具体做法：术前 2 d 开始进流质食物，术前晚及术日晨禁食并行清洁灌肠。

5. 皮肤准备　肿瘤突出于骶尾部的患者，表面皮肤张力变大、血管怒张、皮温增高，突出的瘤体局部禁忌备皮，并卧气垫床，嘱患者取俯卧或侧卧位，避免仰卧，以防压疮或肿瘤破溃。其余部位备皮须超过手术切口上下各 30～40 cm。

6. 髂内动脉栓塞术的护理　术前会阴部备皮，禁食水 12 h，术前肌内注射镇静剂。术后平卧 24 h，腹股沟处加压包扎、沙袋压迫 6 h，观察和记录足背动脉搏动、皮温及颜色和穿刺处渗血情况，保护术肢及伤口，防止出血。患者主诉下肢疼痛、麻木时，要考虑是否包扎过紧或沙袋压迫过重，及时予以处理。栓塞术后可有不同程度的发热，发热期间须注意病情观察和护理，除抗炎治疗外，还应给予物理降温。肿瘤切除术一般在栓塞术后 24 h，时间过长栓塞处明胶海绵颗粒易脱落，失去栓塞作用。

【术后护理】

1. 生命体征监测　骶骨肿瘤切除术区血管丰富，术中出血量大，术后血压不稳定，应给予持续心电监护，密切观察患者意识、血压、脉搏、呼吸、血氧饱和度等生命体征变化。准确记录 24 h 出入液量，为治疗提供依据。若输入大量库血，还应观察有无输血反应、腹胀、心律不齐、精神萎靡等电解质紊乱状况。

2. 体位护理　术后去枕平卧 6 h，仰卧时下肢抬高 30°，可减轻切口张力，预防下肢水肿和卧位畸形。足底用"L"形板支撑以保持踝关节背屈 90°。协助患者轴线翻身，侧卧角度为 40°～50°，小腿稍伸直，大腿弯曲，枕头垫于大腿下，预防髋内收。更换体位 1 次/2 h（保持躯干骨盆和下肢呈轴形翻身）。拆线后嘱患者半卧位，腰背部垫枕。膝下垫软枕，足底顶沙袋，防膝关节过伸。适应后取坐位，双脚踏地。

3. 伤口及引流管护理　骶骨肿瘤切除术伤口创面大，术后留有较大的空腔，要严密观察伤口渗血、渗液量，并注意伤口部位有无肿胀，防止大量积血或积液包裹于伤口内，影响伤口愈合。由于手术伤口接近肛门，需要注意保持伤口敷料清洁干燥，防止大小便污染伤口，可给予留置导尿。排大便时不宜放置便盆，是因为便盆边缘正好压在伤口上引起伤口疼痛，可用一次性中单代替。骶骨肿瘤手术患者伤口一般放置两根负压引流管，深部一根、浅层一根，保持引流管通畅，妥善固定，防止扭曲。注意观察引流液的颜色，准确记录引流量，术后第一个 24 h 引流量有时可达 500 mL。骶骨肿瘤深部引流管拔管时机：引流液量≤20 mL/d；浅层引流管于术后 24 h 拔除，最长不超过 72 h。

4. 脊髓神经功能的观察　骶骨巨大肿瘤切除同期行功能重建术时，易损伤马尾神经及骶神经，故术后应观察患者双下肢活动、感觉情况。患者清醒后，即嘱其活动双下肢各关节，了解双下肢是否有感觉障碍或减退。仔细倾听患者主诉，注意观察患者四肢感觉运动的改变，并与术前进行比较。让患者自主握拳、动脚趾，如发现肢体麻木运动障碍或感觉障碍平面上升，提示有脊髓水肿或血肿形成，应及时报告，及时处理。由于两侧骶神经损伤会影响肛门括约肌功能，应注意观察患者大小便情况。

5. 术后潜在并发症

（1）尿潴留：多因术中麻醉和术后不习惯床上排尿引起。若患者出现尿潴留，应先诱导排尿，如让患者用温水冲洗会阴，按摩膀胱等。无效时再行导尿。导尿时注意观察尿的颜色、性质、量，并做好记录。留置尿管者，给予尿管护理，每日 2 次。并间断夹闭导尿管，定时开放，以训练括约肌功能，促进排尿功能的恢复。

（2）切口感染：骶骨肿瘤切除后留有巨大无效腔，易引起创口血肿；手术切口又靠近肛门；全身营养差及术前接受放疗是感染的主要原因。术后观察有无切口渗血、渗液、红肿及体温变化，防止敷料被汗液及大小便污染。保持负压引流通畅、有效。防止引流管扭曲、折叠、脱出。引流管放置 5～

7 d拔管。注意左右交替侧卧位，防止切口受压影响血供。预防性使用抗生素。患者恢复饮食后，补充高热量、高蛋白、多维生素饮食，少量多餐，增强机体抵抗力。

（3）脑脊液漏：巨大骶骨肿瘤多与神经根袖粘连，肿瘤切除时，损伤神经根袖是导致脑脊液漏的主要原因。密切观察切口有无渗出，引流液的量、颜色及切口敷料的干燥程度是早期发现脑脊液漏的关键。脑脊液漏者24 h引流量在1 000 mL以上，引流液颜色早期为血性淡红色，后期为浅黄色。观察切口敷料是否干燥，渗出液的颜色，切口周围皮肤有无肿胀、隆起。患者有无头痛、头晕、恶心、呕吐等颅压低症状。一旦出现脑脊液漏，患者取头低足高位或俯卧位，或俯卧位1 h，侧卧位10 min交替进行。将负压引流改为普通引流，必要时拔除引流管。伤口处沙袋压迫，及时更换敷料，保持床单清洁干燥，同时静脉应用有效抗生素及等渗盐水。

（4）压疮：原则是预防为主，防止组织长时间受压，改善营养、血循环状况；重视局部护理；具体措施为：采用Braden评分法来评估发生压疮的危险程度，评分值越小，说明器官功能越差，发生压疮的危险性越高。

保持床单位的平整、清洁、干燥，无皱褶、无碎屑。间歇性解除压迫是预防压疮的关键。卧床患者每1～2 h翻身1次，可使用特制的翻身床、气垫床、压疮防治装置等专用器具。减少摩擦力和剪切力。及时为患者更换床单、内衣；搬动患者时避免拖、拉、推等；平卧位抬高床头一般不高于30°，以防剪切力。

（5）肺部感染：术前积极控制呼吸道感染性疾患，并注意口腔卫生。指导患者进行深呼吸及有效地咳嗽等锻炼；术后加强呼吸运动及增进吸气功能，使肺膨胀。帮助患者有效咳嗽。防止术后呕吐物的吸入。痰液黏稠不易咳出时，应用祛痰药或行压缩雾化吸入。

【功能锻炼】

术后肢体功能锻炼的目的主要是增强肌力，调整活动协调性，提高活动能力，改善全身功能状态。患者清醒后，评估术后肢体的肌力、感觉、运动能力，根据存在的问题制订功能锻炼计划。骶骨肿瘤切除术后应卧床休息3个月。卧床期间进行床上肢体活动，术后当日麻醉清醒后，嘱患者在无痛情况下做双下肢踝关节背伸、跖屈活动及股四头肌收缩活动，每日3～4次，24 h后做双下肢被动屈膝、屈髋运动，指导患者做交替直腿抬高锻炼，开始为15°～30°，每日5～6次，以后逐日逐次增加抬腿幅度及次数，防止神经根粘连。鼓励患者在床上做双上肢扩胸运动、卧位抬高头部使下颌至胸部等动作。1周后指导患者做双下肢空中踩自行车练习，每日3~4次，每次30 min，以加强股四头肌肌力。2周后指导患者做"五点式"腰背肌功能锻炼，增强脊椎的稳定性，然后逐步过渡至"三点式"功能锻炼。不做弯腰及负重活动。

第十章 常见骨肿瘤诊疗及护理规范

骨肿瘤是骨组织及其附属组织的新生物，有原发性和转移性之分。按其恶性程度又分为良性、恶性及介于良性和恶性之间的骨巨细胞瘤。原发性骨肿瘤，有良性的，也有恶性的；而转移性骨肿瘤均为恶性。在骨肿瘤中，良性骨肿瘤多于恶性骨肿瘤，良、恶性之比为2:1。此外骨的瘤样病损，如骨囊肿、骨纤维异样增殖症、嗜酸性肉芽肿等虽不属真性肿瘤，由于其临床表现和治疗方法与肿瘤相似，也归于骨肿瘤中加以叙述。

第一节 骨软骨瘤患者的诊疗及护理

骨软骨瘤又名外生骨疣，是最为常见的良性骨肿瘤，有单发性及多发性两种。单发性多见。多发性较少见，常合并骨骼发育异常，最多发生于膝关节及踝关节附近，常为两侧对称性并有遗传性，又称遗传性多发性外生骨疣。发生于关节附近骨端的叫作骺生骨软骨瘤，位于趾末节趾骨的叫作甲下骨疣。

骨软骨瘤由纤维组织包膜、软骨帽和骨性基底构成。其基底可为细长呈蒂状，也可为宽广的基底。在骨软骨瘤与周围组织之间可因摩擦而产生滑囊。约有1%的单发性骨软骨瘤可恶变，但多发性骨软骨瘤发生恶变为软骨肉瘤者为10%~20%。

【病因】

本病的发病原因尚不完全明了。目前认为可能原因为：

（1）先天性胚浆缺陷。

（2）骨骺板的错置移位。

（3）从骨膜内层的残余幼稚细胞或化生而成的软骨细胞逐渐生长而形成骨赘。

（4）骨膜生长不完全，不能约束骺软骨的增生，引起软骨的畸形成骨赘。

（5）在骨骼生长过程中干骺失去共塑形的能力，使干骺增宽并连续增殖而形成骨赘。

近年有人认为，本症与酸性黏多糖的代谢紊乱有关。多发性骨软骨瘤病的患儿尿内排泄的酸性黏多糖量增多，但成年患者的排泄量正常。认为儿童排泄量之所以增多是由于体内有大量软骨所致，随着年龄的增长，骨软骨瘤成熟，软骨成分减少，酸性黏多糖的排泄必然也随之而减少。

【病理】

骨软骨瘤系由骨质组成的基底和瘤体、透明软骨组成的帽盖和纤维组成的包膜三种不同组织所构成的肿瘤。基底有时细长，有时粗短。瘤体有时呈球状、杵状或菜花状，所含骨质与正常松质骨无异。软骨帽盖为球状，厚薄不一，表面光滑，其结构与正常的关节面透明软骨无异。纤维组织包膜甚薄，和软骨帽密切相连，不易剥离。包膜深层为产生透明软骨的成软骨组织，骨软骨瘤即由此生长。由成软骨组织产生软骨，由软骨通过钙化和骨化作用产生瘤体的松质骨。近1%患者的骨软骨瘤发生恶变，由包膜深层开始，继而发展为软骨肉瘤。

【临床表现】

骨软骨瘤多发生于幼年和少年，男性多于女性。骨软骨瘤好发于长骨骨骺附近；其好发部位顺次为股骨上下端、胫骨上端、肱骨上端、胫骨下端。骨盆、肩胛骨、脊椎、肋骨等亦可发生。

除少数肿瘤因其位置、体积等关系，可压迫或刺激血管、神经，妨碍关节或肌腱活动，或引起局部摩擦性滑囊炎外，均不产生任何症状。基底偶尔可以发生骨折，但易愈合。

患者成年后，肿瘤即自行停止生长。若发现继续生长时，则应注意肿瘤可能有恶变，应及时予以彻底切除。与一般骨瘤不同，骨软骨瘤的恶变倾向较大，从骨盆、肩胛骨、脊椎和肋骨等躯干骨发生的尤为显著，治疗时应考虑到这一点。

【辅助检查】

（1）X线表现：表现为附着于干骺端的向外骨性突起，生长方向与肌肉的牵引方向一致，与受累骨皮质和松质骨相连，软骨帽不显影，有长蒂型和广基型之分。多发性骨软骨瘤表现为干骺端增粗，皮质变薄，肿瘤外形不一，常出现患骨关节畸形，当肿瘤恶变时，其表面的软骨部分迅速长大，当有大量钙化时，则 X 线表现明显。

（2）放射性核素扫描：骨软骨瘤的骨性部分与软骨帽交界处放射性核素浓集，当有恶变时，病变处摄取量会突然增高。

（3）CT 检查：清晰地显示出肿瘤与受累骨皮质和松质骨相连，软骨帽部分呈软组织密度，有时可见不规则的钙化。

（4）MRI 检查：软骨帽在 T1 加权像上呈低信号，T2 加权像上呈高信号。MRI 检查可以明确软骨帽的厚度，如超过 25 mm 者应考虑有恶变可能。

【诊断】

（1）多发于青少年，好发于长骨干骺端，单发或多发，多发者常伴有骨骼发育异常。

（2）肿瘤起自干骺端，形状不一，可出现神经压迫症状或关节功能障碍。

（3）恶变少见，如成年后肿瘤继续生长且迅速，应疑恶变为软骨肉瘤。

（4）X 线摄片及病理检查可确诊。

【鉴别诊断】

仅依靠临床和影像学依据即可诊断，唯一的问题是鉴别良性骨软骨瘤和发生恶变的骨软骨瘤。需要全面分析所有的临床、放射影像、骨扫描、大体病理及组织学特点。

【并发症】

约有 1% 的单发性骨软骨瘤可恶变，但多发性骨软骨瘤发生恶变为软骨肉瘤者为 10% ~20%。多发性骨软骨瘤可妨碍正常长骨生长发育，以致患肢有短缩弯曲畸形。

【治疗】

一般不须治疗，若肿瘤过大，生长较快，或影响功能，应考虑做切除术。切除范围应较广，要包括肿瘤基底四周部分正常骨组织，以免遗漏，引起复发。

（1）肿瘤细小，发育停止后大多数肿瘤停止生长，无须特殊治疗。

（2）如局部不适，肿瘤较大并压迫周围组织产生症状及发育停止后肿瘤继续增大时应及时手术切除。切除时应将包括骨软骨瘤的纤维包膜、软骨帽、瘤体连同基底部分正常骨组织一起切除。

（3）肿瘤切除后应做病理检查。

【预防】

骨软骨瘤为常见的骨良性肿瘤，肿瘤细小，发育停止后肿瘤大多数停止生长，无须特殊治疗，如肿瘤较大，局部不适，压迫周围组织产生症状及发育停止后继续增大时应及时手术切除，以防止恶变成软骨肉瘤，一般手术效果良好。

【护理评估】

1. 局部情况　望诊：膝关节上下、肘部和腕部等部位是否有肿块，其肿块所在的骨与关节是否有形状改变。触诊：确定肿块的形状与硬度，是否与骨紧密连接，移动性如何，是否有压痛。量诊：肢体是否因骨弯曲变形而缩短，关节活动范围是否改变。

2. 健康史　发现肿块的年龄、时间和部位，肿块的变化情况，是否伴有其他不适，是否有外伤、疼痛和压痛；既往健康状况；家庭其他成员有无类似疾病，多发家族性骨软骨瘤综合征具有遗传史。

3. 心理、社会状况　患者及其家属对疾病的认识和对康复的期望值如何，以便针对性地进行疏导。

【护理措施】

1. 非手术治疗及术前护理

（1）心理护理：针对患者及其家属对肿瘤性质、治疗方案及预后的疑虑，给予解释。对于肿瘤较小，不影响肢体发育和功能，无周围重要血管、神经组织压迫症状者，只需要观察并定期复查；对于肿瘤生长较快，并影响肢体功能或压迫重要神经、血管者，行肿瘤切除术，力求彻底，避免复发；当肿瘤突然迅速增大，并出现疼痛，疑有恶变可能时，要行肿瘤扩大切除术。

（2）饮食：给予高蛋白、高热量、高维生素、易消化的食物。且多食新鲜蔬菜及水果。

（3）疼痛：观察疼痛性质，遵医嘱使用止痛剂。

2. 术后护理

（1）饮食护理：

1) 全麻及硬膜外麻醉术后 6 h 进流质，逐渐过渡到半流质或普食。

2) 饮食宜进高蛋白、富含胶原、微量元素（铜、锌、钙、铁）及含维生素 A、维生素 C 丰富的食物，如瘦肉、猪皮、肝、蛋黄、豆制品、胡萝卜、新鲜蔬菜和水果等，以补充足够的营养，促进伤口愈合及机体恢复。

（2）体位护理：

1) 全麻术后患者在未清醒前平卧，头偏向一侧，防止因呕吐而误吸。

2) 四肢手术后，用垫枕、支架等抬高患肢使之高于心脏水平，远侧端高于近侧端，以利于血液回流及消除水肿。

3) 对石膏外固定术后的患者也应抬高患肢，其肢体摆放，应以舒适、有利于静脉血回流、不引起石膏断裂或压迫局部软组织为原则。石膏未干前，避免移动肢体，且勿用手托起石膏，以免由于石膏凹陷引起局部皮肤压疮或血液循环障碍。

4) 大手术后及双下肢不能活动的患者给予气垫床，术后勤翻身、勤按摩，每 2 h 一次，预防压疮。

5) 严密观察患肢情况，如出现肢体剧痛、由痛转为无痛、苍白、失去知觉、发凉、肿胀、麻木等表明肢体受压、血液循环障碍，立即报告医生，及时处理。

6) 有伤口引流装置者，保持引流通畅，防打折、扭曲、脱管，并保持伤口敷料周围皮肤清洁、干燥。

（3）并发症的处理：

1) 骨科手术切口均有不同程度的渗血。若出现大出血，切勿惊慌失措，立即用手压迫或止血带止血，再行进一步处理。

2) 疼痛：一般术后 24 h 内为剧烈，以后慢慢缓解，酌情应用止痛剂。

3) 尿潴留：术后 6~8 h 不能排尿时，多与麻醉及术中牵拉神经组织有关。可以让患者听流水声、热敷并按摩膀胱区等办法诱导排尿，若不能排尿是由于体位不适者，可在病情的许可下坐起或站起排尿。小儿则由家长抱起排尿。若仍不能排尿可由医护人员进行导尿。

【出院指导】

1. 活动　异体骨与关节移植术后应避免早期负重，防止骨折。

2. 石膏护理　行石膏固定后应注意患肢末梢血运及石膏固定的效果，如发现石膏松动，应及时更换。

3. 功能锻炼　适当地进行患肢的功能锻炼，以防止关节僵直和肌肉失用性萎缩，最大限度地改善移植肢体的功能。

4. 定期复查　了解肿瘤切除部位骨修复情况，及时发现病情变化，及时治疗。

第二节　软骨瘤患者的诊疗及护理

软骨瘤为常见的良性骨肿瘤，内生性软骨瘤是指发生在髓腔内的软骨瘤，最为常见；骨膜下（皮质旁）软骨瘤则较少见。软骨瘤合并多发性血管瘤者称 Maffuci 综合征。软骨瘤单发多见，多发较少见，并具有对称生长的特点，同时合并肢体发育畸形，又称内生软骨瘤病；其发生于一侧肢体者又称 Ollier 病。位于骨盆、胸骨、肋骨、四肢长骨或椎骨的软骨瘤易恶变；发生在指（趾）骨的软骨瘤极少恶变。

【病因】

软骨瘤病因至今不明，可能与骨损伤、慢性感染、放射性刺激、遗传及骨发育过程方向转位等因素有关。

【临床表现】

软骨瘤多发于青少年，起病缓慢，早期无明显症状，局部逐渐膨胀，特别是指（趾）部，可发生畸形及伴有酸胀感。

软骨瘤的临床特点为：

（1）好发部位为手、足的长管状骨，也可以发生于扁骨，如肩胛骨或髂骨。

（2）患处肿胀，轻微的创伤就可导致病理性骨折。

（3）X 线检查可见单发性内生软骨瘤为椭圆形的透明暗区，边缘整齐，骨膨胀变薄，瘤内散在沙砾样钙化斑点；多发性内生软骨瘤可引起骨骼畸形。

（4）大体标本病理检查，可见硬而有光泽的浅蓝色的组织，镜下可见分叶状的透明软骨，软骨细胞均匀，成堆，核大小均匀，染色不深。

（5）软骨瘤偶尔可发展为软骨肉瘤，多发生在较大的骨骺。

【辅助检查】

软骨瘤的 X 线征象：发生于指（趾）骨时，呈中心位。可见边缘清晰、整齐的囊状透明阴影，受累骨皮质膨胀变薄，在透明阴影内，可见散在的沙粒样致密点。发生于掌（跖）骨者，肿瘤阴影较大，常偏于骨端，骨皮质的膨胀也较显著，无骨膜反应。发生于四肢长骨者，肿瘤的阴影广泛。肿瘤恶变时，可见骨皮质破坏及骨膜反应。

【诊断】

软骨瘤的诊断要点：

（1）多见于青壮年，以手足短管状骨的中央部位好发，多在指骨和掌骨，常为多发性。骨盆、肋骨及长管状骨者常为单发。

（2）病灶局部呈梭形肿大，有轻度疼痛和压痛，可发生病理性骨折。恶变罕见，发生时可见肿瘤突然增大，疼痛加剧。

（3）经 X 线摄片和病理检查可确诊。

【治疗】

软骨瘤的治疗原则为：手指、掌及足部短状骨的软骨瘤，应彻底刮除后植骨；长管状骨的软骨瘤刮除植骨后易复发，应行肿瘤段切除和大块骨移植；恶变为软骨肉瘤时，应行截肢术或关节离断术。

【护理评估】

1. 病变局部情况　望诊：手指是否肿大或伴有畸形，或多个手指肿大畸形，手指关节活动是否受限，是否合并生长发育畸形。触诊：肿块的范围、质地，表面是否光滑，是否有压痛。动诊：肿块处及手指纵向是否有叩击痛。量诊：肿块的手指周径与对侧比较，是否增粗。

2. 健康史　发病时间，主要症状，疾病发展过程，治疗情况，有无病理性骨折，既往健康状况。

3. 心理、社会反应　患者及其家属对治疗效果的担心程度，特别是多发性的，手指有明显畸形者。

【护理措施】

1. 非手术治疗及术前护理

心理护理：针对患者及其家属对肿瘤性质、治疗方案及疾病预后的疑虑，给予解释。当肿瘤范围小，诊断明确，无症状者予以观察，定期复查；当病变范围较大，继续发展，可能导致病理性骨折时，采用刮除植骨术，预后良好；成人病变静止，术后复发率极低。

2. 术后护理

（1）体位护理：行骨肿瘤刮除和切除术后，患肢置于合适的位置，对骨缺损大者应避免过早负重，以防发生病理性骨折。

（2）伤口护理：观察伤口有无渗血，敷料包扎松紧度是否适宜，保持清洁干燥。如有引流管者，保持引流管通畅，观察并记录引流液的量和性状。

（3）用药护理：对局部广泛切除、异体骨移植者给予抗凝药物，注意观察用药后不良反应。

（4）病情观察：观察患肢的血液循环情况，有无肿胀，动脉搏动情况，皮肤色泽与温度是否改变。

（5）功能锻炼：根据病变部位及手术方式进行功能锻炼。

第三节　骨样骨瘤患者的诊疗及护理

骨样骨瘤为良性成骨性肿瘤，由成骨细胞及其产生的骨样组织构成。约占全部骨肿瘤的1%，占良性骨肿瘤的10%。病灶为一小的瘤巢，周围有许多成熟的反应骨。常见于30岁以下者，好发年龄为8～18岁。好发于男性，男女比例为2∶1。最常见部位为股骨小粗隆、肱骨近端内侧皮质、胫骨远端1/3，也可见于脊柱的附件。以胫骨、股骨最多见，合计约占50%，很少见于扁平骨、髓腔内和松质骨，可发生于骨皮质和骨松质。

【病因】

未完全肯定，较广泛地公认为是原发性良性肿瘤，依据是：①生长缓慢；②骨样组织代替了正常组织；③周围的骨组织毫无例外地呈现结构均匀的硬化；④大小固定。

另有学者认为是炎症，而可能与病毒感染有关，还有的认为是血管来源或与动静脉发育异常有关，或为代偿过程。

【病理】

病灶可以完全位于皮质内，也可以在皮质的内侧面，皮质与骨膜间，或者在松质骨内。长骨的病变多在皮质内，短骨的病变则常在松质骨中，而脊柱的病变则常位于椎弓或小关节突。肿瘤总是呈卵圆形或圆形，同周围骨质有清楚的硬化边界。大多数是肉芽肿型，呈沙粒样密度，均质性，棕红色。

组织学检查可见由骨组织、骨样组织和新骨混合而成，富于血管性支持组织。早期特征为成骨细胞占优势，增生活跃，紧密排列在富于血管的基质中。中期在成骨细胞间有骨样组织沉积，并有不同程度的钙化。成熟期特征为致密的不典型的骨小梁形成，即非板样，也不是纺织状的。

【临床表现】

10～30岁最多见，但也可见于1岁以下的婴儿或60岁以上的老人。男性比女性多见，男女发病率为2:1。下肢的发病率约为上肢的3倍，发生于躯干骨者较少见。胫骨和股骨最多见，约占病例的一半。其次为腓骨，肱骨和脊柱等。病程有特征性，疼痛出现较早，往往于X线片上出现阳性病损前几个月就已存在，病初为间歇性疼痛，夜间加重，服用止痛药可以减轻。后期则痛加重，呈持续性，任何药物不能使之缓解。疼痛多局限，软组织可肿胀，但受累区很少。有的患者也可没有疼痛症状。病灶较小时，疼痛可伴有血管运动性反应如皮温增高和多汗。疼痛不一定限于患区也可以放射至附近关节。

【辅助检查】

1. X线检查　典型的X线表现为：一个直径<1 cm的椭圆形或圆形的中心X线透明区，周围被一均匀的硬化带所包绕的病变。实际上并非完全如此典型，脊柱、腕骨、足骨部位骨样骨瘤与长管状骨上骨样骨瘤的表现可以不一样。同时病变可发生在骨干、髓腔或骨松质中，或发生在骨膜下，而造成不同的X线征象。少数病例有1个以上的病灶，但是许多病灶可以不同于上述描述，也无证据表明与起病部位及病期有关。

（1）长管状骨：位于长管状骨的骨样骨瘤常发生在骨干上，在骨皮质内有一放射性透明阴影，这一阴影称为巢穴，巢穴内可以有不同程度钙化灶。巢穴周围是由硬化骨质包绕并伴有骨皮质增厚。这是由于骨膜下及内骨膜新骨形成所致。在极罕见的情况下，同一骨可以有几个骨样骨瘤，每一个骨样骨瘤都有着自己的巢穴。骨样骨瘤周围硬化带的反应范围不一，有时可以将巢穴完全充满，其巢穴是否存在及其形态应借助X线断层或CT进一步检查，加以确定。在股骨颈部位的骨样骨瘤常发生在股骨颈的内侧面，巢穴位于骨膜下或骨皮质内。在正常情况下股骨颈内侧皮质较厚，因而如果有轻度骨皮质增厚常使诊断困难。另外在骨皮质增厚并有透光区的部位，应注意与应力骨折相鉴别。

（2）腕、跗骨及骨骺：在腕、跗骨及长管状骨的骨骺部位的骨样骨瘤，常发生在骨松质中，X线表现为部分或全部钙化的圆形病变。而周围缺少反应性骨硬化，这种表现与骨皮质上骨样骨瘤的表现完全不同，在诊断上较为困难。如发生在儿童骨骼尚未成熟者，骨骺部位骨样骨瘤可以造成骨骼发育畸形。

（3）手、足部的小骨：在掌、跖、指骨内骨样骨瘤，如位于骨皮质中，其表现与长管状骨所见相同。如果位于骨膜下，则可见到周围骨皮质产生"扇贝"样改变。在手、足部小骨的骨样骨瘤常伴有软组织肿胀。

（4）关节内：如骨样骨瘤发生在关节内，可以造成疼痛、软组织肿胀、关节积液及关节活动受限。常易误诊为关节疾患，检查中应特别注意。

（5）脊柱：由于脊柱的解剖结构复杂，在普通 X 线片上骨质常被周围软组织遮挡，临床表现可以有不同症状，因而对脊柱部位骨样骨瘤的诊断十分困难。其临床表现常为剧烈的放射性疼痛，夜间或活动脊柱时加重。大多数患者伴有脊柱侧弯，称之为疼痛性脊柱侧弯。因此，在脊柱侧弯并伴有明显疼痛时，常认为这是脊柱上骨样骨瘤的重要临床表现。当然这一症状并非脊柱骨样骨瘤所特有的。颈椎上的骨样骨瘤则可以呈斜颈。脊柱上的骨样骨瘤很少有神经系统症状。

脊柱上骨样骨瘤特点是位于脊柱侧弯的凹侧面，靠近侧弯的顶点。可在椎弓根、椎板、关节突，偶有在横突上见到一硬化区。在普通 X 线片上发现放射线透明的巢穴非常困难，需借助断层或 CT 检查。应该强调在脊柱的后部结构上如果发现有一硬化性骨病灶，是骨样骨瘤的重要诊断征象，但是骨转移癌、感染、脊柱炎等也可有这种表现，应注意鉴别诊断。

1）皮质骨样骨瘤：有小的透射线区域，周围是致密骨，病灶位于皮质内，硬化环更明显。骨膜反应或是成层或是实质同源性的。在疾病后期，病灶可以完全被隐蔽。

2）松质骨骨样骨瘤：最常见于股骨颈，其次是手足的小骨和椎体。病灶周围常无很多新骨形成，但有密度增加的骨环包绕病灶。偶见在远处发生反应性新骨形成。

3）骨膜下骨样骨瘤：通常表现为骨附近的软组织肿块，最常见于股骨颈的内面及手和足。病灶正下方的骨骼有扇形区域，系由压迫萎缩或骨吸收所致。病灶接近关节时，无反应性骨生成，但可有关节肿胀、充血和疼痛。表现为急性滑膜炎的特征。关节两端骨除了明显脱钙外，没有其他改变。有证据表明本病可以自然消退，但必须经很长时间。

2. 核素扫描　骨样骨瘤患者术前做核素扫描，应作为常规检查。对脊柱部位骨样骨瘤，由于 X 线诊断不准确，而核素扫描对病变部位检查敏感、可靠。应用核素扫描可使骨样骨瘤出现双密度征：在骨样骨瘤的巢穴闪烁活性增强，而在周围硬化区放射性核素集聚得较少。这一征象对骨样骨瘤的诊断有帮助。

3. CT 一般骨样骨瘤采用普通断层检查可明确诊断，在脊柱、骨盆、股骨颈等特殊部位对诊断有较大价值。薄层 CT 扫描是目前显示骨样骨瘤的最佳方法，比 X 线平片和 MRI 能更准确地显示瘤巢。能够确诊平片上所不能诊断的可疑病例，尤其适用于关节囊内、脊柱等解剖结构复杂的部位。

4. MRI 瘤巢在 T1 加权像上呈低到中等信号，在 T2 加权像上呈低、中等或高信号，内部钙化或骨化明显者则大部分为低信号。增强后多数瘤巢强化明显，少数瘤巢可呈环状强化。

【诊断】

通过临床表现、组织学及放射学检查可以确立诊断。某些病例在特征性的 X 线表现以前已有长期疼痛，诊断较为困难。如果年轻人或儿童存在不能解释的持续性疼痛时，应考虑本病的诊断。

【鉴别诊断】

骨样骨瘤有特殊的疼痛症状和典型的瘤巢 X 线影像，较易诊断。但仍需与以下骨病鉴别。

1. 慢性骨脓肿 为低度慢性化脓性感染，具有红、肿、热、痛等炎性症状，且有反复发作病史，好发于长骨干骺端，破坏区较大，骨皮质局限破坏，周围致密，有时有小死骨，但无瘤巢。X 线片表现为骨皮质局限性缺损，周围骨质致密，可有小的死骨形成。术中见骨腔内含有脓液、肉芽组织。镜下见大量多核白细胞及淋巴细胞浸润。

2. 慢性硬化性骨髓炎（Garre 型） 疼痛性质与骨样骨瘤相似，常为间歇性。X 线表现为骨质局限或广泛增生硬化，无瘤巢，髓腔狭窄甚至闭塞。

3. 成骨细胞瘤 二者同属良性骨细胞性肿瘤。成骨细胞瘤无骨样骨瘤特有的夜间疼痛，但发展较快，破坏区较大，常大于 2 cm。皮质膨胀明显，周围硬化轻微。

4. 单发性内生骨疣 无周围骨质硬化，无疼痛。多发于手足小骨。

5. 应力性骨折 一侧骨皮质断裂，局限性骨膜增生、骨质硬化，颇似骨样骨瘤。但体层或 MRI 可见横形骨折线，多有长期连续运动史。

6. 骨斑（Bone spot）或骨岛（Bone island） 病变的毛刷状边缘与周围的骨小梁混合在一起，表现形式为"放射刺状"或"伪足状"。X 线片见骨内有局限性圆形和卵圆形骨质密度增加阴影，无硬化阴影围绕，临床上无任何症状。

在组织学检查中，骨样骨瘤与骨母细胞瘤是非常相似的，应参照肿瘤的大小、位置及临床表现鉴别诊断。一般无症状，无须治疗。

【并发症】

本病随着病情发展，疼痛逐渐变为持续性剧痛，尤以夜间为甚，颇具特征。文献报道，骨样骨瘤发生于骨端或不规则骨如股骨颈、脊椎骨等部位时，周围骨质硬化不明显或仅有一较薄硬化环，属松质骨型。部分患者可发生骨样骨瘤恶化，其恶变的征象主要为皮质局部破坏、不连续，病灶周围可见软组织密度肿块影及肿胀，尤其是软组织的改变可提示有恶变的征象。如骨样骨瘤位于脊柱骨可出现斜颈，脊柱侧弯。

【治疗】

本病理想的治疗是大块切除，包含有病灶的患骨。彻底切除病灶，症状很快消失。

一般不主张做刮除术。认为照射和化学药物治疗无效。手术可能难以找到准确的部位，按照术中X线摄片进行钻孔，对定位有帮助。术后进行X线复查也是必要的。

完全切除病灶后很少复发，而不完全的刮除常有复发。复发时间长短不等。还有的病例，术中找不到病灶。有些情况下，半数患者在第一次术后症状减轻，1/4患者在第二次术后缓解，剩下的3/4患者在第三次手术后症状减轻。这可能是多次部分切除的结果。

1. 非手术治疗　对症状较轻，尤其对那些手术较困难或术后会发生严重并发症的患者，可行保守治疗，即口服水杨酸盐对症治疗。

2. 手术治疗

（1）瘤巢刮除灭活植骨术：活跃的2期骨样骨瘤，当瘤巢位置很明确时，行刮除术。可使用苯酚、95%乙醇或冷冻等方法灭活囊壁，一般做局部刮除后行自体骨、人工骨或异体骨移植，也可应用骨水泥充填瘤腔以降低复发率。

（2）边缘大块切除术：当瘤巢位置不明确，行边缘的大块切除，去除瘤巢和反应骨。

（3）经皮瘤巢去除术：当瘤巢位置很明确，可在CT引导下，用空心钻钻入病灶，切除病灶，或将变速磨钻的磨头导入瘤巢内，消灭瘤巢和周围的反应骨。另外一种方法是微波治疗，在CT引导下置入一根探针，用它产生的高频"微波"来消灭瘤巢。

【护理评估】

1. 局部情况　望诊：局部有无肿大，有无皮肤颜色和温度改变；是否有疼痛性脊柱侧弯，以判断是否有脊椎附件的骨样骨瘤。触诊：在长骨骨干处是否可触及质硬的梭形包块，局部是否有压痛。动诊：在骨干纵轴方向是否有叩击痛。

2. 健康史　在股骨小粗隆或肱骨近端或胫骨 1/3 处是否具有局限性疼痛，是否于夜间加剧并影响睡眠，饮酒后是否加重，应用水杨酸制剂是否能减轻疼痛；既往健康状况；家族史。

3. 心理、社会反应　患者及其家属对治疗的期望值如何。

【护理措施】

1. 非手术治疗及术前护理

（1）心理护理：针对患者及其家属对肿块性质、治疗方案及疾病预后的疑虑，给予耐心的解释，消除患者顾虑，配合积极治疗。对症状较轻者，尤其是手术困难或术后可能发生严重并发症者，可口服水杨酸制剂治疗。一般症状持续时间为 3 年，病灶逐渐转为静止，随着瘤巢的骨化，瘤巢与反应骨之间的透亮带逐渐消失，但其高密度阴影将持续多年；当瘤巢位置明确时行病灶刮除术，复发率小于 5%；当瘤巢不明确时刮除术复发率可高达 30%，则应行边缘大块骨切除、瘤巢切除和反应骨切除术。

（2）饮食：给予高蛋白、高热量、高维生素、易消化的食物。且多食新鲜蔬菜及水果。

（3）疼痛：评估患者的疼痛，遵医嘱给予合适的镇痛药物，以解除疼痛，保证睡眠；观察有无不良反应，如出血倾向、胃肠道不适等。

2. 术后护理　参见本章第一节"骨软骨瘤"相关内容。

【出院指导】

（1）非手术治疗患者要坚持服药，出现不良反应时及时就诊，并定期复查。

（2）行大块骨切除术后，避免剧烈运动，防止病理性骨折。

第四节　骨巨细胞瘤患者的诊疗及护理

骨巨细胞瘤可能起源于骨髓结缔组织间充质细胞，以基质细胞核和多核巨细胞为主要结构，是一种潜在恶性或介于良恶之间的溶骨性肿瘤。好发年龄为 20~40 岁，性别差异不大，好发部位为股骨下端和胫骨上端。

【病因】

该病病因尚未明确。

【病理】

骨巨细胞瘤按其分化程度可分为三级：

1 级，基质细胞颇稀疏，核分裂少，多核巨细胞甚多。

2 级，基质细胞多而密集，核分裂较多。

3 级，以基质细胞为主，核异形性明显，分裂极多，多核细胞很少，因此 1 级偏良性，2 级为侵袭性，3 级为恶性。

虽然肿瘤的生物学行为、良恶性并不完全与病理分级一致，但分级对肿瘤属性和程度的确定及治疗方案的制订有较大程度的参考价值。

【临床表现】

主要的症状为疼痛和肿胀，与病情的发展相关，局部包块压之有乒乓球样感觉，病变的关节活动受限。

【辅助检查】

1. X 线检查　典型的 X 线特征为骨端偏心位、溶骨性、囊性破坏而无骨膜反应，病灶膨胀生长、骨皮质变薄，呈肥皂泡样改变。

2. CT　在 CT 片中，皮质表面及滑膜的反应性改变和水肿酷似肿瘤的一部分。另外，非强化下 CT 也不能区分肿瘤与肌肉，因为两者之间的衰减系数相同。CT 只能通过重建的方式才可显示软骨下骨的破坏程度。肿瘤内能见到液－液平面，这是骨巨细胞瘤合并动脉瘤样骨囊肿所致。

3. MRI　和大多数骨肿瘤一样，骨巨细胞瘤显示出长的纵向弛豫时间和长的横向弛豫时间。肿瘤在纵向弛豫时间表现为低强度信号，在横向弛豫时间表现为高强度信号。因此看髓内病变最好用纵向弛豫时间加权像，在观察皮质外病变时最好用横向弛豫时间加权像。

4. 骨扫描　在骨巨细胞瘤累及的部位，放射性核素 99mTc 的摄取量增加。放射性核素摄取升高的情况可能是弥散的，血液集中在边缘部分，而中央部分的浓聚较低。放射性核素摄取可以超过肿瘤的边界，因此无法用来正确判断其在髓腔内的侵及范围。骨扫描既不能确诊骨巨细胞瘤，也不能确定肿瘤的侵及范围，所以用途是有限的。骨扫描可以除外或帮助确诊多发病变。

【鉴别诊断】

1. 棕色瘤　多骨受累，成年女性多见，早期症状为骨痛，实验室检查血钙升高，血磷降低，血中 AKP（血清磷酸酶）、PTH（甲状旁腺激素）升高，好发于长骨骨干或骨干骺、髂骨、手足骨等。镜下在正常骨结构消失的基础上出现大量纤维组织增生，小型多核巨细胞分布不均，并见出血灶及吞噬含铁黄素的巨噬细胞，病灶周围可见骨样基质和新生骨小梁及破骨细胞吸收后残存板层骨。切除甲状旁腺原发病变后，骨骺病灶可随之修复。

2. 巨细胞修复性肉芽肿　常见于 10～20 岁青少年，好发于下颌骨。现在认为发生于颌骨者通常并非真性 GCT（骨巨细胞瘤）而是巨细胞修复性肉芽肿。镜下多核巨细胞体积小，中等数量，分布不均匀，常聚集于出血、坏死与含铁血黄素沉积部位，并可见骨样与骨组织形成，病灶经单纯刮除后预后较好。

3. 动脉瘤样骨囊肿　多发生于 20 岁以下的青少年。好发于椎骨及扁骨，但也可发生于长骨干。X 线上与 GCT 相似，呈骨的偏心膨胀，骨皮质消融，与 GCT 镜下不同的是多核巨细胞分布不均且多位于血管囊肿和出血灶附近，胞体较小，间质为成熟的纤维组织。单纯病灶刮除易复发，大块切除或刮除并结合骨移植效果较好。多核巨细胞性骨病变十分复杂，稍不警惕就易造成误诊，对于患者是儿童，病变在除骶骨外的椎骨、颌骨和手足骨，病灶多发，通常不是 GCT。特别值得一提的是骨折时可因坏死、出血及多核巨细胞反应而误诊为 GCT 合并病理性骨折，应加以鉴别。

【治疗】

1. 局部切除　如病变部分切除后对功能影响不大，最好完全切除，如腓骨上端、尺骨下端、桡骨上端、手骨、足骨等。

2. 彻底刮除　50% 氯化锌烧灼加植骨术。对邻近大关节的良性骨巨细胞瘤，如采用单纯刮除植骨法，复发率可高达 40%～70%，也有采取破坏性的大手术，如连同关节面一起做瘤段切除，然后以同种异体骨关节或人工假体置换，但此法并发症多，如骨不连接，关节僵直，假体松动、感染等，可造成严重病痛，甚至导致截肢。

3. 切除或截肢　如为恶性，范围较大，有软组织浸润或术后复发，应根据具体情况考虑局部切除或截肢，有的切除肿瘤后失去关节作用，如股骨颈，可考虑切除后应用人工关节或关节融合术。

4. 放射治疗　在手术不易达到，或切除后对功能影响过大者，如椎体骨巨细胞瘤，可考虑放射治疗，剂量要足够，有一定疗效。少数患者照射后可发生恶变。经手术或放射治疗的患者，要长期随诊，注意有无局部复发，恶性改变及肺部转移。

【护理评估】

1. 局部情况　望诊：患肢附近有无肿胀，肿胀的范围和程度如何，局部皮肤及软组织有无异常改变。触诊：肿胀处质地，局部皮温，是否伴有压痛。动诊：患肢有无纵向叩击痛，以了解是否有病理性骨折。量诊：肢体肿胀的程度及患肢关节的活动度。

2. 健康史　发病时间，主要症状，疾病发展过程，治疗情况，是否有病理性骨折；既往健康状况；家族史。

3. 心理、社会反应　患者对疾病的认识和对康复的期望值如何，以便针对性进行疏导。

4. 辅助检查　X线摄片显示为骨端偏心性溶骨性破坏而无骨膜反应，呈肥皂泡样改变；骨皮质膨胀变薄，有时穿破进入软组织。

【护理措施】

1. 术前护理

（1）心理护理：护士要关心、理解患者，多与其沟通，保持患者情绪稳定，能接受并积极配合治疗。

（2）饮食：选择高蛋白、高热量、高维生素易消化的食物，多饮水、多食新鲜蔬菜及水果。

（3）疼痛：进行各项护理技术操作时动作要轻柔、准确；疼痛较轻者可采用放松疗法，冷敷、按摩等；对疼痛严重而诊断已明确者，在局部对症处理前可应用芬太尼、哌替啶等镇痛药物，以减轻患者的痛苦。

（4）预防感染。

2. 术后护理

（1）体位护理：术后抬高患肢，保持功能位，根据手术性质、部位决定体位。如人工髋关节置换术后应保持患肢外展中立位，膝关节置换术后保持膝关节屈曲10°中立位。

（2）病情观察与处理：

1）伤口：注意伤口渗血和引流情况，记录引流液的量、颜色及性状。出血多时要及时通知医生，给予更换敷料，并加压包扎；如有截肢断端大出血,应立即压迫止血或以止血带止血并及时输血。

2)患肢:注意患肢远端血运情况。上肢手术后观察桡动脉搏动,下肢手术后则观察足背动脉搏动。肢体有无肿胀、色泽及温度的改变,包扎是否松紧适宜,有无神经损伤表现。

(3)外固定护理:外固定方式与时间,植骨术后3~4周,植入骨小血管容易损伤,因此需对相应部位有效固定。

(4)警惕排斥反应:若患者出现高热,移植关节处肿胀、疼痛、积液及浆液性液体自伤口渗出,血中黏蛋白及白细胞计数升高等,则应考虑排斥反应。需积极防治。

(5)功能锻炼:术后麻醉清醒后即可进行手指、足趾的活动,次日即可开始肌肉的等长收缩活动,禁止进行影响肌肉及骨稳定性的活动。术后1~2周逐渐进行关节活动。也可借助关节被动活动器(CPM)持续练习髋、膝、踝关节的活动。髋关节置换者练习外展运动,术后2周扶拐下地,站立负重;膝关节置换者锻炼伸屈运动,睡眠时使膝关节屈曲20°;异体骨与关节移植者,当X线片显示异体骨与宿主骨连接处愈合后,可适当锻炼,逐渐增加活动量,以防异体骨发生骨折。

【出院指导】

1. *活动* 异体骨与关节移植术后应避免早期负重,防止骨折。

2. *石膏护理* 行石膏固定后应注意患肢末梢血运及石膏固定的效果,如发现石膏松动,应及时更换。且注意局部皮肤的观察。

3. *锻炼* 继续进行患肢的功能锻炼,以防止关节僵直和肌肉失用性萎缩,最大限度地改善移植肢体的功能。

4. *复查* 由于骨巨细胞瘤复发率较高并有恶变倾向,要定期复查,以便了解肿瘤切除部位骨修复情况,及时发现病情变化,及时治疗。

第五节　骨肉瘤患者的诊疗及护理

骨肉瘤又称为成骨肉瘤,是一种恶性骨肿瘤,多发生在20岁以下的青少年或儿童。骨肉瘤是从间质细胞系发展而来,由于肿瘤经软骨阶段直接或间接形成肿瘤骨样组织和骨组织使得肿瘤迅速生长。骨肉瘤在小儿骨恶性肿瘤中最为常见,约为小儿肿瘤的5%。骨肉瘤的突出症状是肿瘤部位的疼痛，因肿瘤组织侵蚀和溶解骨皮质所致。

【病因】

骨肉瘤是从间质细胞系发展而来，肿瘤迅速生长是由于肿瘤经软骨阶段直接或间接形成肿瘤骨样组织和骨组织。下肢负重骨在外界因素（如病毒）的作用下，使细胞突变，可能与骨肉瘤形成有关。典型的骨肉瘤源于骨内，另一与此类型完全不同的是与骨皮质并列的骨肉瘤，源于骨外膜和附近的结缔组织。后者较少见，预后稍好。

【病理】

穿刺或切开活检，组织病理学是骨肉瘤的确诊依据。在确定治疗方案前，应有明确的病理学诊断。

显微镜下，成骨肉瘤的组织学特征是由恶性梭形细胞产生的骨样基质，梭形细胞需紧邻骨样基质，正常的成骨细胞排列在骨样基质周围。肿瘤组织细胞多种多样，肿瘤细胞呈梭形或不规则形，细胞体积较大，核深染，核浆比例增加，核分裂，特点是肿瘤细胞的异型性。病理学诊断的关键有赖于肿瘤基质细胞产生的骨样基质（嗜酸性透明物质）的存在。

骨肉瘤的转移方式包括血行转移、淋巴转移、直接浸润。

【临床表现】

骨肉瘤的突出症状是肿瘤部位的疼痛，由肿瘤组织侵蚀和溶解骨皮质所致。

1. 疼痛　肿瘤部位发生不同程度的疼痛是骨肉瘤常见的症状，由膨胀的肿瘤组织破坏骨皮质，刺激骨膜神经末梢引起。疼痛可由早期的间歇性发展为数周后的持续性剧烈疼痛，尤以夜间为甚。

2. 肿块　随着病情发展，局部可出现肿胀，在肢体疼痛部位触及肿块，伴明显的压痛。肿块增长迅速者，可以从外观上发现肿块。肿块表面皮温增高和浅表静脉显露，肿块表面和附近软组织可有不同程度的压痛。因骨化程度的不同，肿块的硬度各异。肿块增大，造成关节活动受限和肌肉萎缩。

3. 跛行　由肢体疼痛而引发的避痛性跛行，随着病情的进展而加重，患病时间长者可以出现关节活动受限和肌肉萎缩。

4. 全身状况　诊断明确时，全身状况一般较差，表现为发热、不适、体重下降、贫血、消瘦甚至恶病质。个别肿瘤发展很快，早期就已发生了肺转移，致全身状况恶化。瘤体部位的病理性骨折使症状更加明显。

【诊断】

根据病史、临床表现和辅助检查可做出诊断。骨肉瘤诊疗流程如图10-1所示。

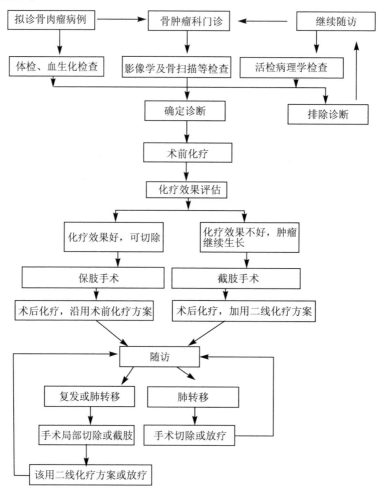

图10-1 骨肉瘤诊疗流程

【辅助检查】

在成骨性骨肉瘤的病例，可以在早期发现血液中骨源性碱性磷酸酶增高，这与该肿瘤的成骨作用有关。病理诊断是治疗的依据。当考虑到骨肉瘤的诊断时，进行活体组织检查，尽快得到病理学检查的确认，对明确诊断和治疗有重要的意义。

1. 血液检查 血浆碱性磷酸酶（AKP）和乳酸脱氢酶（LDH）中度或大幅升高，且与肿瘤细胞的成骨活动有关，但是肿瘤组织中 AKP 水平和血浆中 AKP 水平没有确切的数量关系。较 AKP 的诊断价值更为重要的是该指标对于预后的意义，如果手术完整地切除了肿瘤，AKP 可以下降至正常水平；如果术后该指标没有下降到正常水平，或仍处于较高水平则多提示存在肿瘤转移或仍有残留。

2. 影像学检查

（1）X 线检查：大多数病例 X 线表现为成骨及溶骨的混合性骨破坏。当肿瘤穿破皮质，侵入软组织内形成最具特征的骨膜反应，如垂直于骨膜呈放射样平行排列的针状骨膜反应，即怒发冲冠征，或排列成由骨膜上一点向外放射，即日光放射征；或 Codman 三角，是骨膜被肿瘤反复顶起，骨膜反应性成骨，骨膜中断形成。

（2）CT：CT 平扫或增强扫描可以更清晰地显示肿瘤骨的病变范围，软组织侵袭情况及肿瘤与主要血管的关系，是外科手术范围的重要依据之一。胸部 CT 检查可早期发现是否存在肺转移和其他明显的肺部病变。

（3）MRI：在观察骨肉瘤软组织侵袭范围方面，起到积极的作用，还是显示髓腔内浸润范围的最好方法。在保肢手术中，对瘤骨扩大切除长度定位有关键的指导作用。

（4）同位素骨扫描：骨肉瘤在同位素骨扫描上表现为放射性浓聚，浓聚范围往往大于实际病变。在骨肉瘤的定性或定位诊断方面，起到一定的参考作用。对肿瘤有无其他骨的转移、是否存在多发病变及有无跳跃灶的判断很有帮助。

（5）血管造影：可以了解肿瘤的血管丰富程度，判断肿瘤的血管来源，化疗前后血管造影的对比可以作为评价化疗效果的重要指标。还可发现血管是否被肿瘤推压移位或被肿瘤包绕，为判断切除肿瘤时是否需要切除血管并做修复的准备。

【鉴别诊断】

1. 慢性骨髓炎 慢性骨髓炎发病隐匿，患者主诉为轻至中度骨痛，无全身症状，很少有功能障碍。实验室检查很少有阳性发现，大部分患者血沉轻度增快，血培养很少阳性。X 线表现为干骺端髓腔内斑片状、虫蚀样骨破坏和层状葱皮样的骨膜反应。骨髓炎的骨破坏同时有骨质增生、骨破坏与修复性、反应性增生同时存在。当骨破坏广泛后则多有死骨出现，死骨是诊断骨髓炎的特殊征象。骨髓炎的破坏有向骨骺蔓延的倾向。骨髓炎的病程进展后软组织肿胀可逐渐消退，无软组织包块出现。活检有助于诊断。

2. 尤文肉瘤　尤文肉瘤是儿童第二位常见的原发恶性骨肿瘤，常发生于长骨和骨盆，经常侵犯骨干。骨膜反应可呈葱皮样改变，但增生的骨膜中多可见到不规则的骨破坏，临近软组织也往往有瘤组织侵入，CT 和 MRI 可清楚显示。临床上多疼痛剧烈，伴有发热、白细胞轻度升高。

3. 骨巨细胞瘤　骨巨细胞瘤好发年龄为 20 ~ 40 岁，常见于长骨骨端，偏心的圆形或椭圆形溶骨性破坏，逐渐向四周膨胀性发展，但以横向发展更明显。肿瘤膨胀改变明显后受侵骨皮质变薄，骨外膜在皮质外有新生骨形成，形成薄的骨包壳。包壳可呈分页状、多房状，则 X 线平片表现为多房样，包绕溶骨性破坏密度减低区，其内不见钙化或骨化致密影。

4. 疲劳骨折　疲劳骨折多见于新兵和各种运动员，发病部位以跖趾骨多见，其次为胫骨。主要表现为局部隐痛或钝痛，负重行走后加重，休息后好转。查体见局部压痛，有时有局部软组织肿胀，少数患者可触及硬块。X 线表现为局限性大量平行骨膜反应、骨痂及大量骨髓内生骨痂，MRI 可发现骨折缝。

【治疗】

1. 治疗原则　骨肉瘤的治疗目前主要是大剂量个体化新辅助化疗和手术为主。目前，在新辅助化疗和正确的手术方案的基础上，5 年无瘤生存率可达 50% ~ 70%。手术方案则根据术前化疗的效果及肿瘤的外科分期而定。此外，还有患者及其家属的意愿，还要参考患者的年龄、心理状态，肿瘤的部位、大小，软组织、神经血管束的情况，可预见的术后肢体功能恢复程度等。有计划地、合理地应用现有的治疗手段，以期最大限度地根治、控制肿瘤，从而提高患者治愈率及生活质量，延长患者生命。

2. 术前化疗　Ⅱ、Ⅲ期骨肉瘤的化疗应该在骨肿瘤专科进行，并由具有足够经验的骨肿瘤专家或在其指导下施行。化疗的疗效评价参照临床、影像和术后 Huvos 化疗坏死率分级。

推荐药物：阿霉素、顺铂、大剂量甲氨蝶呤和异环磷酰胺。

给药方式：序贯用药和联合用药，静脉或动静脉联合给药（甲氨蝶呤和异环磷酰胺不适合动脉给药）。用药时间：1~2个周期，1~2个月。

3. 手术治疗

（1）手术治疗原则：手术切除是骨肉瘤的主要治疗手段，分为保肢手术和截肢手术，目前90%以上的四肢骨肉瘤患者可成功保肢。在保肢成为肢体肿瘤外科治疗的主流的今天，患者的生存率并未下降，局部复发率为5%~10%，与截肢治疗的生存率、局部复发率相同。骨肉瘤广泛性切除术为在肿瘤周围正常肌肉和软组织内切除，截骨在MRI确定的髓腔内肿瘤侵犯范围上3~5 cm，肿瘤切除各外科边界均为阴性。

（2）保肢手术的适应证：

1）四肢和部分中轴骨的肿瘤，中等程度的软组织内侵犯。

2）主要神经血管束未被侵犯，肿瘤能获得最佳的边界切除。

3）无转移病灶或转移灶可以治愈。

4）患者一般情况良好，无感染征象，能积极配合治疗。

（3）保肢手术的禁忌证：瘤体巨大、分化极差、软组织条件不好的复发瘤，或者肿瘤周围的主要神经血管受到肿瘤的侵犯以截肢为宜。

（4）保肢手术的重建方法：保肢手术的重建方法包括瘤段骨灭活再植术、异体骨半关节移植术、人工假体置换术（最常用）和关节融合术等。

（5）保肢术后肢体功能评价：参照1993年美国骨肿瘤学会评分系统（MSTS评分）。该功能评分系统是基于分析疼痛、功能活动及心理接受程度等全身因素及分析上肢（手的位置，手部活动及抬举能力）或下肢（是否需要外部支持，行走能力和步态）的局部因素而建立的。这六种因素的每一种分为0，1，2，3，4，5六个级别。

4. 术后化疗

（1）药物选择：

1）术前化疗敏感者：仍维持术前方案。

2）术前化疗不敏感者：加大剂量强度或加用二线药物，如紫杉醇、VP-16、VEGF拮抗剂等。

（2）给药方式：序贯用药和联合用药。

（3）用药时间：5~6个月（4~5个周期），保证化疗剂量强度。

5. 骨肉瘤肺转移的治疗　肺转移治疗的关键是早期发现、早期治疗，应改变化疗方案，增大药物剂量或尝试新的药物，并积极手术切除肺转移灶。

6. 放射治疗　目前已不属于原发骨肉瘤的常规治疗之一。由于单纯保肢手术的局部复发率较低，缺乏使用辅助放疗的适应证。成骨肉瘤放疗所需的有效剂量很高，约 6 000 cGY，虽然 7 000 ~ 8 000 cGY 的剂量效果更好，但对周围正常组织的损伤也大。在联用高剂量放疗和化疗时，仍可以发现存活的肿瘤组织，因此，放疗不能单独作为大多数骨肉瘤的首要选择。在某些特殊的病变区，如头面部或脊柱，或保肢术后复发，患者拒绝截肢或无法再次手术的部位，仅作为局部姑息治疗的一种方法。

【护理评估】

1. 肿块局部及相关情况　望诊：患肢骨端近关节处是否有肿块，皮肤是否肿胀发亮，局部有无红、肿、热、痛及静脉曲张，是否有恶病质表现。触诊：肿胀的范围、硬度、是否有压痛，局部皮温度是否增高，是否可触及搏动。动诊：是否有肢体纵向叩击痛，以判断是否有病理性骨折。

2. 健康史

（1）病史：局部疼痛的性质及时间，是否影响睡眠，止痛药效果如何；是否有外伤史和骨折史。

（2）既往健康状况。

（3）家庭成员中是否有恶性肿瘤史。

3. 心理、社会反应　患者及其家属对疾病的认识及其对治疗的态度。

【护理措施】

1. 非手术治疗及术前护理

（1）心理护理：护士应为患者创造整洁舒适的环境，提供一切便利条件，满足患者的基本需求；要耐心、细致地做好解释工作，消除患者的焦虑、恐惧、悲观、绝望等情绪，介绍治疗成功的病例，增强其战胜疾病的信心；需要截肢的患者应向患者及其家属说明截肢治疗的必要性、假肢的安装与功能重建，使患者克服预感性悲哀心理，积极配合治疗。

（2）营养支持：因患者要经历手术、化疗，且治疗过程漫长，所以要有足够的营养支持，鼓励患者定时进餐，多食高蛋白、高热量、高维生素、易消化的食物，增加纤维素的摄入，多饮水，多食新鲜蔬菜和水果，预防便秘。不能进食者，可静脉补充营养。

（3）体位：由于肿瘤对骨质破坏大，易发生病理性骨折，故应卧硬板床，避免患者负重；脊柱肿瘤患者要保持轴线翻身时，保持头、颈、肩、腰、臀在一条直线上，防止脊柱扭曲和屈曲，造成或加重截瘫。

（4）对症处理：①疼痛护理：患者常伴有疼痛，尤以夜间为甚。应保持病房环境安静舒适，各项护理操作时动作要轻；认真评估患者的疼痛，按医嘱给予止痛药。②肿瘤局部护理：肿瘤局部不能用力拍打、按摩、挤压，不能热敷和理疗，不能涂药油和刺激性药膏、中药外敷等，以免刺激肿瘤过度生长或导致破溃。手术前注意观察患者局部情况，如肢体的肿胀程度、温度、颜色、感觉功能等，尤其是肢体的麻木感觉，并做好记录，术后予以对照。

（5）遵医嘱做好术前常规准备。

2. 术后护理

（1）患者术后回病房后，要平稳地搬移患者，对有石膏的患肢要有人保护，切勿折断石膏。

（2）根据麻醉方式及要求，安置患者于适当的卧位，注意抬高患肢，保持功能位。注意保暖，加床挡保护。给予吸氧、心电监护，严密监测患者生命体征，全麻患者术后 15～30 min 测量血压、脉搏一次，直至平稳。观察患者意识状态、血氧饱和度，必要时记录尿量。

（3）观察患者伤口有无渗血、渗液。观察渗出液的量、颜色、性质。保持伤口敷料清洁干燥，保持引流管通畅。密切观察患肢血运、温度、色泽、动脉搏动的情况，如有肢端发冷、苍白、麻木等症状，要立即报告医生处理。

（4）疼痛的护理，遵医嘱给予止痛药物。并且评价止痛的效果。对截肢患者出现的幻肢痛，应给患者解释出现这种现象的原因，介绍消除的方法，如轻轻拍打残端，分散注意力等方法。

（5）做好基础护理，如口腔护理、压缩雾化吸入、定时翻身拍背咳嗽、尿管护理等，预防护理并发症。

（6）营养支持，给予高蛋白、高热量、高维生素、易消化饮食。保持大便通畅，便秘者给予缓泻剂。

（7）功能锻炼，鼓励患者在医务人员的指导下进行功能锻炼，如股四头肌等长收缩，踝关节背伸、跖屈等，促进肢体功能恢复，防止肌肉萎缩、关节强直及静脉血栓的发生。

（8）做好心理护理，关心安慰患者，减轻患者痛苦，增强战胜疾病的信心。

（9）截肢护理：密切观察生命体征的变化，保持各引流管通畅，预防管道扭曲、折叠，注意观察伤口敷料。渗血、渗液过多及时更换。如渗血过多，血压急剧下降，脉搏细速，应警惕残端血管破裂或血管结扎缝线脱落，应立即通知医生。卧床时尽量保持截肢残端外展，残端用弹力绷带包扎，以促进组织愈合。减轻残端肿胀及疼痛。注意保持伤口周围干燥清洁，避免粪便污染，换药时严格执行无菌操作。

残肢的功能锻炼在于改善截肢患者全身状态，促进残肢定型，增强肌力，提高关节的活动力，有利于充分发挥存留肢及假肢的功能。残端伤口无发热、渗液及局部红肿、无剧烈疼痛，可以进行功能锻炼。①睡硬板床，俯卧 2 次/d 以上，20～30 min/次，以防髋关节屈曲挛缩。俯卧位时在腹部和大腿下置一软枕，以增强伸肌肌力，在两腿之间置一软枕，残肢用力向内挤压，以增强内收肌肌力，防止外展挛缩。②对残端进行按摩，拍打 3 次/d，30 min/次。③用残端踩在柔软物品上，3 次/d，30 min/次。对少年者，尤其是儿童缺少保护意识，对其活动应加以限制；对于年长者，由于恐惧心理，往往畏惧活动或活动过于保守，应多鼓励其锻炼。截肢患者术后首次下床活动往往有失衡感，同时有心理失落感。对患者给予心理疏导，使其稳定情绪，逐渐积极下床活动和锻炼，渐渐地从事力所能及的事情，进而协助其树立回归社会的信心。

（10）瘤段骨灭活再植术后护理：

1）抬高患肢，促进静脉回流，减轻肿胀和疼痛。

2）保持引流管通畅，观察引流液的颜色、量和性质并准确记录。

3）石膏固定后，密切观察患肢末梢血运、感觉及运动情况。术后 6～8 周摄 X 线片，无异常者可拆除石膏，活动关节及下床活动，但要避免过早负重；拆除石膏后用弹力绷带包扎植骨固定部位，防止肢体发生水肿，待功能适应后逐渐去除弹力绷带。

【出院指导】

1. 饮食　保证足够的营养，多饮水。

2. 活动　指导患者制订渐进性活动计划，逐步达到生活自理，提高生活质量。

3. 坚持治疗　需要继续放、化疗者，不要轻易终止疗程。

4. 定期复诊　了解肿瘤切除部位骨修复情况，严防过早负重导致病理性骨折。

第六节　软骨肉瘤患者的诊疗及护理

软骨肉瘤是常见的恶性骨肿瘤之一。但少于成骨肉瘤。有原发和继发两种，后者可由软骨瘤、骨软骨瘤恶变而来，这也是发病年龄较晚的原因之一。肿瘤多见于成人，30 岁以下少见，35 岁以后发病率逐渐增高。男性多于女性。发生于髓腔者为中心型，发生于骨膜者为骨膜型，另有少数可发生于软组织。肿瘤好发于四肢长骨与骨盆，亦可见于椎骨、骶骨、锁骨、肩胛骨和足骨。

【病因】

软骨肉瘤是从软骨细胞或间胚叶组织发生，并起源于躯体任何软骨内化骨的骨骼。有学者研究发现软骨骨瘤患者常常会多一条 7 号染色体。GⅢ软骨骨瘤患者常有 17p1 的异常。提示 CerbB－2 癌基因异常表达，7 号染色体的增多，17p1 的改变可能与软骨肉瘤的发生有关。

【病理】

主要可见肿瘤组织系排列紊乱、大小不一的软骨细胞和少数黏液样细胞，广泛散在于成软骨组织的基质中。部分软骨有不规则的钙化或骨化现象。同一肿瘤的不同部分，分化程度也不尽相同，需仔细检查和观察。

【临床表现】

原发性软骨肉瘤，发病年龄一般都在 30 岁以下，男性多于女性，好发于四肢长骨，尤以股骨下端、胫骨上端和肱骨上端的干骺端最为多见。其他如肋骨、髂骨、肩胛骨或胸骨等亦有发病。发生于短骨者少见。主要症状为钝性疼痛。由间歇性转为持续性，并影响邻近关节使之活动受限。局部可扪及肿块，但无明显压痛，周围皮肤可有充血红热现象。

继发性软骨肉瘤一般发生于30岁以上成年人，男性多见。好发于骨盆，其次为肩胛骨、股骨及肱骨。主要表现是局部肿块与疼痛、病程缓慢、疼痛不明显，周围皮肤无红热现象，近关节的肿瘤，可引起关节肿胀、活动受限，如刺激压迫神经则可引起放射性疼痛、麻木等。位于胸腔和骨盆的肿瘤，一般难以发现，直至肿瘤压迫内脏，产生相应症状后才被发现。

【辅助检查】

（1）X线检查发生于髓腔的软骨肉瘤可出现斑片状、虫蚀状和囊状溶骨性破坏。尤其是发生于骨干髓腔者可呈大囊状骨破坏区，骨皮质内缘吸收，如肿瘤生长较慢时，可使骨皮质变薄、膨胀，当骨皮质被穿破时，可引起骨膜下新生骨，但一般较轻，偶见皮质旁有针状骨。

（2）肿瘤软骨钙化是最基本且具有特征性的表现。当肿瘤局限于髓腔时，瘤软骨钙化较少，如突破骨皮质向软组织内生长时，则很快出现软组织肿块，其中可见密度不等的钙化。继发于骨软骨瘤者，瘤软骨钙化多、密度不等。瘤软骨钙化呈环状、半环状、屑状以至点状。钙化是分化较好的瘤软骨细胞基质内钙盐沉积。已钙化的瘤软骨可被周围生长活跃的瘤细胞破坏，从而缩小或消失。骨软骨瘤恶变为软骨肉瘤时，常见骨旁有密度很高的分叶状钙化带，是原骨软骨瘤的钙化；而恶变后的肿块中，其钙化少而分散且模糊。

（3）继发性软骨肉瘤可出现象牙质样瘤骨。发生于软骨瘤和骨软骨瘤恶变者，瘤骨位于原发肿瘤和恶变为软骨肉瘤的交界处。

（4）当原发软骨肉瘤突破骨皮质后，发生于软骨瘤和骨软骨瘤恶变者，软骨肉瘤切除术后复发者均可形成巨大软组织肿块，其中常见数量不等、密度不同的瘤软骨钙化。

【诊断】

诊断依据：

（1）原发性软骨肉瘤多见于青少年，发生于四肢长骨及躯干各骨。

（2）局部疼痛剧烈，肿块生长迅速，有压痛和关节功能障碍。

（3）继发性软骨肉瘤多继发于原有的良性骨肿瘤，病程长，一旦恶变肿瘤生长迅速，症状重。

（4）影像学特征及病理检查可确诊。

【鉴别诊断】

1. 软骨瘤　　肿瘤内也有散在沙粒样钙化点，但较软骨瘤小且数量亦少，骨皮质完整，无骨膜反应。

2. 骨肉瘤　　由肉瘤性结缔组织演变成的肿瘤性骨样组织和骨组织组成。骨肉瘤含有的肿瘤骨具有特征性。

3. 软骨纤维样肉瘤　　从组织排列形式来看呈良性损害，复发率低。

【并发症】

后期可引起病理性骨折。

【治疗】

1. 放射治疗　　过去认为软骨肉瘤对放射治疗不敏感，因而很少采用放疗作为单独的治疗软骨肉瘤的手段。近年来有少量报道认为一部分软骨肉瘤仍对放射治疗有一定的敏感性，在采用放射治疗的同时，如能注射增敏剂，可提高对软骨肉瘤的治愈率，确切疗效还有待进一步观察。

2. 化疗　　20 世纪 70 年代以来，化疗迅速发展，但采用治疗骨肉瘤的化疗方案治疗软骨肉瘤并无效果，因为即便在高度恶性的软骨肉瘤中，DNA 的合成速度也很低，软骨肉瘤瘤体的增大主要是基质合成的结果，而不是 DNA 的复制。因此目前尚无成熟的治疗软骨肉瘤的化疗方案。

3. 手术治疗　　手术切除仍为最有效的治疗手段。待明确诊断后，分别按具体情况考虑做局部大块切除、节段截除或截肢术。对多数软骨肉瘤的外科手术应以力求局部彻底切除为主，对复发性者或原发恶性程度高、发展快的病例行截肢或关节离断术。低度、中度和重度恶性软骨肉瘤的 5 年生存率分别为 78%、53% 和 22%。

【护理评估】

1. 病变局部　望诊：长骨骨端是否有肿块及肿块范围。触诊：肿块的大小、硬度，与周围组织关系，是否有压痛。量诊：肢体肿胀的程度，肿瘤邻近关节的活动度。

2. 健康史　患肢活动如何，是否有邻近组织受压而出现的症状和不适，有无外伤史；既往健康史及家族史。

3. 心理、社会反应　患者及其家属对疾病的认识及其对治疗的态度。

常见的护理问题及护理措施参见骨肉瘤相关内容。

第七节　尤文肉瘤患者的诊疗及护理

尤文肉瘤（Ewing's ssarcom，又称尤因肉瘤），1921 年由 Ewing 首先报道而得名，该病发病率较低，约占骨肿瘤的 1.27%，约占原发恶性骨肿瘤的 6% ~8%。本病多发于青少年，是儿童原发恶性骨肿瘤的第二位。尤文肉瘤为起源于骨髓的原发恶性骨肿瘤，其恶性度高，发展快，病程短，早期即可广泛转移，预后不良。此病发病的部位广泛，临床表现多种多样，影像学表现缺乏特征性。系骨髓的间充质细胞演变而成的未分化网状细胞肉瘤，好发年龄为 10 ~15 岁。5 岁以下的患儿往往诊断为神经母细胞瘤。男孩较女孩多见。好发部位是髂骨、股骨、肱骨、腓骨和胫骨。侵犯长管状骨时，多发生于骨干。发生在肋骨、肩胛骨、锁骨和椎体者罕见。

【病因】

尤文肉瘤已被公认是一种独立的骨肿瘤，但对其来源和性质仍存在不同的意见，如是起源于骨髓的间充质细胞、以小圆细胞含糖原为特征的恶性骨肿瘤。此病在我国并不多见，无确切的病因。

【病理】

1. 肉眼所见　肿瘤多发生于骨干部，从骨干中央向干骺端蔓延，自骨髓腔向外破坏，肿瘤呈结节状，质地柔软，无包膜，切面呈灰白色，部分区域因出血或坏死而呈暗红色或棕色，肿瘤坏死后可形成假囊肿，内充满液化的坏死物质，肿瘤破坏骨皮质后可侵入软组织，在骨膜及其周围形成"洋葱皮"样成层的骨膜增生，为 X 线典型表现的基础。

2. 镜下变化　瘤细胞呈圆形或多角形，形态相当一致，胞质很少，染色浅，胞膜不清楚，细胞核呈圆形或椭圆形，大小比较一致，颗粒细，分布均匀，核分裂相多见，瘤组织内细胞丰富，细胞排列成巢状，偶见 20 个左右瘤细胞呈环形排列，形成"假菊形团"结构，瘤组织常有大片坏死，在肿瘤周围可有新骨形成，为反应性新生骨而不是肿瘤本身成分。

【临床表现】

主要症状为局部疼痛、肿胀，局部红、肿、热、痛，并进行性加重。全身情况很快会恶化，常伴低热、白细胞增多和血沉加快。5%～10% 的长骨病变患者就诊时合并病理性骨折。临床上需同骨髓炎和非霍奇金淋巴瘤鉴别，常需做活组织检查确定。

【辅助检查】

1. X 线检查　多种多样，主要表现为来自髓腔的骨质破坏、骨膜反应、软组织肿块。典型者骨干呈虫蚀状或鼠咬状骨质破坏和葱皮状骨膜反应及软组织肿块。骨皮质破坏边缘模糊，因为尤文肉瘤不形成瘤骨及瘤软骨，因此破坏区及软组织内无瘤骨及钙化存在；10% 发生病理性骨折，葱皮状骨膜反应仅占 1/4，也可表现为放射针状或 Codman 三角。

2. CT　髓腔内弥漫性破坏区的密度减低，骨皮质的点状细微骨皮质破坏及骨质增生硬化，CT 扫描显示骨膜反应及软组织肿块均优于 CR 片，增强扫描显示肿瘤不均匀强化。

3. MRI　显示来自髓腔的异常信号区，肿瘤在 T1 加权像表现为低信号，T2 加权像表现为高信号，信号不均；增强扫描显示肿瘤不均匀强化，出血、坏死区及瘤周水肿无强化，早期尚无骨质破坏和骨膜反应时，MRI 扫描能显示髓腔内的正常黄骨髓高信号被异常低信号取代。血管造影具有典型的恶性富血管性肿瘤的特征，肿瘤供血动脉丰富，肿瘤内血管多。CT 在评价 Ewing肉瘤方面优于 MRI 或 CR 平片；MRI 在术前评估 Ewing 肉瘤侵及软组织及骨髓的范围程度方面和肿瘤患者的随访观察都是最好的检查手段。

【诊断】

（1）好发年龄：10～25岁的男性。

（2）患者疼痛出现早，并呈进行性加重，局部肿胀明显。

（3）好发部位：长管状骨的骨干部，也可发生于干骺端或骨骺部，以胫骨、股骨、肱骨最多见，也可见于髂骨、肋骨和肩胛骨。

（4）X线表现：广泛的溶骨性破坏，呈虫蚀状、鼠咬状，并可见软组织肿块影。

（5）患者有发热、白细胞计数增高、血细胞沉降率增快。

【鉴别诊断】

主要应与急性骨髓炎、神经母细胞瘤、网状细胞肉瘤、骨肉瘤等鉴别。本病对放疗敏感，放疗后可获缓解，局部控制，但预后差。

【治疗】

对放疗极为敏感，经小剂量照射后，能使肿瘤迅速缩小，局部疼痛明显减轻，但由于尤文肉瘤易早期转移，单独应用放疗远期疗效差。化疗也很有效，但预后仍很差。现采用放疗加化疗和手术（保肢或截肢）的综合治疗，生存率已提高到50%以上。

【护理评估】

1. 病变局部情况　望诊：局部是否有肿块，皮肤颜色有无改变。触诊：肿块的范围大小，是否有明显压痛，局部皮肤温度是否升高。量诊：肿胀的程度，邻近关节的活动度。

2. 健康史

（1）病史：肿块出现的时间及增大的速度，是否伴有局部红、肿、热、痛，是否有全身发热，身体一般情况是否迅速恶化，是否有外伤史及其他部位化脓性感染史。

（2）既往健康史。

（3）是否有恶性肿瘤家族史。

3. 心理、社会反应　患者及其家属对疾病的认识及其对治疗的态度。

常见的护理问题及护理措施参见骨肉瘤相关内容。

第八节　脊索瘤患者的诊疗及护理

脊索瘤（chordoma）是一种罕见的原发性恶性肿瘤，好发于脊椎椎体和椎间盘内，罕见累及骶前软组织，大多数脊索瘤起源于椎骨附近骨内脊索残留物而不是椎间盘。主要好发于 50～60 岁的中老年，亦发生于其他年龄。两性均可累及，发病率无差异。其生长缓慢，在出现症状前，往往已患病 5 年以上。50% 在骶尾部，35% 位于蝶枕部，其他依次为颈、胸、腰椎部。骶尾部肿瘤，常见于 40～70 岁年龄组，而蝶枕部肿瘤则常见于儿童。前者由于溶骨可见骶骨有破坏，罕见有成骨现象。如果肿瘤侵犯脊柱，通常可出现脊髓压迫症，直接浸润，累及腹膜后组织。肿瘤足够大时可以造成肠腔狭窄，或侵犯膀胱。肛查可在直肠外扪到肿块，蝶枕部脊索瘤也可侵及鼻咽部等，影响各个颅神经。

【病因】

脊索瘤是由胚胎残留的脊索组织发展而成，是一种先天性肿瘤。脊索是胚胎期位于背中央的中胚层组织，以后成长为部分颅底和脊柱，其残余的脊索组织即为脊索瘤的来源。脊索瘤好发于脊柱的两端中线，呈溶骨性膨胀性破坏。早期肿瘤表面呈分叶状或结节状，肿瘤大小不一，有不完整的包膜，色灰白或灰红。瘤组织中可残留碎骨性或骨梁间隔，软组织钙化，晚期易出血、坏死和囊性变，以单发病灶者多见。脊索瘤具有向硬脊膜内外、蛛网膜下腔和神经周围蔓延的特点，可引起难以抑制的疼痛。很少恶化转移，即使有，也多在肿瘤发现后多年才转移。一般转移仅见于骶尾部的脊索瘤。曾接受放射治疗者转移发生的机会较大。

【病理】

脊索瘤表现为光滑性结节肿瘤，组织为白色半透明胶冻状，含大量黏液伴广泛出血时呈暗红色。瘤体边缘常呈分叶状或结节状，表面有一层纤维组织包膜一般不穿破进入邻近脏器。镜下见肿瘤细胞较小，立方形、圆形或多角形，胞膜清楚、胞质量多红染常见空泡，空泡大者可达到一般细胞体积的几十倍，即所谓"大空泡细胞"。胞核圆形或卵圆形，位于中央。细胞排列成索条状或不规则腺腔样，期间为黏液偶见核大深染细胞、多核细胞和核分裂细胞。脊索瘤可分为两个类型，即经典型和软骨型，骶骨侵犯后，向前可侵入盆腔，向后可侵入椎管内，压迫马尾神经根，引起相应部位神经根受损症状。

【临床表现】

疼痛为最早症状，多系由肿瘤扩大侵犯或压迫邻近重要组织或器官所引起。位于骶尾部的肿瘤常引起局部疼痛，随后局部出现肿块，并逐渐长大，从皮下隆起，也可向盆腔内发展，压迫膀胱和直肠，引起尿失禁，便秘，坐骨神经痛等症状。位于蝶枕部的肿瘤可压迫视神经及其他脑神经，脑垂体、脑干等，在后期并可引起颅内高压。在椎管周围有脊髓受压者，可引起神经根性疼痛、截瘫、大小便失禁等。

发生于脊柱的脊索瘤最多见于骶尾部，常位于骶尾骨交界处，患骨明显膨胀，骨内正常结构消失，呈毛玻璃样阴影，肿瘤呈溶骨性缺损，有时可穿破骨皮质向臀部及盆腔内扩展，形成边缘清楚的肿瘤性软组织块影，中间可有残余骨质硬化或散在不成形的钙化点，局部密度增高，造影检查，可显示直肠、膀胱、子宫等邻近器官或组织受压推移表现。

骶椎以上脊柱的脊索瘤，累及单个或 2~3 个邻近的椎体时，骨质呈溶骨性破坏，有时可见散在钙化点。单个椎体损害时，可见圆形或斑点状骨质稀疏区。

【辅助检查】

X 线检查　头颅脊索瘤多见于颅底、蝶鞍附近，蝶枕软骨联合处及岩骨等处。骨质破坏边界尚清楚，可有碎骨小片残留和斑片状钙化物质沉积。并可有软组织肿块凸入鼻咽腔，一般较大，边缘光滑。脊索瘤肿块突出颅腔时可使钙化松果体移位，偶可引起颅内高压。颈椎的脊索瘤常位于上颈椎，尤在颈椎和枕骨交界处，多累及椎体，椎弓根偶尔也可受到侵犯。软组织肿块，常为突出的早期表现。胸椎脊索瘤较少见。

【诊断】

根据临床表现及影像学检查，一般可以做出诊断。患者多为中年人，表现为局部渐增的疼痛和功能障碍，位在骶尾椎的肿瘤产生各种压迫症状，骶前肿瘤比向背侧生长者明显。X线片可见局限性骨破坏，向一侧膨出肿瘤中不见骨化和钙化，肛门指诊常在骶骨前方触及肿块。

【鉴别诊断】

应与急性硬脊膜外脓肿、脊柱结核或转移性肿瘤相鉴别。

骨巨细胞瘤、神经纤维瘤和脊索瘤都是发生在骶骨的常见肿瘤，它们有相同的临床症状，X线片同是溶骨性破坏彼此容易混淆，需要鉴别。但前两者多为20~40岁的青壮年，骨巨细胞瘤变部位有明显的偏心性；神经纤维瘤的破坏围绕神经孔，使之变大消失，病变周围有硬化骨。其他少见的良性肿瘤，由于症状轻微，X线片有各自的影像学特征容易鉴别。

更少见的骶骨高恶性肿瘤具有病史短，疼痛剧烈影响睡眠卧位不起呈强迫体位，患者很快出现精神不振、体重下降、消瘦、贫血和发热，X线片肿瘤破坏发展较快，呈溶骨性或成骨性，穿刺点在后部正中骨质破坏严重的部位，阳性率可高达90%，因此术前获得病理组织学诊断并不困难。

【并发症】

可出现感觉障碍，运动障碍，反射异常，脊膜刺激症状。

【治疗】

一般采用外科手术和放射治疗，但现在的治疗结果并不令人满意，颅底肿瘤的主要肿块及靠近脑干的肿瘤均不易暴露，放疗也不敏感，因此预后不良。

【护理评估】

1. 局部情况　望诊：病变局部是否有肿块。触诊：病变局部是否有压痛；若疑为骶尾部脊索瘤，肛门指检时在骶前可触及表面光滑、质硬、基底部固定伴有压痛的肿块。

2. 健康史

（1）病史：病变局部疼痛的性质及疼痛的时间；若疑为骶尾部脊索瘤，是否有大小便失禁，以判断肿瘤是否引起了括约肌的损害。

（2）既往健康状况：有无手术史及药物过敏史。

（3）家庭成员中是否有恶性肿瘤病史。

3. 心理、社会反应　患者及其家属对疾病的认识及其对治疗的态度。

4. 辅助检查　X线，MRI，CT等。

【护理措施】

1. 非手术治疗及术前护理

（1）心理护理：向患者及其家属讲解脊索瘤的特点、治疗方法与预后，以便心中有数并配合治疗。由于该病病变部位的限制，手术十分困难，且很难彻底切除，术后复发率极高，但与放疗联合应用，可使局部复发率降低。另外，对不能手术切除或多次复发或未能彻底切除的肿瘤，放疗能缓解症状，抑制肿瘤生长，延长生存期。对于第3骶椎以上的肿瘤，切除骶骨时可能损伤骶丛神经。护士要耐心、细致地给患者做好解释工作，消除患者悲观、绝望、恐惧、焦虑等负面情绪，以增强其战胜疾病的信心。

（2）症状护理：

1）尿潴留、便秘：见第二章第七节、第八节。

2）皮肤：由于患者大、小便失禁，若病变在骶尾部则更易发生皮肤破损，应卧气垫床，保持会阴部清洁、干燥，预防失禁性皮炎。

（3）饮食护理：指导患者加强营养，以耐受化疗和手术。选择高热量、高维生素、高蛋白、易消化饮食。同时注意多饮水，增加纤维素的摄入，以保持大便通畅。

（4）体位护理：指导患者选择硬板床，避免下地负重，预防病理性骨折。脊柱肿瘤患者翻身时应保持轴线翻身，以防止脊柱扭曲或瘫痪。

2. 术前准备

（1）肠道准备3 d：骶尾部病变患者术前3 d开始进流质饮食，术前1 d禁食，术前晚及术晨均清洁灌肠，以防术中及术后污染切口。

（2）备足够的血：由于手术出血多，常需大量输血而需备足够血。

3. 术后护理

（1）按脊柱肿瘤术后护理常规护理。

（2）潜在并发症的观察与处理：

1）休克：由于手术出血多，因此需密切观察患者生命体征及尿量的变化，并补充足够的血容量，以防休克。

2）切口感染：骶骨部位肿瘤术后禁食 7 d，然后进流质饮食直至切口愈合，以防大便污染切口，且避免排大便时用力而影响切口愈合。给予静脉高营养，预防营养不足而影响伤口愈合。

3）压疮：定时翻身，皮肤受压部位贴减压贴，预防压疮形成。

第九节　转移性骨肿瘤患者的诊疗及护理

骨转移性恶性肿瘤多发生于中老年人，患者常有原发恶性肿瘤的病史，也有的是以骨转移瘤为首发症状，部分患者甚至尸检都找不到原发灶。发生于儿童的骨转移瘤主要来自肾上腺或交感神经节的神经母细胞瘤。男性多于女性，但两性中各有其好发的肿瘤，亦因原发瘤的发病率而有所差别，如女性高发的乳腺癌、宫颈癌、卵巢癌等，男性高发的前列腺癌、阴茎癌等。

【病因】

全身器官的恶性肿瘤都可以通过血液循环或淋巴系统，最终转移至骨骼。

肿瘤的骨骼转移中，静脉系统特别是椎静脉系统起着主要的作用。

最易产生肿瘤骨骼转移的是儿童的神经母细胞瘤、肺癌、甲状腺癌、乳腺癌。

转移性骨肿瘤好发于躯干骨，其次是股骨和肱骨的近端，发生在股骨和肱骨远端的较少。转移性骨肿瘤的部位也同原发肿瘤生长的部位有关，如乳腺癌的骨转移通常发生在胸椎和肱骨近端，甲状腺癌则常见于颈椎和颅骨。有时转移性肿瘤的发生也与原发肿瘤的部位无关。

【临床表现】

半数左右的患者有原发恶性肿瘤的病史，具体视原发肿瘤不同而异。不同的肿瘤有其常见的转移部位和 X 线表现。转移于肢体骨骼的肿瘤主要以局部肿块为首发表现，而躯干部的转移性骨肿瘤往往是以疼痛为首发表现。

1. 疼痛　为最常见的症状，约占 70%。疼痛的出现时间可早可晚，疼痛的性质也可轻可重，病程一般较长，疼痛的程度不一。在早期疼痛较轻，呈间歇性逐渐变为持续性，严重者易引起注意，轻者常被忽视。位于脊柱者可表现为腰部、胸背部、肋胸部、颈部疼痛。在胸椎者常伴单侧或双侧的肋间神经痛。在腰椎者有时可以表现出腹痛。疼痛的特点是常有变化，制动多无效，疼痛的程度越来越重，进展迅速。位于骨盆者常伴有髋关节、股内侧疼痛；位于股骨上端及肱骨上端者常伴有关节功能障碍。

2. 肿胀包块　位于深部的骨转移肿瘤早期常不易发现。表浅者病例可见肿胀及包块，约 5% 因包块而就诊。靠近关节附近的肿瘤可引起关节功能障碍。肿瘤在重要的神经附近时，可以有或多或少的压迫症状，产生麻木、肌肉无力或萎缩，不少病例的诊断是在病理性骨折发生时才被发现，要特别引起重视。

3. 压迫症状　脊柱转移肿瘤常很快出现脊髓、马尾或神经根的压迫症状，出现根性神经痛。感觉可减退，肌力减弱以至麻痹，常伴括约肌功能障碍。以麻痹为首症者约占 2%，因瘫痪而入院者几乎占 50%。在骨盆者可引起直肠、膀胱的压迫症状，出现大小便功能障碍。位于肢体者亦可引起血管和神经干的压迫症状。

4. 病理性骨折　常为首要症状之一。有轻微外伤或根本无任何诱因，即发生了骨折。在下肢出现率最高，一旦发生病理性骨折则疼痛加重，肿胀明显。在脊柱者很快即出现瘫痪。

5. 全身症状　有原发癌症状者，周身情况差。常有贫血、消瘦、低热、乏力、食欲减退等，患者全身情况常较好，部分患者如正常人一样，但很快即出现周身症状。

【辅助检查】

X 线检查：可表现为溶骨性（如甲状腺癌和肾癌）、成骨性（如前列腺癌）和混合型的骨质破坏，以溶骨性为多见，病理性骨折多见。

实验室检查：是骨转移瘤必不可少的一种检查，临床上常作为对病情进展情况、治疗效果和预后判定的有用指标。

1. 常规检查　此类患者除一般常规检验可出现血红蛋白降低、红细胞减少、白细胞增高、血沉增快、血浆蛋白下降、A/G 比值倒置等表现外，还应进行碱性磷酸酶（ALP）、酸性磷酸酶（ACP）、乳酸脱氢酶（LDH）、血钙、血磷等多项检查。约 1/10 的乳腺癌、肺癌、肝癌和肾癌骨转移患者血钙升高，血磷降低。前列腺癌骨转移时，酸性磷酸酶增高。在成骨性转移瘤则碱性磷酸酶升高。

2. 骨髓检查　有骨转移时，骨髓涂片可找到肿瘤细胞。

3. 尿液检查　尿中儿茶酚胺增高。儿茶酚胺的代谢产物 3 - 甲氧基 - 4 - 羟基 - 苦杏仁酸（VMA）和同型香酸（HVA）也增多。

4. 病理检查　凡疑为骨转移灶时，应进行活体组织检查，其目的是明确诊断，设计治疗方案，选择有效的治疗方法。临床上常采用针吸、钻取及切开活检，同时吸取病灶脱落组织进行涂片，通过脱落细胞进行诊断。

5. 肿瘤标记物检测　近年来肿瘤标记物检测、肿瘤放射免疫显像和利用聚合酶链反应（PCR）在骨转移瘤中应用增多，对于诊断原发癌及肿瘤的微转移也有较大帮助。

【并发症】

转移瘤可并发原发性骨肉瘤、淋巴瘤、骨髓瘤。引起关节功能的障碍、肌肉无力或萎缩、病理性骨折等。脊柱转移瘤压迫脊髓或神经根可出现截瘫或神经根性疼痛及感觉、运动障碍。

【治疗】

应视具体情况采用放疗、化疗、生物治疗、中医药治疗，必要时可采用手术治疗。转移性骨肿瘤在诊断明确之后，及时采用综合治疗的方法。原发性肿瘤病变的治疗是整个治疗中的主要环节。骨骼的病变可以采用手术清除、局部放疗和全身性化学治疗等方法。出现骨骼并发症如病理性骨折的病例，要及时治疗出现的并发症。骨转移的治疗是综合治疗。恶性肿瘤发生骨转移是早期病情或诊疗的延误与治疗失败的结果，因此骨转移瘤的诊疗应扩展到：①对中老年人群的筛查监测与防治；②对恶性肿瘤患者的防治与监测；③对未转移患者监测及择时治疗；④对骨转移瘤患者的治疗。

【护理评估】

1. 全身状况

（1）营养状况：是否有恶病质表现，食欲情况。

（2）脊柱及四肢感觉运动：脊柱生理弯曲是否存在，四肢关节运动是否正常，脊柱及四肢是否有畸形，是否有截瘫。

2. 健康史

（1）病史：发病时间，主要症状，发展过程，治疗情况；疼痛性质、时间，是否有夜间痛并于睡眠中痛醒，醒后活动是否可使疼痛减轻，服用何种止痛药，效果如何。

（2）既往健康状况。

（3）家族史。

3. 心理、社会反应　患者是否有悲观、忧郁、绝望、轻生的心理，家属对疾病的认识如何，以便针对性疏导。

【护理措施】

非手术治疗及术前护理：

1. 心理护理　转移性骨肿瘤患者在晚期出现恶病质和全身衰竭，随时会有生命危险，患者极度痛苦、恐惧、绝望。

（1）告之诊断和治疗计划。

（2）合理满足患者的心理需要。

（3）倡导积极健康的行为。

2. 营养支持　加强营养，给予营养丰富、易消化、高热量饮食。同时进行全身的支持疗法，如遵医嘱少量多次输新鲜血、血浆、人血白蛋白、复方氨基酸等，增强患者的抵抗力，力求改善贫血，维持正氮平衡。

3. 疼痛的护理

（1）根据患者主诉对疼痛进行分级。

（2）按 WHO 推荐的三阶梯止痛法进行用药。

4. 并发症的预防

（1）肺部并发症：术后如病情许可，适当抬高床头，尽早鼓励及指导患者进行有效咳嗽、深呼吸，正确翻身拍背，保持呼吸道通畅，每日2次行压缩雾化吸入。

（2）压疮：保持皮肤及床单位清洁、干燥。严格执行床边交接班制度，定时翻身，按摩受压部位皮肤。

（3）下肢静脉血栓：术后鼓励患者尽早进行肢体的活动及功能锻炼，以促进静脉回流，预防深静脉血栓。

第十节　骨的瘤样病损患者的诊疗及护理

一、骨囊肿

骨囊肿为骨的瘤样病变，又称为孤立性骨囊肿或单房性骨囊肿，是常见的骨良性病变。囊壁为一层纤维包膜，囊内为黄色或褐色液体。主要以手术治疗为主，预后良好。

【临床表现】

（1）好发于4～20岁，多见于5～15岁儿童。好发于股骨颈、股骨上端和肱骨上端。随着年龄增长，囊肿逐渐向骨干方向移动。

（2）一般无明显症状，多因病理性骨折，出现疼痛、肿胀、功能障碍而就诊，X线摄片时才发现此病。

（3）X线摄片显示长骨干骺端或骨干部位有椭圆形溶骨破坏，边界清楚，其周围可见薄层硬化带，骨皮质可有轻度膨胀变薄。

【辅助检查】

X线显示：干骺端有圆形或椭圆形界限清楚的透亮区，呈溶骨性的病变，骨皮质有不同程度的膨胀变薄，以囊肿中心处皮质最薄，周围没有任何骨膜反应。

【诊断】

（1）多见于儿童及少年，好发于长骨干骺端。

（2）无明显症状，或有轻微疼痛和压痛，病理性骨折可为最早症状和体征。

（3）X 线摄片显示长骨干骺端有椭圆形密度均匀的透明阴影，病变局限，与正常骨质间有明显界线，骨皮质膨胀变薄。

（4）病理检查可确诊。

【治疗】

1. 非手术治疗　适用于儿童，特别是 X 线证实为活动期的患者，采用经皮注射激素，如甲泼尼龙 50～100 mg，每 2 个月注射 1 次，共 2～3 次。

2. 手术治疗　是治疗成年骨囊肿的首选方法，可采取刮除移植方法，病理性骨折则按骨折的治疗原则处理。

3. 潜在并发症　病理性骨折。

【护理评估】

1. 病变局部　望诊：肢体长骨干骺端是否肿大或是否有局限性肿块，皮肤表面是否有颜色改变。触诊：是否有压痛。动诊：患肢是否有纵向叩击痛，以判断是否有病理性骨折。量诊：局部肢体增粗情况，邻近关节的活动度如何。

2. 既往史　四肢是否有外伤史，是否有酸痛史，是否有病理性骨折史；既往健康情况及家族史。

3. 心理、社会反应　患者及其家属对疾病的认识和康复的期望值如何，以便针对性地进行疏导。

【护理措施】

1. 心理护理　此病多发于青少年及儿童，小儿对医院环境感到陌生、恐惧，又因为病情及治疗限制他们的活动，使其情绪受到影响，需要护士密切观察患儿的情绪变化，以亲切的语言与和蔼的态度取得其信赖，使其积极参与到疾病的治疗及护理中来。

2. 饮食护理　加强营养，给予营养丰富、易消化饮食。尽可能在患儿喜欢的基础上调整营养结构，可给流质或半流质饮食，少食多餐，增加粗纤维的摄入，多饮水。

3. 预防病理性骨折　早期限制活动和负重，搬动要轻柔，必要时局部石膏或牵引制动。

4. 术后护理

（1）体位护理：全身麻醉未清醒前，将患者头偏向一侧，防止呕吐致窒息；并注意约束肢体，防止抓伤。

（2）疼痛护理：保持周围环境安全，室内光线柔和，以增强患者的舒适感。因疼痛影响活动和睡眠时，可遵医嘱给予止痛药。

（3）病情观察：①伤口，包括病灶区和植骨的供骨区（如髂骨）。有负压引流者保证有效负压吸引，并观察引流液的颜色及量。②患肢血运，包括皮肤颜色、温度、肿胀，动脉搏动等。

5. 功能锻炼　下肢手术后主动活动足趾关节、踝关节，股四头肌收缩与舒张，收缩腹肌和臀肌，以改善血液循环，并逐渐增加练习的次数。上肢手术后进行握拳、伸指，屈伸腕关节、肘关节练习，还可进行肩关节内收、外展、前屈、后伸练习。

二、动脉瘤样骨囊肿

动脉瘤样骨囊肿是一种良性单发骨肿瘤，是由大小不等充满血液腔隙组成的膨胀性溶骨性病变，囊壁为含骨样组织、骨小梁和破骨细胞型巨细胞的结缔组织。特点是瘤内有均匀泡沫状透亮区。本病常发生在较大儿童和青壮年，肿瘤常位于长骨干骺端和骨干或脊柱的后部，表现为局部疼痛肿胀，患处功能障碍，位于脊椎时可产生脊髓压迫症状，局部穿刺吸出血样液体且压力常很高。

【病因】

尚未明确，可能系骨内局部血管组织异常或血流动力学变化致静脉压明显增高，使患处产生怒张的血管床。

【临床表现】

本病好发于 30 岁以下者，多发生在 10～20 岁，常位于长骨干骺端和骨干或脊柱的后部，病程较长，多数在半年以上。其症状为局部疼痛肿胀，以及患处功能障碍。若病骨表浅，可摸到肿物，局部温度增高，有压痛。患处偶有搏动，多不能触到搏动。大的动脉瘤样骨囊肿可闻及杂音。局部穿刺不仅可以吸出血样液体，而且内压力常很高。长管状骨的病变邻近关节时，可造成运动障碍。脊柱病变能引起腰背疼痛和局部肌肉痉挛。瘤体持续长大或椎体塌陷会出现脊髓和神经根的压迫症状。

【辅助检查】

1. 病理组织形态　囊壁呈宽带状，表面细胞丰富，含较多破骨细胞型巨细胞和组织细胞，后者常吞噬含铁血黄素，其下为细胞较少的纤维组织和骨样组织或骨小梁，囊壁间常充满红细胞，有时可由上述各成分组成之实区，易误诊为巨细胞瘤或其他肿瘤。

2. X 线表现　偏于一侧的显著溶骨性病变，皮质变薄，呈吹气样，边缘有狭窄的硬化带，其中有粗或细的不规则小梁分隔成蜂窝状，部分病例可见骨膜反应。

【诊断】

根据临床表现、X 线表现和病理改变特点确诊。

【鉴别诊断】

与单房性骨囊肿相鉴别。单发性骨囊肿是中心性膨胀，瘤性骨囊肿系偏心性扩张。骨囊肿发生骨折后，囊内含血性液体或血凝块，二者的肉眼病理混淆。甲状旁腺功能亢进多在成年发病，血钙增高可资鉴别。

【并发症】

运动障碍，疼痛和局部肌肉痉挛，脊柱病变能引起脊髓和神经根的压迫症状。

【治疗】

切除或刮除病变并植骨常可治愈。对脊柱椎体病变在手术切除肿瘤后，应做脊柱融合术以求稳定。有时术中出血较多，术前应配血备用。对不宜施

行手术的部位，放射治疗也能奏效。经根治手术或部分刮除的病例复发者
罕见。

【预后】

手术切除不彻底，易复发。有报道放射治疗后可发展为骨肉瘤、血管内
皮瘤、血管外皮瘤、血管肉瘤。

三、骨嗜酸性肉芽肿

骨嗜酸性肉芽肿一般是指局限于骨的组织细胞增殖症，属于组织细胞增
多症的一种类型。表现为溶骨病损内含有组织细胞和嗜酸性粒细胞累积。好
发年龄为青少年，好发部位为颅骨，肋骨、脊柱、肩胛骨等。长骨病损多见
于干骺端和骨干。

【病因】

病因不明。

【临床表现】

自婴儿至老年均可发病，大多数患者为 30 岁以下的男性，以 5~10 岁
较多。

临床症状的变异较大，一般发病较慢，发病属隐匿性，在发生症状之前
可有较长的病史，有的仅轻度疼痛，患部功能障碍，位于浅表部位则肿胀明
显，各骨可触到骨质变化，长骨隆起肥厚及大范围的颅骨破坏，手摸可触到
骨质凹陷。位于脊椎的病变可并发侧弯或后凸，活动受限，少数在病理性骨
折后可发生脊髓压迫症状。

【辅助检查】

1. 血常规　白细胞和嗜酸性粒细胞可有中度增多，但并不常见。

2. X 线检查　为孤立界限分明的溶骨性改变，多因发病部位而异：在颅
骨的病变为局限性骨质破坏，可为单发性或多发性，颅骨内外板均遭破坏，
边缘锐利而弯曲；肩胛骨的病变为边缘锐利、界限明显的骨质破坏。

椎体破坏后塌陷，使椎体上、下骺板合并在一起，椎间隙无异常，长骨

病变为溶骨性破坏，以致向外扩张成形状不规则，边界清晰，但很少有薄层硬的边缘。这种放射性影像只出现在不甚活跃和比较陈旧的病变区，其病变侵袭性小，在骨周围有明显的修复现象。穿破骨皮质后，骨膜产生反应性新生骨，呈分层状贴附于皮质骨的表面，有的可引起病理性骨折。

【诊断】

本病好发于青少年，成人较少发病。青少年及儿童患者，如出现患部有轻微疼痛，X 线片上呈现边缘锐利的溶骨性破坏，伴有不规则的新生骨，同时白细胞总数及嗜酸粒细胞计数增高，应考虑本病。

【鉴别诊断】

本病的单发性患者应与尤文肉瘤、慢性骨髓炎及骨结核相鉴别；多发性骨病应与多发性骨髓瘤及骨转移瘤相鉴别。

【并发症】

可引起病理性骨折，椎体破坏后塌陷者，部分病例可出现脊髓或神经根压迫症状。

【治疗】

1. 非手术治疗
（1）放射治疗：本病对放疗敏感，适用于不宜手术的病例或术后复发的辅助性治疗。
（2）化疗：适用于多发性骨嗜酸性肉芽肿。
2. 手术治疗
（1）刮除植骨术：适用于单发性病灶。
（2）存在病理性骨折时，按骨折处理。

【护理措施】

参见骨囊肿的护理措施。

四、骨纤维异样增殖症

骨纤维异样增殖症是指骨的纤维组织的增生、变性，通过化生而形成的幼稚交织骨。又称骨纤维结构不良。本病在瘤样病变中占首位（38.42%）。多见于 11～30 岁，男女发病之比为 1.1∶1。好发部位主要在股骨和胫骨，其次在颌骨和肋骨。临床上可分为单发型、多发型和 Albright 综合征。

【病因】

骨纤维异样增殖症病因不明，可能与骨先天性发育异常、骨形成障碍、内分泌异常有关。

【临床表现】

骨纤维异样增殖症多在 10 岁左右发病，伴内分泌紊乱者可在 3～4 岁发病，甚至在出生后即有症状。本病可发生在任何骨骼，四肢单发性病变常位于近侧骨端，可局限或向骨干扩散，多发于股骨、胫骨、腓骨和骨盆，常偏于一侧肢体；双侧受累者，并不对称。上肢病变者可同时见于颅骨。躯干病变可波及数根肋骨和椎体及其附件，肋骨不限于一侧肢体。本病以一侧上、下肢体为主，对侧仅有个别骨受累，也可同时波及颅骨、肋骨或骨盆。最常见的临床表现是骨病变。

症状的轻重与年龄、病程及受损部分有关：年龄越轻症状越重。病变早期可无症状，继而出现疼痛，功能障碍，弓状畸形或病理性骨折，有些患者以此为首发症状而就医。其特点是可由轻度外伤诱因引起骨折，局部疼痛、肿胀、功能障碍，很少移位，在制动后大多数可愈合。

骨骼表浅部位的病变可出现畸形或肿块，如颜面不对称，有时引起眼球突出。脊椎和肋骨受累时，胸部不对称，局限性突起。四肢长骨受侵时，呈膨胀弯曲畸形，掌跖骨受侵者肢端隆起。深部病变早期很难发现。皮肤色素沉着也较多见，散在腰、臀、大腿等处，偏患侧，且以中线为界，呈点状或片状深黄色或黄棕色皮斑，有时表浅，不隆起，边缘呈齿状，不规则，大小不等，组织结构与正常皮肤相似称为咖啡牛奶斑。性早熟仅发生在少数骨骼受损较严重者，绝大多数为女性，表现为阴道出血，第二性征出现早，外阴变大，乳房发育早，腋毛和阴毛出现过早，偶有智力降低和其他内分泌症状。躯体半侧多个骨骼广泛病变，皮肤色素沉着伴性早熟者，称为 McCnne – Albright 综合征。

【辅助检查】

1. X 线片　"磨砂玻璃样"的独特征象，病损的边缘清晰，并有薄层的成熟反应骨壳，从而使骨的直径增大。股骨上端的病损可使股骨颈弯曲，酷似"牧羊人手杖"。

2. 实验室检查　1/3 多发性患者血中碱性磷酸酶增高，必要时做内分泌检查。

【诊断】

骨纤维异样增殖症的诊断要点如下：

（1）本病病程经过缓慢，症状出现晚，较轻，主要症状为疼痛，少数无症状者因拍 X 线片而偶然发现。

（2）本病的 X 线表现为长骨骨干或干骺端的"磨砂玻璃样"改变，皮质膨胀变薄，或有病理性骨折。

（3）病理检查病损内含有大量纤维组织和不等量的交织骨，纤维组织和骨小梁有移行。

【鉴别诊断】

本病应与孤立性骨囊肿、骨巨细胞瘤、软骨母细胞瘤、内生软骨瘤、甲状旁腺功能亢进性棕色瘤等疾病鉴别。

【治疗】

1. 非手术治疗　大多数单发型纤维异样增殖症，无临床症状，多不需治疗，只需观察进展情况，预防病理性骨折的发生。

2. 手术治疗　刮除植骨术；截骨矫形术；病理性骨折者，先按骨折处理原则治疗，待骨折愈合后再手术，或一次性进行病灶清除、矫正畸形、植骨加内固定。

【护理评估】

1. 病变局部　望诊：肢体是否有肿胀、畸形，如髋内翻、膝内翻或外翻。皮肤有咖啡牛奶斑。触诊：局部是否有压痛。动诊：患肢是否有纵向叩击痛，以判断是否有病理性骨折。量诊：肢体是否有成角畸形。

2. 健康史　症状开始的时间及进展情况，是否有外伤史和骨折史；既往健康史，家族史。

3. 心理、社会反应　患者及其家属对疾病的认识和康复的期望值如何，以便针对性地进行疏导。

【护理措施】

1. 自我形象紊乱的护理　对皮肤色素斑、性早熟等自我形象受到影响予以开导，并配合医生对患者进行治疗。

2. 预防病理性骨折　避免病变区及相应肢体负重。若已发生了病理性骨折，则按骨折部位进行护理。

第十一章　恶性骨肿瘤化疗

第一节　恶性骨肿瘤化疗的护理

一、化疗概况

化疗是恶性肿瘤治疗的主要手段之一。之所以不同于手术及放疗，主要是它对人体是一个整体性的治疗，通过口服及静脉给药等在全身起作用。化疗对于肿瘤的远处转移或预防复发有其独到之处，是恶性肿瘤治疗中不可缺少的重要组成部分。化疗与其他治疗方法相结合，大大提高了恶性肿瘤的治疗效果，是近年来肿瘤治疗发展最快的治疗方法之一。

根据化疗目的的不同，可将化疗分为四种形式：

1. 根治性化疗　即化疗可以治愈的部分肿瘤，应积极地进行全身化疗。如急性淋巴性白血病、恶性淋巴瘤、睾丸癌、绒癌等。

2. 辅助性化疗　即部分癌症在采取了有效的局部手术或放疗后，再进一步化疗。目的是防止微小病灶的转移及复发。

3. 新辅助化疗　即术前进行化疗，通过化疗使局部病变缩小，降低分期，利于手术病灶的完全切除。使部分不能手术的局部晚期患者也可手术切除。同时化疗还可清除或抑制可能存在的微小转移灶，从而改善预后。

4. 姑息性化疗　对于失去手术机会的晚期肿瘤患者，化疗也仅为姑息性，主要目的是减轻患者病痛，延长生命，提高生活质量。如非小细胞肺癌、胃癌、大肠癌、胰腺癌、食管癌等的晚期病例。

二、化疗的用药途径

化疗根据肿瘤的所在部位、侵袭的范围、肿瘤对化学药物的敏感性及药物的溶解度和刺激性来决定用药途径。临床常用的用药途径有以下几种。

1. 口服　氟尿嘧啶、甲基苄肼等，凡易于胃肠道吸收而不被破坏的药物均可采用口服。口服用法简单，但常因刺激胃肠道黏膜，可引起恶心、呕吐和腹泻等症状。

2. 肌内注射　噻替哌、喜树碱及平阳霉素等刺激性较小而又易溶于水的药物可行肌内注射的方法。肌内注射部位宜深，以利药液吸收。

3. 静脉注射　是化疗用药的最常用的途径，可以分为以下几种。

（1）静脉推注：环磷酰胺、氟尿嘧啶及阿霉素等多种水溶性强而刺激性不大的药物，均可采用静脉推注。

（2）静脉滴注：有些药物只有在大剂量给药时才能达到对某种癌肿的治疗效果，如骨肉瘤用大剂量 MTX – CF。

（3）静脉冲入：长春新碱、氮芥及丝裂霉素等药物由于刺激性太强、毒性太大，为避免药液漏在血管外造成组织坏死，最好采用静脉冲入法。

（4）静脉插管：是将一支柔软的细硅胶管穿入静脉用于给药的方法。常用 PICC（经外周中心静脉置管）、CVC（中心静脉置管）、PORT（输液港）穿刺，以便于长期保留，顺利地保证部分患者的用药。

4. 腔内注射　主要应用于癌性浆膜炎所致的腔内积液，当胸、腹和心包腔内积液时，可抽出适量积液后注入已溶好的药物。

5. 动脉注射　头颈部、腹腔和盆腔及四肢肿瘤等晚期不能手术切除或复发，病灶又局限的病例。直接将药物注入供应肿瘤的动脉，以提高肿瘤局部药物浓度，减轻全身毒性反应。通常采取动脉插管或直接动脉穿刺注射。

6. 鞘内注射　由于大多抗肿瘤药物难以透过血脑屏障，为预防或缓解中枢神经受侵症状，选择脊髓腔内注射。

7. 肿瘤内注射　如膀胱癌在膀胱镜下将噻替哌、喜树碱注入瘤体内，宫颈癌可将 5 – Fu、莪术注射液直接注入宫颈瘤体内等。

8. 其他　如局部涂抹、淋巴管内注射等药物途径，必要时也可应用。

三、化疗药物分类

根据化疗药物的化学结构和来源分类，有烷化剂、抗代谢类药物、抗肿瘤抗生素、抗肿瘤植物成分药、激素和其他类。

1. 烷化剂　烷化剂可以分为以下几种。①氮芥类：均有活跃的双氯乙基集团，比较重要的有氮芥、苯丁酸氮芥、环磷酰胺（CTX）、异环磷酰胺

（IFO）等，其中环磷酰胺为潜伏化药物需要活化才能起作用。目前临床广泛用于治疗淋巴瘤、白血病、多发性骨髓瘤，对乳腺癌、肺癌也有一定的疗效。②亚硝脲类：尼莫司汀，临床用于脑瘤及颅内转移瘤的治疗。③乙烯亚胺类：噻替哌，此药用于治疗卵巢癌、乳腺癌、膀胱癌。④甲烷磺酸类：白消安（马利兰），主要用于治疗慢性粒细胞白血病。⑤其他：达卡巴嗪（DTIC）、甲基苄肼、六甲蜜胺等。

2. 抗代谢类药物　①胸苷酸合成酶抑制药：5-氟尿嘧啶（5-FU）、卡培他滨（希罗达）。②二氢叶酸还原酶抑制药：甲氨蝶呤（MTX）、氨蝶呤（白血宁）等。③DNA 多聚酶抑制药：阿糖胞苷（Ara-c）、吉西他滨（双氟胞苷、健择）、安西他滨、氯环胞苷。④核苷酸还原酶抑制药：羟基脲（HU）、肌苷二醛、腺苷二醛、胍唑。⑤嘌呤核苷酸合成抑制药：6-硫嘌呤。

3. 抗肿瘤抗生素　①蒽环类抗肿瘤抗生素：多柔比星、柔红霉素、表柔比星、吡柔比星、米托蒽醌。②放线菌素类抗肿瘤抗生素：放线菌素 D（ACD）。③博来霉素类抗肿瘤抗生素：博来霉素、平阳霉素。④丝裂霉素类抗肿瘤抗生素：丝裂霉素 A、丝裂霉素 B、丝裂霉素 C。⑤普卡霉素类抗肿瘤抗生素：普卡霉素、橄榄霉素。⑥其他抗肿瘤抗生素：链脲霉素。

4. 抗肿瘤植物成分药　①作用于微管和微管蛋白：长春碱和紫杉醇类。②作用于拓扑异构酶：喜树碱类和鬼臼毒类。③抑制肿瘤细胞 DNA 合成：三尖杉酯碱和靛玉红。

5. 抗肿瘤激素类药　①抗雌激素：枸橼酸他莫昔芬、枸橼酸托瑞米芬、依西美坦。②芳香化酶抑制剂药物：氨鲁米特、福美司坦、来曲唑、阿那曲唑。③孕酮类：甲地孕酮、甲氢孕酮。④性激素类药物：雄性激素类，丙酸睾酮、甲基睾酮；雌性激素类，己烯雌酚、雌二醇。⑤抗雄性激素类：氟他胺、尼鲁他胺。⑥黄体生成素释放激素激动药/拮抗药：戈舍瑞林、醋酸亮丙瑞林。⑦肾上腺皮质激素类：泼尼松、地塞米松、泼尼松龙。

6. 其他抗肿瘤药　主要有铂类化疗药（顺铂、卡铂、奥沙利铂）、左旋门冬酰胺酶。

四、化疗的护理

（一）病情观察

（1）准确无误地执行化疗方案，熟悉抗肿瘤药物的药理作用及毒性反应，向患者做好宣传解释工作。在化疗、治疗中经常检查肝功能，注意观察巩膜、皮肤有无黄染。

（2）穿刺部位观察，在给药时如有穿刺肢体疼痛或有异常感觉时要暂停给药，观察是否渗漏，以防组织坏死。如有渗漏，应立即停止给药保留针头，接注射器回抽皮下、残留针头、血管内及组织内的漏出药物。立即用0.2%的利多卡因、地塞米松、生理盐水混合后局部皮下注射环形封闭。局部冷敷24 h或酒精纱布湿敷48~72 h，禁忌热敷。

（3）做好生命体征测量，及时发现心率、体温等异常。

（二）心理指导

（1）向患者及其家属介绍相关肿瘤疾病的常识、肿瘤的治疗方法及治愈的可能性，以增强其同疾病做斗争的信心。

（2）讲解化疗药物的作用、副作用及用药期间的注意事项，介绍化疗的目的和意义，以便使患者及其家属配合治疗。

（3）了解病情，针对疾病的不同发展阶段，恰如其分地做好患者的思想工作，严密观察患者的情绪变化，及时掌握患者的心理特征，多与其沟通，及时解除患者忧郁、焦虑、恐惧的情绪，以防意外。

（4）动员性格开朗、情绪稳定、疗效显著的患者现身说法，介绍他们接受治疗的经验，最大限度地消除患者的顾虑，使其树立信心，保持良好的情绪坚持完成化疗。

（5）做好家属的思想工作，促其协助医护人员共同鼓励患者以增强对化疗和治愈肿瘤的信心。

（三）特殊指导

（1）叮嘱患者在化疗期间要注意休息，可在床上或床旁适当活动四肢，尽量少到户外活动。

（2）鼓励患者配合护士做好给药工作。

（3）预防感染。

（4）做好保护性隔离，叮嘱患者不宜到人群密集的公共场所活动。

（5）注意支持疗法，加强营养，必要时可给予静脉高营养疗法。

（6）指导患者做好个人清洁卫生，保持皮肤清洁。

（7）嘱患者多饮水，保持每日饮水量在 2 000～3 000 mL，以促进代谢毒素排出，防止肾脏受损，预防尿路感染。

（四）饮食指导

（1）在用药期间，指导患者少量多餐，不要吃得过多或暴饮，要进食营养丰富、清淡易消化的食物。

（2）对于恶心、呕吐等消化道症状严重的患者，调整药物时间，给药前后 2 h 不宜进餐，在餐前不做使患者增加不愉快的治疗、护理等，并适当给予止吐剂。指导患者多食新鲜蔬菜和水果，预防便秘。如有便秘，指导患者调节饮食，多食含纤维素食物如韭菜、芹菜等蔬菜，促进肠蠕动，解除便秘。

第二节　化疗并发症的观察与护理

肿瘤化疗药物导致的毒性反应可分为近期毒性反应和远期毒性反应两种。近期毒性反应常于化疗开始后发生，也可以持续数周。可分为局部反应，如局部组织坏死和静脉炎；全身反应，包括胃肠道毒性反应、骨髓抑制、心脏毒性、泌尿系毒性、肝脏毒性、肺毒性、神经系统毒性、过敏反应、脱发、其他反应等。远期不良反应主要是第二肿瘤的发生、导致不育、致畸性等。此外，化疗由于其毒性反应，有时还可出现并发症，常见的有感染、出血、穿孔、尿酸结晶等。

一、局部毒副反应及护理

根据化疗药物外渗后对皮下组织损伤的程度将化疗药物分为三类。①发疱性化疗药物：一旦渗入血管外，短时间内可发生红、肿、热、痛，甚至皮肤及组织坏死，也可导致永久性溃烂。主要有长春碱类：去甲长春碱、长春碱、长春新碱、长春碱酰胺等；蒽环类抗肿瘤药物：多柔比星、表柔比星、柔红霉素；丝裂霉素、普卡霉素、放线菌素 D、氮芥等。②刺激性化疗药物：可引起轻度组织炎症和疼痛，不会导致皮下及组织坏死，如卡氮芥、氮烯咪胺、紫杉醇、和足叶乙苷、氟尿嘧啶等。③非发疱性化疗药物：对皮肤及组织无明显的刺激，如环磷酰胺、噻替哌、顺铂、甲氨蝶呤、博来霉素、阿糖胞苷、米托蒽醌、门冬酰胺酶等。但也应引起注意。

【临床表现】

1. 肿胀、灼烧感　输液过程中，穿刺静脉周围常表现出肿胀及急性烧灼样疼痛。

2. 静脉炎　由于药物刺激，局部血管渗透压改变，在静脉给药时常可引起静脉炎或栓塞性静脉炎。静脉部位红、肿、热、痛的炎性反应，有时可见静脉栓塞和沿静脉走行色素沉着等。临床表现为输液过程中注射部位出现沿血管暂时性发红，主诉局部疼痛、针刺感，停药后可逐渐缓解。或在输液后沿静脉走行，整条静脉发红或色素沉着、疼痛，血管呈条索状以致血流受阻，出现栓塞性静脉炎。

3. 紫色红斑、关节僵硬、活动受限、神经病变　如处理不及时或未加以处理，严重时可出现大水疱及簇疱疹、紫色红斑。紫色红斑坚硬、烧灼样疼痛，皮下组织受累，并活动受限。由于皮下组织受累，还可出现关节僵硬、活动受限、神经病变。

4. 溃疡形成　随后出现局部紫斑溃疡、大斑块或两者皆有，斑块或溃疡组织下方常可见组织坏死。

5. 病理表现　溃疡部位之下可见全层皮下及皮下组织坏死；溃疡外侧有明显表皮增生、成纤维细胞及内皮细胞有丝分裂多见，多数表皮细胞发生有丝分裂；炎性反应迹象在新旧损伤中均不常见。

6. "静脉怒张"反应　这一反应特征是沿静脉通路出现串状皮疹，注药局部可见红斑、水肿、硬结、瘙痒、触痛、浅表的疱疹和水疱。用药停止1~2 d及以后，反应可消退且无残留组织损伤。

7. 延迟的局部反应　应用丝裂霉素化疗的患者，在日晒后出现皮肤毒性反应。

8. 放疗回忆反应　即曾放疗并发生皮炎患者，在应用化疗药物（ADM、MMC、5－FU）后原照射部位可再现类似放射性皮炎的改变，如皮肤红斑、湿性皮炎等。

【护理要点】

1. 预防

（1）化疗药物评估。

（2）遵医嘱合理采用给药途径，以减轻药物对血管内膜的刺激。

（3）化疗药物静脉给药原则：①合理选择输液通路。②合理选择输液部位。③合理选择输液静脉。④合理选择注射方法。⑤注射化疗药物前评估静脉。⑥安全用药。⑦输入化疗药物后处理。

（4）其他预防静脉炎的方法。

（5）输液前重视培训及宣教。

2. 发生外渗，立即处理　立即停止输液，按化疗药外渗处理，药物输注完后，应用生理盐水冲洗后，方可拔针，静脉推注拔针时，应抽少量的回血，以免将化疗药物带至静脉外，导致组织损伤。若发生药物渗漏或局部有烧灼感时，应立即停止给药，在无菌操作下用原针头接注射器进行多方向穿刺、抽吸，尽可能将渗出液吸净，然后局部封闭，冷敷 24 h，使局部血管收缩，减缓药物的扩散。外涂喜辽妥或七叶皂苷钠，抬高患侧肢体至少 48 h，对于溃疡不愈合者可考虑外科植皮手术。

3. 常见抗癌药静脉外渗的解毒方法

（1）氮芥：10% 硫代硫酸钠 4 mL 与无菌注射用水 6 mL 混合，局部静脉注射 5~6 mL，外渗部位做多处皮下注射，数小时重复。解毒机制：加速烷基化。

（2）丝裂霉素：方法同上。还可用 50 mg/mL 的维生素 C 1 mL 局部静脉注射。解毒机制：直接灭活。

（3）阿霉素：50~200 mg 氢化可的松琥珀酸钠局部静脉注射，1% 氢化可的松霜外敷；8.4% 碳酸氢钠 5 mL + 地塞米松 4 mg 局部静脉注射，外渗部位多处皮下注射。解毒机制：减少炎症。

（4）柔红霉素：8.4% 碳酸氢钠 5 mL + 地塞米松 4 mg 局部静脉注射，外渗部位多处皮下注射。解毒机制：减少药物与 DNA 结合，减少炎症。

（5）放线菌素 D：方法同丝裂霉素。解毒机制：减少药物与 DNA 结合。

（6）卡氮芥：8.4% 碳酸氢钠 5 mL 局部静脉注射。解毒机制：化学灭活。

（7）长春新碱、长春碱、依托泊苷：8.4% 碳酸氢钠 5 mL 或 150 u/mL 透明酸质酶 1~6 mL，每隔数小时在外渗部位皮下多处注射，并采用热敷。解毒机制：化学沉淀；加快外渗药物的吸收、分散。

（8）更生霉素：10% 硫代硫酸钠 4 mL 减低与 DNA 结合。

（9）普卡霉素：10% 硫代硫酸钠 4 mL 迅速碱化。

二、胃肠道毒性反应及护理

大多数化疗药物可引起胃肠道反应，包括胃、肠、口腔、咽部等部位的黏膜上皮细胞的损害，表现为口干、食欲减退、饮食量减少、恶心、呕吐，口腔黏膜炎或溃疡，吞咽困难、腹痛、腹泻，便秘、麻痹性肠梗阻、胃肠出血等。

【临床表现】

1. 恶心、呕吐　恶心、呕吐是肿瘤患者应用抗癌药后常见的不良反应之一。随着化疗药物应用次数的增多，发生频率亦不断增加，且程度加重。恶心、呕吐虽是自限性的，也很少危及生命，但却是患者最恐惧的不良反应之一。反应严重时，可引起脱水、食欲不振、营养不良，甚至影响化疗的继续进行。如果及时、适当地应用止吐药将会减轻患者痛苦，改善生活质量并保证化疗的顺利进行。根据引起恶心、呕吐的程度不同可分为四类：

（1）极高度致吐药：呕吐发生率达 90%～100%，如顺铂、氮芥、大剂量环磷酰胺（剂量 $\geq 1\,000$ mg/m^2）等。

（2）高度致吐药：呕吐发生率为 60%～90%，如多柔比星、卡铂、环磷酰胺（剂量 $\leq 1\,000$ mg/m^2）、甲基苄肼等。

（3）中度致吐药：呕吐发生率为 30%～60%，如异环磷酰胺、氟尿嘧啶、甲氨蝶呤、依托泊苷、长春酰胺等。

（4）低度致吐药：呕吐发生率为 10%～30%，如博来霉素、长春新碱、丝裂霉素、噻替哌、羟基脲等。

关心体贴患者，耐心与患者沟通，做好心理疏导，治疗前纠正患者不正确的认识，可减少恐惧和焦虑的产生。可遵医嘱采取预防性用药。化疗前 30 min 常规给予止吐药物，如胃复安、托烷司琼、昂丹司琼等，化疗结束后再次给药一次。饮食要以清淡易消化的高营养、高维生素食品为主，温热适中。太甜或太油腻食品易引起呕吐，偏酸的水果可缓解恶心症状。饮食采用少食多餐，每日 5 次或 6 次。嘱患者在化疗前及化疗后 1 h 或 2 h 避免进食，化疗时口含生姜片至化疗结束，可有效减轻恶心、呕吐症状。呕吐频繁时，在 4～8 h 禁食，必要时可延长至 24 h，然后缓慢进流质饮食，如稀饭、麦片粥或清汤。如果营养严重失调且不能经口进食者,可酌情给予肠内或肠外营养支持。

2. 腹泻或便秘 氟尿嘧啶、甲氨蝶呤、阿糖胞苷、阿霉素、依托泊苷(鬼臼乙叉苷)等药物可引起腹泻,如腹泻严重应立即停药,并给予易蒙停等止泻剂治疗。长春碱(长春花碱)类药物可引起便秘、麻痹性肠梗阻,停药后可自行缓解,服用缓泻剂和润肠药(如润肠丸、麻仁丸等)亦有帮助。无论腹泻或便秘的患者,都必须在排便后用1:5 000高锰酸钾稀溶液或稀碘伏溶液坐浴,保持肛门周围及外阴清洁卫生,以防感染。

3. 黏膜损伤 许多抗癌药都可引起口腔、食管、胃、肠黏膜炎症,浅表糜烂及小溃疡等,这是由于化疗药影响增殖活跃的黏膜组织,为寄生在口腔及肠道的细菌提供了入侵的途径所致。可见患者口腔的唇、舌、颊、齿龈等外充血、红斑、糜烂、溃疡,食欲减退、腹痛、腹泻甚至便血、肠黏膜脱落,严重者可致肠穿孔危及生命。

胃、肠道黏膜炎应以预防为主,化疗前劝阻患者戒烟、忌酒、注意口腔卫生,饭前、饭后用氯己定漱口,每次含漱1 min,预防真菌、病毒感染,睡前及晨起用软毛牙刷刷牙,清洁口腔,刷牙要轻,避免损伤黏膜,化疗开始后要定期检查口腔,10 d内用温开水一杯加庆大霉素8万u含漱后吞下,每日3次,可预防口腔溃疡及腹泻,若已发生口腔溃疡,可用锡类散涂于患处,若有真菌感染,应同时用5%碳酸氢钠漱口,如疑有厌氧菌感染,可用3%双氧水漱口,对口唇、鼻腔发生疱疹性感染时,可用干扰素局部外用。

三、骨髓抑制及护理

【临床表现】

骨髓抑制是化疗的另一严重的并发症,多数抗癌药(除博来霉素、门冬酰胺酶、激素及长春新碱作用较弱外)均有抑制骨髓造血功能的毒性作用。表现为白细胞下降,易发生感染(常见有肺炎、败血症等)、血小板减少,易发生出血(皮下有出血点、瘀血、瘀斑、便血、咯血,严重者可发生中枢神经系统出血)。大多数患者在使用化疗药物后出现发热、泌尿系感染、皮肤黏膜感染、腹泻、贫血、全身多处的出血倾向,2周出现白细胞降低,特别是粒细胞减少最为严重。

【护理要点】

（1）化疗前应检查血常规，了解造血功能，化疗期间可隔日或每日复查，以了解骨髓抑制情况，如白细胞 $< 4 \times 10^9/L$ 时，暂停化疗，并给予升白细胞药物或适当减少化疗药物剂量；血小板 $< 15 \times 10^9/L$ 时，需给予血小板输入；血红蛋白 < 80 mg/L 时，需给予输血。

（2）化疗中给予必要营养支持，如高蛋白质、高热量、高维生素饮食、药膳等。

（3）接受大剂量强化疗者，应尽量置于单间洁净室，给予保护性隔离；当白细胞 $< 1 \times 10^9/L$ 时，应置于层流床，采取严密的保护性隔离措施，避免交叉感染。注意保持口腔、肛周及会阴部清洁，预防感染。患者住隔离病房，空气消毒，减少探视，严密监测体温，必要时预防性给予抗生素，并做血培养。

（4）血小板低时应注意预防出血，协助其做好生活护理。嘱患者少运动、缓慢活动，避免磕碰。避免服用阿司匹林等含乙酰水杨酸类药物，注意监测出血、凝血时间。

（5）如骨髓抑制极其严重，造血功能长时间不能恢复时，应考虑进行造血干细胞移植。

四、实质脏器损害

（一）肝脏毒性反应及护理

【主要药物】

甲氨蝶呤、环磷酰胺、门冬酰胺酶、氮芥、苯丁酸氮芥、柔红霉素、放线菌素 D 等。

【临床表现】

临床可表现为乏力、食欲缺乏、恶心、呕吐、肝区疼痛，肝大、血清转氨酶、胆红素升高，严重的会引起黄疸、肝硬化、凝血机制障碍，甚至急性肝萎缩、中毒性肝炎、肝功能衰竭等。

【护理要点】

（1）注意卧床休息，避免劳累，以利于肝脏血液的供应，促进肝细胞功能的恢复。

（2）化疗前全面了解患者有无传染性肝炎等肝病史，对肝功能状况进行全面评估，正确选择化疗药物及剂量。

（3）定期检测凝血功能，观察有无凝血倾向，如有异常，遵医嘱应用维生素 K 等药物。

（4）严密观察病情，倾听不适主诉，如肝区疼痛、黄疸等，及时发现异常，对症处理。

（5）在肝损害发生后，应停用致病药物、加强支持治疗，如卧床休息，密切监测肝功能指标等。

（6）给予保肝药物，如硫普罗宁、还原型谷胱甘肽、甘草酸二铵、多烯磷脂酰胆碱、维生素 C、辅酶 A 及中药等。

（7）饮食以清淡可口为宜，适当增加蛋白质和维生素的摄入量。如有肝性脑病时应限制蛋白质的摄入，按肝性脑病进行护理。

（8）做好心理护理，减轻焦虑。

（9）化疗后定期复查肝功能，如有异常，及时给予保肝药物。

（二）肾毒性反应及护理

【主要药物】

主要是顺铂、普卡霉素、丝裂霉素、柔红霉素、大量的甲氨蝶呤等药物，均可以引起肾毒性。

【临床表现】

化疗药物引起肾脏的损害：

（1）直接性损害，化疗药物通过原形或代谢产物的直接细胞毒性作用杀伤泌尿系统细胞，大多数抗癌药物是通过直接性作用引起泌尿系统毒性反应，临床常见。

（2）间接性损害，一般指对化疗药物敏感的肿瘤细胞在化疗后迅速大量崩解，其细胞内物质在经肾脏排泄过程中引起肾脏功能损害。临床主要表现为两种方式：①尿酸性肾病综合征：正常情况下尿酸经肾小球过滤，在肾小管再吸收并分泌，当肿瘤细胞对抗癌药物高度敏感时，化疗后可导致肿瘤细胞迅速崩解，产生大量尿酸，经肾小球过滤到输尿管，使尿酸浓度急速上升，远远超过尿液的溶解能力而在输尿管内结晶，引起输尿管闭塞，导致尿酸性肾病综合征。②肿瘤溶解综合征：增殖速度快的肿瘤细胞对抗癌药物的敏感性较高，化疗后肿瘤细胞迅速大量崩解，导致钙离子、钾离子、磷酸等细胞内物质大量释放到血液，引起机体显著代谢异常。大多在化疗开始24~48 h发生，表现为高尿酸血症、高钾血症、高磷酸血症和低钙血症等。

【护理要点】

顺铂、丝裂霉素、氨甲蝶呤、柔红霉素，尤其是顺铂和甲氨蝶呤对肾脏的毒性最大可致肾脏严重损伤，异环磷酰胺还可引起出血性膀胱炎，出现尿频、尿急、尿痛及血尿等。对于化疗高度敏感的肿瘤，宜在细胞毒药物应用前48 h开始采取预防措施，如充分补充液体，并给予利尿；碱化尿液，使尿pH值大于7.0；口服别嘌呤醇等。充分的液体及利尿以保持足够的尿量也是预防顺铂肾毒性的最基本、最关键的方法。所以化疗期间应指导患者多饮水，保证每日尿量维持在2 500~3 000 mL，或尿量维持在100 mL/h以上，适当补充钾盐，应用碳酸氢钠碱化尿液，保持pH≥8；另外采用生理盐水稀释药液可抑制顺铂在肾小管水解，使肾脏得以保护。异环磷酰胺肝内被活化后，活性代谢产物为磷酰胺氮芥及丙烯醛，而丙烯醛即为引起出血性膀胱炎的主要毒性物质。丙烯醛与膀胱黏膜上皮结合，引起黏膜损伤，给药后4 h膀胱的上皮细胞即可发生组织学变化，且可持续36 h，最终使黏膜坏死、出血及溃疡。美司钠可以和膀胱内的丙烯醛特异性结合，形成无毒的复合物，对丙烯醛起中和作用。美司钠用量一般为异环磷酰胺的20%。碱化尿液起保护膀胱黏膜的作用，而水化每日补液量应达到3 000 mL以上，可使毒物稀释，减少其对膀胱黏膜的刺激并加速排泄。

（三）心脏毒性反应及护理

【主要药物】

导致心脏毒性的化疗药物有阿霉素、柔红霉素、长春新碱类、氟尿嘧啶及顺铂等。

【临床表现】

蒽环类药物（阿霉素、柔红霉素）可引起充血性心力衰竭性心肌病。心电图改变：心律失常、心包炎、心肌缺血和心肌梗死。阿霉素对心脏的毒性与剂量有关，当总剂量大于 550 mg/m² 时，心脏毒性明显增加。阿霉素所致心脏毒性表现为急性心脏毒性和慢性心肌病变两类。前者以窦性心动过速、心电图 ST 段和 T 波异常改变为主要变化，后者表现为不可逆充血性心力衰竭。无论是急性毒性反应还是慢性毒性反应，都可使得患者感到心悸、胸闷、气短、呼吸困难，重者可有生命危险。所以，在使用阿霉素化疗期间，必须加强防范和监测，以预防及减轻心脏毒性。

【护理要点】

（1）严格掌握适应证：儿童、老年人或心电图有异常者应慎用阿霉素，必须使用时从较小剂量开始，并在总剂量上酌情减量。凡患有心脏疾患如心力衰竭、心肌炎、心肌病者禁用。

（2）严格掌握药物剂量：急性心脏毒性多为一过性，很快消失，但与剂量无关。慢性心脏毒性则为不可逆性，与剂量大小成正比，特别是在累积量超过 550 mg/m² 时易发。故应控制阿霉素的累积量，确保安全。

（3）注意给药方法：最好从莫菲氏管缓慢滴注，不可求快。如果从针头处推注，则应注意推注的速度、压力等均匀一致，以免患者血管疼痛，引起紧张、痛苦，增加心脏负担。

（4）预防性给药保护心肌：化疗时可同时辅以能量合剂、氨基酸、丹参等心肌营养及保护药物，以减轻阿霉素的心脏毒性。

（5）注意给药期间的心脏监测：用药前后注意做心电图检查，以便早期发现药物对心脏的毒性作用。

（6）在用药中要定期监测脉搏或心率，并注意观察有无胸闷、气短、心动过速、心搏不齐症状，必要时给予氧气吸入并采取半坐卧位，以改善症状，维持治疗，严重者应及时停药。

（四）肺毒性反应及护理

【主要药物】

多种化疗药物都有肺毒性，如白消安、环磷酰胺、博来霉素、丝裂霉素、甲氨蝶呤、巯基嘌呤、阿糖胞苷、长春新碱类等，其中以博来霉素为著。

【临床表现】

临床表现可能与其反应性氧代谢物的产生极其引起的肺炎反应有关。可引起不同程度的肺损伤。最初表现为间质性肺炎，以后可发展为肺纤维化。患者感到胸闷、呼吸困难、乏力、胸痛、伴有干咳、发热或偶见咯血等。拍片可见肺纹理增粗及条索状改变。

【护理要点】

（1）老年患者尤其是有慢性支气管炎、肺功能减退的患者，慎重选择药物和剂量。

（2）患者平时应注意预防感冒，预防呼吸道感染，以提高患者的免疫力。

（3）当患者出现呼吸功能减退时，可以做呼吸体操，进行肺功能锻炼。

（4）患者一旦出现肺毒性，应立即停药，可给予糖皮质激素，并给予雾化吸入、吸氧等对症处理。

（5）患者应定期进行 X 线检查，由于博来霉素在停药 2~4 个月，仍可发生肺纤维变，患者应定期到门诊复查、随访。

（五）皮肤毒性反应及护理

化疗药物可以引起局部和全身皮肤毒性，局部毒性是指发生于药物注射部位周围的组织的反应，包括静脉炎、疼痛、红斑和继发于药物外渗的组织坏死。全身毒性包括瘙痒、皮炎、皮疹和皮肤色素沉着、对毛囊损伤引起的脱发等。

【护理要点】

1. 毛发脱落能再长　抗癌药物特别是博来霉素、环磷酰胺、放线菌素D、柔红霉素、阿霉素、长春新碱类、依托泊苷（鬼臼乙叉苷）、氟尿嘧啶、甲氨蝶呤、丝裂霉素等，能损伤毛囊内增殖较快的细胞，使毛囊发生萎缩，引起脱发，多在用药后 1～2 周开始脱落，重者可导致腋下、阴阜及面部毛发脱落。尤其是女性患者心理负担很大，它使患者始终感到肿瘤存在，脱发导致外貌有明显的变化，患者自我形象紊乱，应做好心理安慰。用药前应告诉患者停止化疗后头发可再生，使其心里有所准备，也可放心，或在化疗开始前，将头发剃掉，建议暂时佩戴假发，或使用睡帽以免头发掉在床上加重心理不适。

2. 皮肤变黑能恢复　白消安、环磷酰胺、氟尿嘧啶、阿霉素、博来霉素等，可使手足及面部甚至全身色素沉着，皮肤角化过度，指甲变形等，但只是暂时性变化，停药后都会逐渐恢复，不要顾虑过多，可适当服用维生素A、维生素 D，每天一粒即可。

3. 皮炎、过敏能消退　一些抗癌药可引起皮炎，表现为大小不等、疏密不一的丘疹或荨麻疹。千万不要用手挠抓或热水汤，以免皮肤溃烂引起感染，可用温水轻轻擦洗，局部涂抹肤轻松软膏。某些抗癌药（如门冬酰胺酶等）可引起过敏反应，如哮喘、瘙痒、皮疹、低血压等严重者可威胁生命安全，用药时应严密观察。

（六）神经毒性反应及护理

【主要药物】

引起神经毒性的主要药物有奥沙利铂、顺铂、异环磷酰胺、氟尿嘧啶、甲氨蝶呤、紫杉醇类等。

【临床表现】

化疗引起的神经毒性主要为癌肿浸润或治疗引起的神经末梢或中枢神经系统受损所致。化疗药物对周围末梢神经产生的损害主要表现为：指（趾）端麻木或感觉迟钝，有烧灼样、钳夹样疼痛并伴有运动功能丧失；腱反射消失。药物对中枢神经产生的损害主要表现为：感觉异常、共济失调、步态失调，严重者恶心、呕吐，意识改变、精神异常，甚至嗜睡、昏迷。所以，用药期间护理人员应熟练掌握化疗药物相关知识，联合用药时一定要注意有无毒性相加的作用。

【护理要点】

（1）患者用药期间应严密观察毒性反应，定期做神经系统检查，一旦出现毒性反应应停药或换药，并遵医嘱给予神经营养药物，如维生素 B_{12}、腺苷钴胺等。

（2）指导患者若出现肢体活动或感觉障碍时，要有专人陪护，加强护理，给予按摩，进行被动活动等；若患者出现腹胀、便秘等症状，可给予润肠剂，并观察排便情况，一旦出现肠梗阻，给予对症处理。

（3）给予患者心理支持，并予以安全知识宣教，减少磕碰。

（4）避免灼伤、烫伤等意外事件发生。

（5）症状明显者如共济失调、意识障碍等予以生活护理，如饮食、如厕、皮肤护理等，创造一个安全舒适的环境，避免碰伤、摔伤等意外事件的发生。

第三节　常用化疗药物的毒性反应及注意事项

化疗药物是对病原微生物、寄生虫，某些自身免疫性疾病，恶性肿瘤所致疾病的治疗药物。化疗药物可杀灭肿瘤细胞，可作用于肿瘤细胞繁殖的各个周期，从而抑制或杀死肿瘤细胞。

1. 异环磷酰胺（匹服平、IFO）

（1）毒性反应：出血性膀胱炎、骨髓抑制、中枢神经系统毒性、胃肠道反应、脱发及低钠血症。

（2）注意事项：静脉输注 2 h，注意肾功能，同时给予尿路保护剂美司钠（0，4，8）静脉推注。可给予碳酸氢钠静脉输入，以碱化尿液。尽可能减少与镇静药、镇痛药、抗组胺药及麻醉药同用，减少中枢神经系统毒性。指导患者多饮水。

2. 表柔比星（表阿霉素 E – ADM）

（1）毒性反应：恶心、呕吐、腹泻、口腔炎、心脏毒性、骨髓抑制、脱发、组织坏死。

（2）注意事项：快速静滴，用药前监测心电图，用药时密切观察心肌毒性反应，注意左心衰竭。本药刺激性强，采用深静脉置管输注。用药后 1~2 d可出现红色尿，一般在 2 d 后消失。

3. 长春新碱（VCR）

（1）毒性反应：骨髓抑制和消化道反应较轻，主要为神经毒性，表现为四肢麻木或刺痛感、肌无力、肠麻痹、便秘、脱发、组织坏死。

（2）注意事项：观察神经毒性反应，注意四肢保暖，及时予以对症处理，如维生素 B_1、缓泻药等，严重者停药。

4. 长春瑞滨（NVB）进口：诺维本；国产：盖诺

（1）毒性反应：血液学毒性：粒细胞减少、贫血。

（2）神经毒性：长期用药可出现下肢无力、便秘、肠麻痹。

（3）呼吸道毒性：呼吸困难和支气管痉挛；脱发和下颌痛。

（4）注意事项：药物必须短时间内（15~20 min）静脉输入。

刺激性强，静脉用药外渗可引起局部皮肤红肿甚至坏死，建议患者深静脉置管输注，输完后立即给予 NS 250 mL 加地塞米松快速冲洗静脉，以减轻静脉刺激性。

治疗必须在严密血液学监测下进行。

5. 多西他赛（多帕菲/艾素/泰素帝）

（1）毒性反应：骨髓抑制、过敏反应、体液潴留和水肿及胃肠道反应。

（2）注意事项：静滴 60 min，用药前口服地塞米松（10#BID ×3）预防过敏反应和体液潴留综合征。心电监测 4 h，测量心率、血压变化，防止低血压。加强骨髓抑制的观察及处理。

6. 顺铂（DDP）

（1）毒性反应：严重恶心、呕吐、肾毒性、骨髓抑制、听神经损害、耳鸣、耳聋、视神经盘水肿、外周神经毒性。

（2）注意事项：用药前检查肾功能。用药前后须水化、碱化、利尿，补液量 2 000 mL 以上；密切观察尿量，使尿量保持在 2 000 ~ 3 000 mL/d。化疗前采用有效镇吐药治疗。有听力减退、耳鸣、头晕等中毒毒性反应，应立即停药。避免接触金属等冰冷物品。

7. 唑来膦酸（天晴依泰/ 择泰/艾朗）（抗肿瘤辅助药）

（1）毒性反应：最常见的不良反应是发热，其他不良反应有轻度恶心、胸痛、胸闷、头晕、乏力、轻微肝肾功能改变，毒副反应多为轻度和一过性的，大多数情况下无须特殊处理会在 24 ~ 48 min 自动消退。

（2）注意事项：静脉滴注不少于 15 min。首次使用本品时应密切监测血清中钙、磷、镁及血清肌酸酐的水平。用于治疗高钙血症时，应同时注意补充液体，使每日尿量大于 2 000 mL。

第四节　外周中心静脉置管的护理

一、概述

外周静脉置入中心静脉导管（peripherally inserted central catheter，PICC），是经外周静脉置入的中心静脉导管，其导管尖端位于上腔静脉的下 1/3 处或上腔静脉与右心房连接处，用于为患者提供中长期的静脉治疗。经外周静脉置入中心静脉导管已发展成为一种安全、有效的置管技术，以其明显的优势在临床已被广泛应用，它为患者提供了一条无痛性输液通道。目前多用于需要长期化疗的患者。

二、PICC 的特点

（1）减少频繁静脉穿刺的痛苦，保护外周静脉。

（2）保留时间长，导管最长可留置 1 年，适合中、长期输液患者。

（3）避免药物外渗，液体滴速不受患者体位影响。

（4）感染发生率低。

三、PICC 的适应证

（1）需输注刺激性药物，高渗性或黏稠性液体，如化疗药物、肠外营养液等。

（2）危重患者、肿瘤患者，需连续用药及大手术的患者。

（3）需要长期治疗的患者。

（4）外周静脉条件差。

四、PICC 禁忌证

（1）怀疑或有全身感染或全身感染源的患者。

（2）上腔静脉综合征患者。

（3）既往在预定插管部位有放射治疗史、静脉血栓形成史、外伤史或血管外科手术史的患者，患者预插管部位不能完成穿刺或固定。

（4）乳癌术后患侧手臂的血管。

（5）严重的出、凝血障碍。

（6）确诊患者或疑似对器材的材质过敏。

五、PICC 的置管要点

术前通过与患者及其家属的沟通，收集资料，包括患者的病情、血常规检查、身体状况、血管情况、穿刺部位皮肤情况、文化水平。根据患者的病情，做好心理护理，解除患者的疑虑。向患者介绍 PICC 导管的特点及置管的优点，置管的操作方法，做好解释，取得患者的配合。

（1）置管前，要与患者及其家属签署知情同意书。

（2）血管及穿刺点选择。

静脉的选择：贵要静脉、头静脉、肘正中静脉等上肢粗大血管。

（3）导管选择：

1）导管种类：按尖端分为尖端开口式 PICC 导管、三向瓣膜式 PICC 导管；按压力分为耐高压式 PICC 导管、普通压力式 PICC 导管。

2）导管型号：亚洲成年人通常选择 4Fr，儿童 3Fr，婴幼儿 1.9Fr。

（4）导管长度测量：患者臂与身体成 90°，测量自穿刺点至右胸锁关节，然后向下至第 3 肋间，导管长度左臂应长于右臂，头静脉应长于贵要静脉。

（5）臂围测量：用皮尺测量穿刺点上方 10 cm 处臂围。

（6）穿刺部位消毒：以穿刺点为中心，上下直径 20 cm，两侧至臂缘。

（7）穿刺置管及注意事项：

1）置管配合：嘱其将头部偏向静脉穿刺的一侧，防止伤及颈外静脉。

2）注意事项：操作中严格执行无菌原则。

（8）向患者及其家属交代注意事项。

（9）摄 X 线胸片确定导管尖端位置。

六、置管后的维护要点

（1）用无菌透明敷料固定导管，将导管入口与外界环境隔离，由于材质透明，固定牢固，可防止导管移动而达到防止污染的目的，便于观察导管穿刺点的状况。选用透气性好的敷贴，可以形成阻挡外来细菌感染的屏障，若患者出汗多，敷贴潮湿应及时更换。

（2）置管后，观察穿刺点有无红肿、渗出，触摸穿刺点有无疼痛和硬结及体温的变化。置管 24 h 内术肢减少活动，避免剧烈活动。穿刺处及时更换敷贴，保持清洁干燥。对于皮肤较敏感的患者更换时可先涂抹皮肤保护膜。输入化疗药物等刺激性药液时，穿刺点上方给予水胶体敷料贴敷，预防静脉炎的发生。

（3）可来福接头使用后，要注意防止污染，接头每 7 d 更换 1 次。每日输液时严格消毒，其范围包括可来福接头的后端及周边，然后再连接与可来福接头配套的螺旋口输液器，使连接比较牢固，减少了输液器与可来福接头脱出的机会，同时用可来福接头后形成一个密闭的输液系统，依靠可来福接头的正压作用机制，既减少了感染率，又降低了堵管率。

（4）在每日输液前用 10 ~ 20 mL 生理盐水脉冲式冲管，输液完毕，必须用不少于 10 mL 的肝素生理盐水稀释液正压脉冲式封管，正压脉冲式封管是预防堵管的关键。

（5）留置 PICC 管期间，要注意合理、严格地进行导管的维护，更换贴膜时动作应轻柔，应从下向上（或向心方向）撕去贴膜，以避免撕贴膜时将导管带出。教会患者避免穿脱上衣时将导管拔出，尤其是在睡眠时保护好导管，防止意外情况的发生。

七、PICC 的冲管注意事项

（1）治疗结束，给药后用 10 mL 以上的生理盐水脉冲式冲管。

（2）抽血，输血后用 20 mL 以上的生理盐水冲管。

（3）抽取血标本时，须弃去 3 ~ 5 mL 的血后再采血标本。

八、PICC 穿刺处的并发症、原因及处理

（一）机械性静脉炎

（1）定义：机体对于外来物质的反应产生的静脉无菌性炎症。最初常见于穿刺后第一周（3~7 d）。

（2）原因：选择的导管型号和血管的粗细不当；穿刺侧肢体活动过度；穿刺、置管过程中穿刺鞘和导管对静脉内膜、静脉瓣机械性摩擦刺激；导管尖端位置；患者状况；头静脉置入。

（3）预防：

1）穿刺前做好心理护理，降低应激反应。

2）穿刺中保持与患者的良好交流。

3）穿刺中避免手套接触导管。

4）送管中动作轻柔，尽量匀速。

5）穿刺后常做握拳动作。

（二）化学性静脉炎

（1）原因：刺激性药物、pH 或渗透压超出正常范围，不合理的稀释、快速输注、微粒、留置时间与导管尖端位置。

（2）预防：确定导管尖端位置；充分血液稀释；合理药物稀释；滤器使用。

（3）处理：通知医生；拔管。

（三）血栓性静脉炎

（1）原因：穿刺时血管的内膜损伤（血管内膜形成血栓）；选择导管的型号和血管的粗细不当（导管外周形成血栓）；封管技术（导管尖端及导管内形成血栓）。

（2）临床表现：手臂、肩膀、颈、面部肿胀，疼痛。手臂，颈部静脉扩张。皮肤颜色改变。肢端麻木，呼吸困难或心动过速。

（四）导管断裂或破损

（1）原因：体外部分：未预冲导管，撤导丝时划伤导管，不正确的固

定或换药不当；高压注射。体内部分：损伤的导丝划破导管（送导管时镊子损伤导管）。

（2）处理：体外部分断裂予以修复。体内断裂设法固定导管，用手指压迫导管远处的血管，或用止血带绑住腋下，患者制动，通知医生，必要时静脉切开/血管介入取出断裂之导管。

（五）感染

预防为主，严格执行无菌操作。

（1）局部及隧道感染的处理：加强换药，穿刺点涂莫匹罗星，酌情口服抗生素。

（2）全身感染的处理：停止从该管道输液，通知医生，血和管尖培养。拔出导管，静脉用抗生素。

（六）导管异位

（1）原因：患者过度活动；严重咳嗽、呕吐等胸腔压力改变；不恰当的导管固定，导管意外外移。

（2）临床表现：滴速减慢；输液泵警报；无法抽到回血；外露刻度增加；输液时疼痛、呼吸困难、听觉异常。

（3）预防：固定技术；导管尖端位置在上腔静脉下 1/3（宜深不宜浅）。

（4）处理：通知医生，行 X 线重新定位；不要重复插入外移导管；可更换导管。

（七）堵管

（1）原因：药物性、血栓性、导管尖端贴到静脉壁。

（2）处理：溶栓（药物沉积引起除外）或拔管，生理盐水 10 mL 加尿激酶 10 万 u 混合后取 1 mL 缓慢注入导管内，保留 30 min 后再回抽 5~8 mL 血液弃去，导管再通后用 20 mL 生理盐水正压脉冲式封管。

（3）表现：液体不滴、不畅或输液泵报警；回抽血液困难或无法见回血；冲管时阻力大或无法冲管。

PICC 导管为需要长期输液的患者提供了一条无痛性治疗途径。国外资料报道 PICC 导管可留置 2 年，减少了患者因反复穿刺带来的痛苦和用药过程中患者的恐惧，显著提高了患者的生活质量。但 PICC 导管对人体来说毕竟是一种异物，长期留在体内，在留置期间难免会出现各种问题，因此要求护士在护理过程中，一定要有高度的责任心，严格无菌技术，做好相应的护理，保证治疗过程的顺利进行。

参考文献

[1] 胥少汀，葛宝丰，徐印坎．实用骨科学［M］．3 版．北京：人民军医出版社，1999．

[2] 徐万鹏，冯传汉．骨科肿瘤学［M］．北京：人民军医出版社，2001．

[3] 殷磊．护理学基础［M］．3 版．北京．人民卫生出版社，2002．

[4] 任蔚虹，王惠琴．临床骨科护理学［M］．北京：中国医药科技出版社，2007．

[5] 贺爱兰，张明学．实用专科护士丛书骨科分册［M］．长沙：湖南科学技术出版社，2010．

[6] 宁宁，朱红．骨科护理手册［M］．北京：科学出版社，2011．

[7] 陈孝平．外科学（上册）［M］．北京：人民卫生出版社，2005．

[8] 高永辉．急性骨筋膜室综合征治疗 36 例分析［J］．中国误诊学杂志，2006．

[9] 韩小敏．成人呼吸窘迫综合征的救护体会［J］．临床医学，2005．

[10] 张允．急性呼吸窘迫综合征 41 例护理体会［J］．临床肺科杂志，2009．

[11] 陈孝平，汪建平．外科学［M］．8 版．北京：人民军医出版社，2013．

[12] 谢美丽，陈红桔．肩胛骨骨折的围手术期护理［J］．临床护理，2014．

[13] 顾伟景．锁骨骨折的围手术期护理［J］．临床护理，2014．

[14] 秦立珍，张万玲．胸骨肿瘤切除钛网重建 2 例围手术期的护理［J］．现代医药卫生，2011．

[15] 管苏燕．胸骨重建术后的护理［J］．中国伤残医学，2014．

[16] 高艳美．胫骨远端恶性肿瘤保肢术的围手术期护理［J］．中华现代护理杂志，2010．

[17] 李亚楠，巨宝兰．骨盆及骶骨肿瘤切除术的围手术期护理［J］．中华

现代护理杂志，2009.

[18] 陆红．骨盆原发恶性骨肿瘤围手术期的护理［J］．中国临床医学，2011.

[19] 李乐之．外科护理学［M］．北京：人民卫生出版社，2012.

[20] 李小寒，尚少梅．基础护理学［M］．北京：人民卫生出版社，2006.

[21] 郭卫．骨盆肿瘤外科学［M］．北京：北京大学医学出版社，2008.